骨折愈合的自然原理

刘振东　秦泗河　主编

科学技术文献出版社
SCIENTIFIC AND TECHNICAL DOCUMENTATION PRESS
·北京·

图书在版编目（CIP）数据

骨折愈合的自然原理 / 刘振东，秦泗河主编.
北京：科学技术文献出版社，2025.4. -- ISBN 978-7
-5235-2373-5
Ⅰ. R683
中国国家版本馆 CIP 数据核字第 20256XB435 号

骨折愈合的自然原理

策划编辑：付秋玲　　责任编辑：郭　蓉　　何惠子　　责任校对：彭　玉　　责任出版：张志平

出　版　者	科学技术文献出版社	
地　　　址	北京市复兴路15号　　邮编　100038	
编　务　部	（010）58882938，58882087（传真）	
发　行　部	（010）58882868，58882870（传真）	
邮　购　部	（010）58882873	
官 方 网 址	www.stdp.com.cn	
发　行　者	科学技术文献出版社发行　全国各地新华书店经销	
印　刷　者	北京虎彩文化传播有限公司	
版　　　次	2025年4月第1版　2025年4月第1次印刷	
开　　　本	710×1000　1/16	
字　　　数	268千	
印　　　张	19.5	
书　　　号	ISBN 978-7-5235-2373-5	
定　　　价	68.00元	

版权所有　违法必究

购买本社图书，凡字迹不清、缺页、倒页、脱页者，本社发行部负责调换

编委会

刘振东　辽宁省丹东市凤城凤凰医院

秦泗河　国家康复辅具研究中心附属康复医院

焦绍锋　国家康复辅具研究中心附属康复医院

张永红　山西医科大学第二医院

臧建成　北京中医药大学第三附属医院

郭保逢　北京市垂杨柳医院

王　栋　山西医科大学第二医院

王　岩　中国人民解放军联勤保障部队第九六六医院

王绍任　辽宁省丹东市凤城凤凰医院

序

认识作者始于2004年《中华创伤骨科杂志》编辑部转给我的作者刘振东医生投送的《从坚强内固定到生物学固定——历史的回归》一文。文中分析了AO学派近40年来的发展历史，从坚强内固定到近年来提出的生物学固定，作者提出了一系列有关骨折愈合机制、骨折生物学固定及对骨折内固定的疑问与观点。对此，多位编委均提出了不同的认识与观点，建议退稿。细读全文，作者另类的视角、独到的见解、鲜明的个性观点及对骨折愈合机制研究的痴迷程度，让我眼前为之一亮，深为触动。作为总编辑，我力荐发表该文并附编后语，以期引起读者重视，倡导理论创新，助推学术争鸣。

由于历史的原因与中国传统文化的固有因素，我国学者通常在理论上缺乏探索，学术上缺乏争鸣，会议上你讲我听、唯"名"是从。对于一个民族，对于一个发展中的中国，对于创新中国的今天，在我们学术领域真的太需要创新了，太需要一种想象力与创造力了。在我国政府大力提倡创新的今天，我国自主创新、原始创新的气候与环境已经成熟。在探索与创新这一点上，作者刘振东医生做了有益的尝试。作为一名基层骨科医生，在缺乏丰富的图书资料与信息情报，缺乏先进的、现代化的实验室，不具有良好的学术与研究环境的情况下，却在完成繁重的临床工作之余，醉心于骨折愈合机制的理论研究，并对传统理论提出了质疑，对已有观点另有新解，这种探索精神、创新意识难能可贵。当然，纵观作者全文，给人整体感觉推论多于实践，且有些观点有失偏颇，就像作者所说："我的观点可能有点离经叛道。"我想，这大概就是作者稿件屡屡被权威杂志退稿的原因吧！

"对待科学问题没有必要做谦谦君子,对自然之谜我们不是知道得太多,而是知道得太少。在科学的论坛上不是声音太多,而是声音太少;多点杂音比没有声音要好,多点不同的声音比随声附和要好。"作者后记中的观点,我完全赞同。我想,这也许就是我愿意受命为此书写序的动机所在。

最后,愿此书的出版能为我国骨科领域,特别是青年医生逐步培育起一种理论上创新、学术上争鸣、倡导原始创新、不随波逐流的学术意识起到一点引子的作用,是为慰!

《中华创伤骨科杂志》原总编辑

原空军军医大学西京骨科医院院长

裴国献

2012年2月于西安[①]

[①] 本书基于《骨折愈合原理》(2012年8月出版)进行二次创作。此文为裴国献教授对《骨折愈合原理》出版所撰写的序言,以此开篇,由衷感谢裴教授对笔者的支持与鼓励。

自 序

《骨折愈合原理》经过了约10年的漫长准备，于2012年年底出版，尽管内容粗浅，但初步建立了一个骨折愈合的理论模型，这个理论模型得到了多位前辈学者的热情支持和鼓励，该书也被同行赞为"中国第一部骨折愈合原理图书"。前辈的栽培和同行的激励始终让我心怀感激。在原书基础之上，我对书稿内容进行了二次修订，精心打磨出《骨折愈合的自然原理》，让内容在原有基础上得以更为完善地呈现。

我在《中华创伤骨科杂志》发表的《应力遮挡效应——寻找丢失的钥匙》一文目前被引用178次，说明这个理论模型得到一定程度的认可。对应力遮挡效应的理论解释实际上已经成为打开骨折愈合理论之门的关键钥匙。一个好的理论模型应该能够兼容过去，解释传统理论无法解释的理论焦点，也应该能够预见未来，解决实际问题。解决不了实际问题的理论根本无法预见未来。"骨折愈合一元论"的两个观点已经被证实：其一是"钢板固定条件下骨折间隙愈合强度存在梯度现象，钢板下最弱"，已经被国外同行Bottlang M（2011）等的远皮质锁定钢板实验所证实；其二是随着牵拉间隙的增宽，牵拉成骨的牵拉速度可以远远超过（数倍于）传统的实验数据。

通过研读前辈的文章，我提出了磨损性骨吸收理论（骨折固定的磨盘效应），可以合理地解释骨不连引起的肢体短缩及骨不连的力学成因。我也曾反复研读骨科界大师Ilizarov教授发表在 *Clinical Orthopaedics Related Research* 上的文章，被其中一个理论假设所困惑，即牵拉成骨到底有没有一个类似骨骺发育的生长带（growth zone）？这是一个至今未被证实的理论假设。正如磨盘效应的启示来源于徐莘香教授（他发现骨吸收是固定不稳定的重要标志），几乎所有的理论焦点都来源于前辈大师殚精竭虑的思考！随之而来的问题是，如果事实上并不存在这样一个生长带，牵拉成骨的骨再生究竟发生在牵拉间隙的哪个部位呢？这也许是牵拉成骨最核心的理论细节。

巴尔扎克曾说："当你看到不可理解的现象，感到迷惑时，真理可能已经披着面纱悄悄地站在你的面前。"如果牵拉成骨来源于中央的生长带，那么应该观察到非均匀的梯度成骨现象，但在临床上观察到的却是大量的均匀成骨现象！也许事实和逻辑都惊人的简洁，牵拉间隙的每一寸空间都可以成骨，这就是牵拉间隙的全方位成骨理论。在牵拉期内，骨再生遵循相同的逻辑，这个假设称为牵拉成骨的逻辑一致性原理。由于牵拉早期牵拉间隙密度极低，根据逻辑一致性原理可以推论：维持均匀低密度牵拉是合理的。这个推论具有重要的临床意义：当我们看到明确的成骨现象时，常常预示着牵拉速度过慢，有断裂或早闭的风险，这也恰恰解释了Ilizarov（1989）经典实验的X线现象，这个观点也得到俄罗斯学者Popkov（2017）的佐证。根据牵拉成骨的逻辑一致性原理可以进一步推论，随着牵拉间隙的增大，牵拉间隙可以耐受更快的每日牵拉速度。据此我在2017年上半年设计了变加速快速骨搬运动物实验，在2条成年狗上分别实现了每天6 mm持续4天和每天8 mm持续3.5天的牵拉速度，并观察到完美成骨。这是迄今为止有关牵拉成骨每天牵拉速度的世界纪录。在临床上快速牵拉会产生许多并发症，故其实用性值得探讨，但新的理论有效地打开了理论思维的空间。

逻辑是思维的翅膀，一颗原子弹爆炸足以说明核能量的威力，而牵拉成骨则提示活体骨骼具有核能量般的再生修复潜力。血管组织作为启动骨再生的感受器几乎可以完美地解释牵拉间隙的全方位成骨理论及成骨的高效性。因为在弹性的牵拉间隙内，血管将全方位感受应力。牵拉成骨的X线图像简洁而优美，也恰恰反映牵拉成骨的逻辑简洁而优美！牵拉成骨现象几乎蕴含了骨病理生理学有关再生修复的所有逻辑，从组织细胞结构到骨改建，"骨折愈合一元论"在这里形成了一个优美而完整的可以相互印证的逻辑闭环。

乔布斯曾说："……你越深入细节，你学得越多……"骨折愈合理论的迷人之处恰恰在于诸多细节。当细节和逻辑相互印证的时候，我们不但可以得出前瞻性推论，而且可以根据一张X线片倒推骨折间隙的力学状态及康复治疗的合理性，进而采取改进措施。而诸多理论细节和焦点恰恰是前辈们昼思夜想的结果。我们的思想传承着前辈们的思想基因，在骨折愈合理论研究这一领域，任何一种新的理论学说都应避免历史虚无主义，看待一种理论学说我们也应该看它承载了多少历史的基因。因此在本书中，我也尽绵薄之力对历史名家这一专题做一介绍。

2014年量子点电视问世，2016年中国的卫星在测试量子通信，2024年12月中国"祖冲之三号"超导量子计算机问世。应该有人来科普一下：什么是量子？2020年终于有专家这样表述："一条一条的沙丁鱼就是这个鱼群的量子"[①]。这个表述与我10多年前说的"我刘大夫也是个人类的量子"观点已经无限接近了！量子学理论引入医学是理论医学发展的客观要求，理论医学时代已经来临。量子学理论、模糊论都是重要的认识客观世界的基本方法。有趣的是，我们可以根据模糊论的万能公式：过程=f（时间，条件），顺利地论证著名的"普朗克科学定律"[②]。我个人坚定地认为理论医学和量子化思维将是推动21世纪医学科学发展的强大动力。相关内容请参阅本书第三章。

如果一个国家面临战乱，或者极度贫穷，科学的园地就会荒芜，杂草丛生！很庆幸我生活在中国经济腾飞、政治安定的年代！当中国的学者不需要再为基本的衣食住行而困惑的时候，中国原创的时代就会到来。祖国的强大和平安是科学创新思想的摇篮，放眼世界也是如此。

在此需要特别感谢的是，辽宁省丹东市凤城凤凰医院的于永宝董事长和王伟院长，在我退休返聘后为我提供了舒适的工作和研究环境，可以说真正的第

[①] 曹则贤. 什么是量子力学？[J]. 物理，2020，49（2）：91-100. DOI：10.7693/wl20200204。

[②] 德国物理学家、量子力学创始人之一马克斯·普朗克的名言："一个新的科学真理取得胜利并不是通过让它的反对者们信服并看到真理的光明，而是通过这些反对者们最终死去，熟悉它的新一代成长起来。"这句话也被称为"普朗克科学定律"。

二次修订始于凤城凤凰医院。在中国人民解放军联勤保障部队第九六六医院（原中国人民解放军第二三〇医院）骨科王岩医生的筹划和协助下，我完成了快速骨搬移的动物实验，没有他的推动，我可能只会停留在纸上谈兵阶段。与有执行力的人一起做事和工作，在我退休前是一件非常愉快的事情！还要特别感谢的是中国人民解放军总医院阮狄克教授，《骨折愈合原理》的创作得到了他热情的支持和帮助，也才能有此次第二次的修订和完善。我于2012年和2022年两次到北京秦泗河教授那里进修学习，每一次都是对我人生方向的一种修正，都为我修订这部书稿积蓄了力量。

我父亲曾说过，知识分子一辈子做成一件事就行。徘徊于凤城的青山秀水之间，曾写过一首小诗："流水无意润垂柳，清风不问客去来。龙伴云雨有聚散，心随梦幻花落开。"花开花落，春去秋来，我心我梦皆系于此书！我的使命也在于此。

谨以此书献给我已故的父母，献给我的妻子，献给伟大的祖国。

刘振东
2024年10月于辽宁省丹东市凤城凤凰医院

前 言

早在1882以前，一位苦心孤诣的前辈Gross SD曾这样表述对骨折治疗的认识："就我而言，对所治疗的每一位骨折患者，无论是多么简单，我都不能摆脱对其最终结果的焦虑，也从未心安理得，因为我清楚尽管倾心关注和竭尽努力，患者仍然可能终身跛行和畸形。"[①] 医者仁术，这段表述让我感到由衷地敬佩，对现今的骨科医生仍具有警示意义。

经过一个多世纪，骨折治疗手段和结局已经发生了翻天覆地的变化，可以说对绝大多数骨折的治疗，资深的骨科医生已经具有相当的自信，骨折治疗越来越贴近骨折愈合的自然韵律，仿佛弹奏美妙的乐曲，手术在某种程度上已经成为赏心悦目的"手指的艺术"。但这仍然是一种需要倾心关注和竭尽努力的艺术，稍有疏忽，对医患双方都可能演变成一场灾难。

进入21世纪，尽管临床研究在骨折治疗上取得了空前的成就，但大家却越来越少谈论骨折愈合理论，至少我所读到和检索到的文献是这样。没有观念的创新就如死水一潭，量子概念的提出者马克斯·普朗克曾说："量子化只不过是一个走投无路的做法"。骨折愈合的传统理论和思路其实已经走投无路了，在传统理论上进行修修补补是无济于事的，因此从生物力学固定（arbeit fuer osteosynthese，AO）到生物学固定（biological osteosynthesis，BO）只不过是无可奈何的修正，而不是真正意义上的理论革命。这种实践摸索超前于理论

---

① Crenshaw AH, Campbell's operative orthopaedics.ed.7, The C.V Mosby Company.1987, Vol.3, p1557。

指导的局面不会持续过久，也许正是黎明前的黑暗，因为实践探索已经提供了充分的理论论据。骨折愈合理论已经走到了"十"字路口，要么无所作为，要么去接受一个全新的理论。其实所谓传统理论还不是真正意义上的系统理论，也只是些比较零散的概念。

传统观念认为骨折愈合是一个漫长且连续的过程，这种观念在解释实际问题时几乎没什么用处，根本无法解释骨折愈合为什么开始、怎样延续、又为什么停止和结束。量子概念非常具有启发意义，骨折愈合过程也具有量子化的特征，是非连续且不断重复的过程。用非连续事件来解释骨折愈合过程，几乎所有的问题都能"柳暗花明"。21世纪骨折愈合理论的"寂寞"还在于，无论哪个学派，其理论均不具有兼容性，都无法涵盖20世纪这一领域辉煌的历史成就。骨折愈合一元论学说则不然，它几乎兼容了所有的理论，在这个理论中，几乎所有这一领域的重要人物都鲜活起来了，比利时的Danis R，俄罗斯的Ilizarov GA，英国的McKibbin B，加拿大的Uhthoff HK，瑞典的Hulth A，美国的Hunt TK、Frost HM和Sarmiento A.，中国的尚天裕、柴本甫、徐莘香等，以及现今的AO或BO团队等，这些前辈们一直致力解决骨折愈合的理论问题，或者从正面，或者从反面为骨折愈合一元论学说提供了论据，奠定了基础。历史不但是今天的立足点，也提供了打开未来之门的钥匙。

以下是我对骨折愈合一元论的简单概括。

骨折愈合一元论解释了骨折愈合的效率原理。

骨折愈合一元论对骨折固定的应力遮挡效应给出了全新的解释。

骨折愈合一元论更新了对骨不连的认识。

骨折愈合一元论首次提出并解释了骨折愈合的非坚固愈合状态，科学地解释了取内固定后再骨折的原因。

骨折愈合一元论以最简单的方式解释了骨折愈合怎样停止和结束。

骨折愈合一元论连接了宏观（组织）和微观（细胞乃至大分子），在力学和组织受力后的生物学反应之间架起了沟通的桥梁，也为未来的理论探索打开了广阔的思想空间。

骨折愈合一元论得到了许多前辈的热情支持和肯定，其部分内容已被骨科创伤专著《骨与关节损伤》第三版[①]引用介绍。然而，这个学说尚未得到广泛的认可和接受。在本书中，我希望能与大家一起探讨分析骨病理生理学的基本事实。本书希望能在一定层面上揭示和探讨骨折愈合的自然规律，这是一个值得和应该得到认真讨论的课题，希望本书的出版能够抛砖引玉，得到各位前辈和读者的指正。

真诚感谢中国人民解放军联勤保障部队第九六六医院马梦然主任对本书的前期工作给予了热情关心和大力支持。特别感谢裴国献教授、宁志杰教授、秦泗河教授，感谢他们给予我这个基层医生的热心扶助，我将铭记于心！

感谢您翻开这本书！若您有想法想分享，或有疑问想交流，欢迎通过邮箱【lzd230@126.com】联系我。

刘振东

---

① 王亦璁.骨与关节损伤[M].3版.北京：人民卫生出版社.2004.

目 录

第一章 骨折愈合的基本概念、形态学和理论基础 …………1

第一节 发现与提出问题 …………1
一、骨折愈合面临的诸多问题 …………1
二、什么是骨折愈合机制 …………2
三、骨折愈合的两阶段理论 …………2
四、细胞种植的概念 …………4
五、理论医学时代的到来及思维方法的转变 …………4

第二节 骨再生的形态学基础 …………5
一、骨组织的细胞形态学 …………5
二、血管内皮细胞是组织损伤再生修复的感受器 …………11
三、长骨的微血管形态及骨折愈合的血供来源 …………12

第三节 骨再生的若干理论基础 …………15
一、骨骼适应机制与Wolff定律 …………15
二、骨痂生成反应与骨痂的分类 …………17
三、应力—血管生成—新骨生成的偶联效应与骨痂形成的超负荷原理 …………19
四、骨折愈合一元论及骨折愈合的延续原理 …………20
五、骨修复的放大效应与骨折愈合的效率原理 …………21
六、植骨愈合原理与人工骨 …………22
七、骨折愈合的终止原理与骨折的非坚固愈合状态 …………24

第二章 站在巨人的肩膀上看问题

第一节 历史人物的纪念
- 一、纪念Harold M. Frost教授 ··········25
- 二、纪念徐莘香教授 ··········27
- 三、对骨骼的痴迷梦想——纪念Urist教授 ··········30
- 四、Ilizarov理论与技术的起源、发展与传播史 ··········31

第二节 历史与争议
- 一、第三种骨折愈合方式：历史的逻辑演变 ··········39
- 二、中国学者提出的弹性固定原则与Perren的弹性固定的区别 ··········42
- 三、绝对稳定和相对稳定理论体系？我的质疑 ··········44
- 四、从坚强内固定到生物学固定，历史的回归 ··········47

第三节 秦泗河骨科自然重建理念
- 一、秦泗河骨科（肢体）自然重建理念 ··········51
- 二、秦泗河骨科自然重建理念对临床实践的指导效应 ··········65

第四节 第六届世界肢体重建大会掠影
- 一、引领肢体重建医学新发展——第六届世界肢体重建大会 ··········71
- 二、创伤与创伤后遗症-肢体重建艺术——记第六届世界肢体重建大会创伤与修复 ··········81

第三章 思维的跨越和创新

第一节 骨折愈合理论的哲学思考
- 一、骨折愈合理论的哲学思维 ··········88
- 二、骨折愈合的启动过程 ··········89
- 三、骨钙调节因子的靶细胞 ··········90
- 四、初始骨痂反应是否为唯心主义 ··········91
- 五、骨再生没有偶然事件 ··········95

目录

第二节　医学量子学理论追踪溯源··97
　　一、生命科学中的量子化思维··97
　　二、广义量子概念的思考···100
　　三、医学量子学理论概论···102
　　四、2022年对量子概念再检索···103
第三节　骨再生模糊论与理论医学原理····································106
　　一、骨再生模糊论··106
　　二、从骨折愈合论理论医学的萌芽·····································113
　　三、理论合理性的判断··119

第四章　对骨折愈合领域重要历史问题的理论探讨············121

第一节　骨折愈合的基本事件···121
　　一、骨折愈合概述··121
　　二、骨折固定的四维空间事件···126
　　三、发表"骨折固定的四维空间事件"一文过程中的学术交流·····135
　　四、骨改建是否会导致骨质疏松的探讨································139
　　五、骨折血肿内为什么含有成骨因子？可以采集骨折血肿回注吗？······140
　　六、长骨骨干的增粗机制及其临床意义································142
第二节　骨折固定的应力遮挡效应···148
　　一、应力遮挡效应——寻找丢失的钥匙······························148
　　二、锁定钢板的应力遮挡效应···151
　　三、钢板固定后骨折的非坚固愈合状态································157
第三节　骨不连的定义与骨折间隙的磨盘效应··························161
　　一、骨不连的界定与分类治疗···161
　　二、骨折不愈合是否需要进行断端清理································166
　　三、骨折断端磨损性骨吸收的证据分析································169
　　四、骨折断端磨损性骨吸收证据分析的答疑·························175

第五章　牵拉成骨的骨再生愈合原理 ······ 177

第一节　引言与历史回顾 ······ 177
一、引言 ······ 177
二、牵拉成骨的历史回顾 ······ 178

第二节　牵拉成骨的骨再生愈合原理 ······ 179
一、干细胞的来源及其在牵拉成骨骨再生过程中的核心地位 ······ 179
二、血管组织是应力和损伤信号的感受器，对启动骨再生发挥主导作用 ······ 180
三、骨组织本身提供了骨再生的种子 ······ 180
四、牵拉成骨需要延迟期的理论依据 ······ 180
五、牵拉期的病理变化与全方位成骨原理 ······ 181
六、固化期的病理变化——牵拉区的髓腔再通与再皮质化 ······ 183
七、骨改建在牵拉成骨机制中的作用 ······ 184
八、脉冲性力学刺激对牵拉成骨的重要性 ······ 184

第三节　牵拉成骨的X线表现与评估 ······ 185
一、牵拉区骨痂的密度分型 ······ 185
二、牵拉成骨骨痂的形态学分型 ······ 186
三、牵拉过慢导致的非均匀成骨现象 ······ 187
四、两种特殊的牵拉方式 ······ 189

第四节　牵拉成骨的技术细节与并发症 ······ 191
一、截骨与固定 ······ 191
二、延迟期的选择与注意事项 ······ 192
三、牵拉速度问题 ······ 193
四、固化期调控与外固定架拆除指征 ······ 193
五、牵拉成骨的年龄问题 ······ 195
六、骨搬运的若干问题 ······ 196
七、牵拉成骨的并发症 ······ 196

第五节　牵拉成骨临床病例解析 ……………………………………… 198
　　　一、Abbott 1937年的牵拉成骨病例 …………………………………… 198
　　　二、胫骨远端骨关节缺损 ……………………………………………… 199
　　　三、股骨骨不连清创植骨直接牵拉延长 ……………………………… 201
　　　四、变加速快速牵拉成骨的理论推演及初步实验结果 ……………… 202
　　　五、成人低磷性佝偻病伊氏环架胫骨延长矫形的愈合现象 ………… 213
　　　六、结束语 ……………………………………………………………… 223

第六章　骨折愈合相关临床研究与讨论 …………………………… 225

　　第一节　骨折愈合的临床基础问题 …………………………………… 225
　　　一、骨折愈合的关键时期 ……………………………………………… 225
　　　二、腓骨，接骨与截骨的选择 ………………………………………… 226
　　　三、腓骨截骨外固定架固定不植骨治疗胫骨骨不连 ………………… 228
　　　四、内固定物是否应该取出 …………………………………………… 229
　　　五、扩髓换钉治疗股骨干无菌性骨不连综述分析 …………………… 231
　　　六、开放性骨折后大段自体骨回植的结局及启示 …………………… 235
　　　七、股骨粉碎性骨折术后的特殊表现 ………………………………… 237
　　　八、奇特的股骨瑕疵愈合个案 ………………………………………… 239
　　第二节　个案的启示 …………………………………………………… 241
　　　一、重视骨折治疗的个案研究 ………………………………………… 241
　　　二、不植骨一次性治疗感染性股骨骨不连个案 ……………………… 242
　　　三、股骨峡下部骨折髓内钉固定后骨不连动力化失败 ……………… 243
　　　四、髓内钉动力化失败之一：注定失败的手术 ……………………… 244
　　　五、髓内钉动力化失败之二：不知不觉中的危险 …………………… 246
　　　六、危险的动力化手术 ………………………………………………… 250
　　　七、股骨髁上骨折术后钢板断裂 ……………………………………… 251
　　　八、股骨下段再骨折 …………………………………………………… 253

		九、动态缓慢加压骨愈合 …………………………………………………… 254
	第三节　有关骨折愈合问题的网上讨论 …………………………………………… 255
		一、难道骨折后放置内固定物的稳定性会不如保守治疗吗？ ………………… 256
		二、关于植骨各抒己见 ……………………………………………………… 257
		三、有关骨折愈合是髓内血供为主还是髓外血供为主的争议 ………………… 259
		四、有关血运学说的问答 …………………………………………………… 260
		五、不稳定的分级 …………………………………………………………… 261
		六、股骨骨折术后的磨损性骨吸收 ………………………………………… 261
		七、有关磨损性骨吸收的进一步讨论 ……………………………………… 262
		八、前臂骨折锁定钢板固定后的骨吸收现象 ……………………………… 266
		九、股骨再骨折病例的交流讨论 …………………………………………… 269
	第四节　骨折康复管见 ……………………………………………………………… 271
		一、小腿疲劳骨折病例分享回复中长跑运动员的咨询 …………………… 271
		二、患者心态与骨折康复 …………………………………………………… 272
		三、像婴幼儿一样康复 ……………………………………………………… 273
		四、下肢骨折手术后如何走路 ……………………………………………… 273
		五、骨科康复：加速康复还是宁慢勿快？ ………………………………… 275

主要参考文献 ……………………………………………………………………… 279

宁志杰教授的书信寄语 …………………………………………………………… 289

后记 ………………………………………………………………………………… 291

第一章 骨折愈合的基本概念、形态学和理论基础

第一节 发现与提出问题

骨折是指骨结构的连续性完全或部分断裂。骨折始终是威胁人类健康的严重创伤。在20世纪，骨折的临床治疗和对骨折愈合的基础研究都取得了辉煌的历史成就。进入21世纪以来，对骨折愈合机制的认识正经历着一场深刻的变革，即由形态现象的描述向揭示因果关系的逻辑方向转变。骨折愈合的病理形态学分期概念建立于20世纪初，与现今外科学教材的分期概念大同小异，即血肿机化演进期，原始骨痂形成期，骨痂改造塑形期。这种分期系统把骨折愈合过程描述成为一个非重复性的单向过程，很难从因果关系上对各种骨折愈合现象给出合理的解释和预测。

一、骨折愈合面临的诸多问题

骨折愈合研究领域积累了太多的问题，为什么骨折愈合需要几个月甚至1年以上的时间，而普通伤口愈合仅需要2周左右？骨折愈合怎样启动？又怎样终止？骨折愈合的终止有没有一个"刹车系统"？为什么会产生骨折不愈合？骨不连是骨折愈合完全停止吗？如果愈合停止为什么有时不植骨可以治疗骨不连？为什么骨骼延长术具有惊人的成骨愈合能力？骨延长愈合与普通骨折愈合的机制是不同的吗？为什么有时取钢板后会发生再骨折？难道取钢板后再骨折仅仅是因为固定时间不够吗？究竟什么是骨折固定的应力遮挡效应？骨折固定究竟存不存在应力遮挡效应？在20世纪，有关上述问题人们做了大量的实验和临床

研究，许多问题得到了较为充分的讨论，如骨不连的成因、骨折固定的应力遮挡效应问题等。但到目前为止，这些问题并没有得到系统化的合理解释。原因是有关骨折愈合机制的系统化理论并没有真正建立起来，许多学者认为骨折愈合的机制尚不清楚，因此本书的主要宗旨是针对骨折愈合机制，即骨折愈合的系统化理论进行讨论和阐述。

二、什么是骨折愈合机制

前述问题如果单独来讨论，恐怕很难理出头绪。就局部讨论局部，好比盲人摸象，得出的结论难免偏颇。因此，应该从整体的角度分析这些问题，把这些问题可能的答案放在一个大的系统中检验。而骨骼的基本病理生理就是这样一个大的系统。所有的问题都和一个基本问题息息相关，就是骨折愈合的基本机制。遗憾的是，几乎没有专门的文献来给骨折愈合机制下定义，究竟什么是骨折愈合机制？在此介绍一个2010年发表在《中国矫形外科杂志》上的"骨折愈合机制"定义，尽管不太完善，但或许可以作为讨论问题的一个参考，概念的界定是讨论问题的基础。

"骨折愈合机制主要指骨折愈合过程的细胞学机制，包括骨折愈合的参与细胞，骨折愈合的启动过程，骨折愈合的延续与终止原理等，也包括参与这一过程的多种细胞因子的作用机制。骨折愈合机制应该对骨折愈合过程中的诸多临床现象从因果关系上给出合理的解释。"

三、骨折愈合的两阶段理论

所谓机制可以有许多层次，可以是宏观形态学层次的，也可以是细胞学层次的，或者是分子生物学层次的。早在20世纪初，有关骨折愈合的形态现象就有了比较完善的描述。但骨折愈合的形态学分期远远不能解释复杂的临床现象，如有的骨折出现原因不明的不愈合，或延迟愈合。

骨折愈合是一种普遍存在且可以稳定遗传的生命现象，而细胞是生命的基本单位，是遗传信息的载体和执行者。因此骨折愈合是细胞主导一系列过程的结果，明确骨折愈合过程中细胞的作用，也就等于破解了骨折愈合机制。此外，生物大分子在创伤愈合中发挥了重要作用，甚至是关键作用。但生物大分子也是细胞的产物，其作用必须通过介导细胞活动得以体现。因此骨折愈合机制主要是指骨折愈合的细胞学机制。21世纪临床研究已经进入分子生物学时代，参与骨折愈合的细胞已经大致清楚，还可能包括T细胞、某些抗原递呈细胞等。

目前，有关骨折愈合的细胞活动的次序也已大致清楚，主要包括2个阶段：第一个阶段称为非特异性炎症反应阶段。这是所有不同类型组织创伤愈合的共性阶段，参与的细胞主要包括血管内皮细胞、血小板和各类白细胞，其中一些单核白细胞最终会分化为破骨细胞。第二个阶段称为特异性修复阶段。炎症反应阶段所招募的细胞是这一阶段必备的基础，细胞顺序是破骨细胞、干细胞，然后干细胞演变为成骨细胞，成骨细胞演变为骨细胞。

骨折愈合的特异性修复阶段是骨折愈合研究的核心，破骨细胞可能起到抗原递呈细胞的作用，其所进行的骨吞噬活动可能是识别特定组织损伤的必需过程，然后把经过处理的信息传递给干细胞，全能干细胞接受这种特异性信息后，就向骨组织方向转化。这个过程类似种瓜得瓜，种豆得豆。由于全能干细胞可以向多种组织转化，所以如果在骨折部位转化成肝细胞或者皮肤细胞，人体将会处于混乱状态。

骨折愈合是一个免疫学过程，但经典狭义的抗原递呈概念并不包括对自身组织特征的识别。因骨组织存在特异性的组织信息，若将这种信息种植到身体有血液循环的部位，而有血液循环的部位都会有全能干细胞，这样就会在该部位生长出骨组织。上述过程已被科学证实，人类已经提纯了几种特异性的骨组织信息，就是骨形态发生蛋白（bone morphogenetic protein，BMP）。

值得思考的是，BMP是否为骨组织所特有的现象。组织修复过程中需要有特异性信息的存在，由此可推论，在其他组织中也可能存在类似BMP的组织特异性信息。未来在组织修复过程中不是进行组织细胞的移植，而是进行无细胞的组织种植，大面积烧伤则不需要皮肤来源，只需要在创面上涂抹一种皮肤组织形成蛋白；肝硬化的患者可以在腹膜或大腿上种植肝细胞形成蛋白，而糖尿病患者将会告别外源性胰岛素。

骨折愈合机制的破解将成为一把关键的钥匙，打开一扇全新的大门，其理论意义远远超出骨折愈合本身。

四、细胞种植的概念

组织移植或器官移植的基础是让所移植的组织或器官的细胞得以成活,但在骨修复的研究中,早已证明存在着一种不依赖原有骨组织细胞的新骨形成方式,即BMP诱导成骨。将BMP植入肌肉组织,BMP通过诱导干细胞向成骨细胞转化而形成骨组织。这是一种完全不同于组织器官移植的组织形成方式。传统的组织器官移植类似植物的嫁接或者移栽,而BMP成骨则类似种子种植,可以把这种由蛋白质诱导的特异性组织形成方式称为细胞种植或组织种植。目前,对细胞种植的理论意义并没有引起足够的重视,一个值得探索的基本问题:细胞种植是仅存在于骨组织中的特例现象,还是可能存在于人体大多数组织中?如果是人体组织中普遍存在的规律,那么细胞种植将有极大的应用价值,可以在烧伤创面上种植皮肤,在大网膜上种植胰岛细胞或者肝细胞。

五、理论医学时代的到来及思维方法的转变

医学的发展经历了一个特殊的阶段,即在实验医学之后经历了循证医学阶段。而同为自然科学的物理学早在100年之前已经发展到理论物理学阶段,量子学理论和相对论的提出标志着该阶段的诞生。循证医学的基本任务是通过循证来寻求最佳的临床治疗策略,即着力于解决和评价治疗问题。理论医学的主要任务在于揭示生命系统的逻辑规律,它以生命中的系统为研究对象,其基本的前提假设是生命系统的存在必须符合较为稳定的逻辑规则。理论医学不是对循证医学和实验医学的替代,而是利用实验医学和循证医学的研究成果作为基本论据。理论医学侧重于判断医学理论的科学性,属于科学划界的范畴。对于科学理论的判断,采用证伪分析的方法往往比实证的方法更具有说服力,相反的事实证据对理论命题则具有一票否决权,或者是限定了理论适用的范围。理论医学时代的来临将伴随着思维方法的重要转变,即由注重统计学分析向注重逻辑分析方向转变,也就是由注重结果分析向注重过程分析转变。科学理论常具有简单性特征,理论医学不排斥甚至更重视简单有效的事实证据,包括非统计性的事实证据,一般不会复杂到需要进行荟萃分析（meta-analysis）。

根据证据的可重复性可将临床或实验证据划分为孤证和铁证，孤证是指没有被充分重复证明的证据，铁证是指被公认的、可重复证明的事实证据。高等级的循证医学证据也可能因设计者或者是经济上的原因等，成为难以重复的孤证。此外，也可将证据划分为逻辑证据和反证据，逻辑证据是指符合理论命题逻辑的证据，反证据是指与理论命题相冲突的事实证据。一个理论的逻辑证据越多，越能够组成一个合理的证据链条，而没有明显的反证据，这个理论就是相对科学的理论。而只要有一个公认的反证据，这个理论就存有较大疑问或需要修正。

因此，理论医学更注重对逻辑链条的分析，更注重对反证据的收集，证伪分析方法是理论医学的基本思维方法。理论医学与循证医学的思维方法具有较大差异，常通过"Yes or No"来判断，骨折愈合机制问题属于理论医学的研究范围。

第二节　骨再生的形态学基础

一、骨组织的细胞形态学

狭义地说，骨骼主要由一种细胞构成，即骨细胞（osteocytes），正如皮肤主要由上皮细胞构成，心肌主要由心肌细胞构成一样，骨细胞是骨骼的主质细胞，并且是骨骼功能的主要执行者。广义地讲，血管内皮细胞及其血管周围细胞也是骨组织不可分割的组成部分。因此，骨骼是由骨细胞、血管组织及钙化骨基质构成的。破骨细胞来源于血液中的单核细胞，成骨细胞来源于血液或血管旁的间充质干细胞。

（一）骨细胞的形态特点

以皮质骨为例，骨骼具有简洁优美的细胞形态学结构，骨单位由4~6层同心圆排列的骨细胞围绕着中央的血管通道哈弗氏管构成。骨骼的形态结构蕴含着骨骼新陈代谢的因果关系。

骨细胞具有婀娜多姿的美妙形态，骨细胞位于坚硬的钙化组织中，其细胞主体占用的空间称为骨陷窝。骨细胞具有大量发丝样、长长的管状细胞突起，呈放射样排列，彼此相连。细胞突起占有的骨性管道称为骨小管，骨小管最终与哈弗氏管相通，其对骨细胞的营养与代谢至关重要。骨单位是指为骨骼提供营养支持的微血管连同其所滋养的骨组织，在皮质骨区呈特征性的圆柱样结构（图1-2-1A）。骨陷窝、骨小管及哈弗氏管均由骨组织形成，它们构成的界面称为骨骼内表面积。骨骼具有巨大的内表面积，执行钙盐代谢功能的细胞须占据和掌控骨骼的内表面积，仅有一种细胞能做到这一点，即骨细胞。骨骼的内、外骨膜面称为骨骼的外表面积。

根据骨骼的内部形态特征，可以将骨骼分为两大区域，即陆地区和水边区。

所谓陆地区是指钙化的骨组织区域，这里只生存一种细胞，即骨细胞。骨细胞具有密集细长的细胞突起深入到钙化骨基质中（图1-2-1B），这种形态结构揭示了骨细胞在钙盐代谢中扮演着主要角色，而在骨病理生理学中存在一个基本问题是，何种细胞是骨质疏松的介导细胞？

所谓水边区是指血管及血管周围间隙，位于骨单位的中心区，通常只占很小的区域，但在骨单位改建时中心区要吸收扩大。水边区是骨骼最为活跃的区域，即骨骼新陈代谢的策源地。除了骨细胞，所有骨骼相关的细胞都属于水边细胞。这种分类在分析骨吸收和骨质疏松时具有重要的意义，其成为判断骨质疏松到底是水边事件还是陆地事件的关键，因为水边事件和陆地事件具有不同的形态学表现。

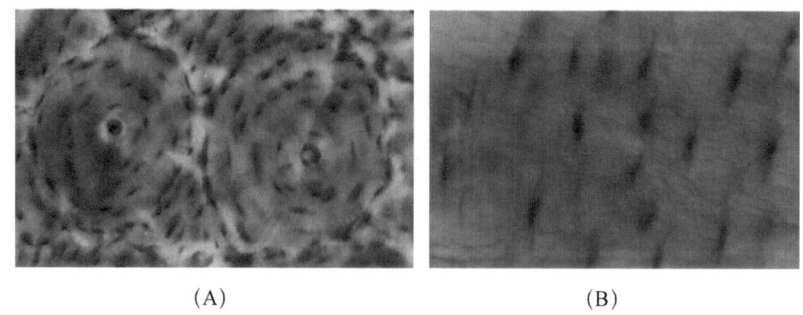

(A)   (B)

A. 骨磨片显示相邻两个骨单位的横断面，同心圆排列的是骨细胞，中间很小的区域是走行血管的哈弗氏管；B. 放大的骨磨片中骨细胞。

图1-2-1 骨细胞

假设骨质疏松是陆地事件并且由破骨细胞介导，因为破骨细胞骨吸收后要形成吸收陷窝，其形态学表现如图1-2-2A所示。如果骨质疏松是水边区事件，其形态学表现如图1-2-2B所示。经研究发现，这两种形态学表现均不存在。

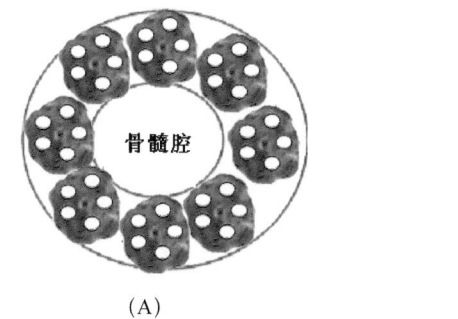
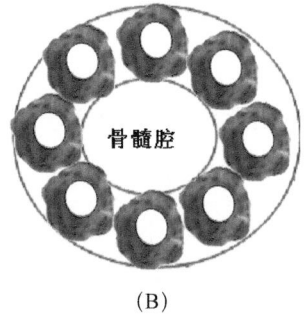

（A） （B）

A. 破骨细胞深入骨骼陆地区的形态假设；B. 骨单位中央区骨吸收造成骨质疏松的形态假设。

图1-2-2 骨质疏松的两种形态学假设

Belenger曾观察并提出了骨细胞性骨溶解的概念。骨细胞占骨骼细胞总量的90%以上，骨细胞表面具有大量细长的凸起，并深入到钙化的骨基质中，且与邻近细胞彼此连接。骨细胞的这种形态特点加上绝对优势的细胞数量形成了骨骼巨大的内表面积，这样的形态结构最有利于执行骨盐代谢功能。其发生骨吸收时可均匀地分摊到骨小管周围，因此很难在显微镜下观察到特征性改变。骨质疏松更像是其他组织的萎缩现象，主质细胞在其中起主导作用。由此可知，临床中不可通过病理学活检来诊断骨质疏松症。骨质疏松症到目前为止还只是一个临床诊断。

近年的研究还认为，骨质疏松还与细胞凋亡现象有关，骨细胞凋亡后形成空陷窝。临床上松质骨区是骨质疏松症的重灾区，可能与松质骨区的血管形态结构有关，松质骨区形成宽大的血窦，血流迂曲舒缓，对血管周围空间变化相对不敏感，可能导致松质骨区的骨小梁结构被吸收，而皮质骨的骨单位由同心圆状板层骨构成，周边凋亡细胞不容易被吸收清除。另外，一旦骨单位血管周围发生骨吸收，立即会引起血管增生过曲，引起血流动力学异常，诱发骨改建，并发生修复强化现象。因此，尽管骨质疏松症对骨骼所有区域都会产生影响，但骨质疏松症的不良临床事件主要发生在松质骨区域，主要包括脊柱椎体压缩性骨折、股骨、肱骨近端骨折、桡骨远端骨折等。

（二）破骨细胞的形态与功能

破骨细胞来源于血液中的单核细胞，在一般的骨骼切片上很难观察到，主要分布在骨质表面、骨内血管通道周围，但不能单独深入到钙化的骨基质中。在钙化组织中，只有骨细胞可以通过骨小管中的细胞凸起获取营养，其他细胞则无法生存。破骨细胞体积较大，直径可达100μm，含多个甚至几十个细胞核，它是由多个单核细胞融合而成的。破骨细胞在吸收骨组织后，会在骨表面形成近似细胞形状的不规则陷窝，称为Howship陷窝（图1-2-3）。在陷窝内对着骨质的一面，细胞会伸出许多绒毛样细胞凸起，称为皱褶缘（ruffled border）。皱褶缘区可以分泌多种生物酶和酸性物质，以溶解骨质，并能够通过细胞吞饮的方式将处理过的骨质吞进细胞内。这种细胞吞饮作用究竟有何意义？有学者认为是为了溶解骨钙增加血钙浓度，也有学者认为是破骨细胞导致了骨质疏松。

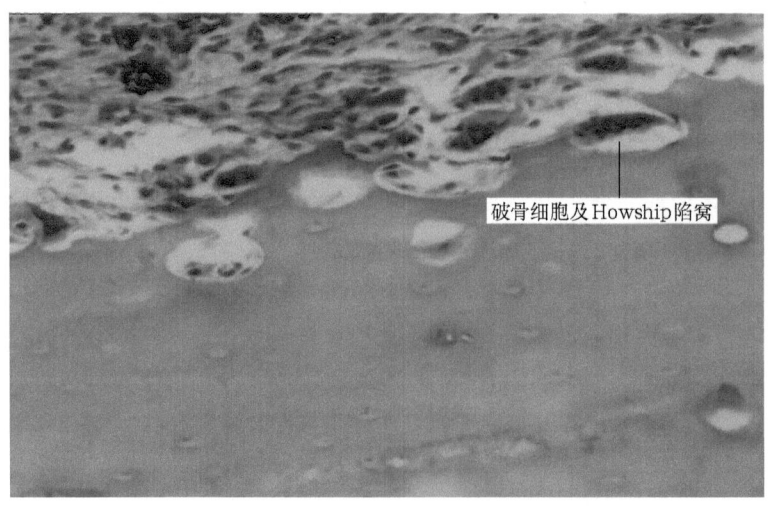

图1-2-3 HE染色，下方高温灭活后的死骨区

骨细胞和破骨细胞的形态特征对比如图1-2-4所示。破骨细胞的皱褶缘可以溶解和细胞吞饮骨质。但是该过程需要一定时间，如骨改建的骨吸收期至少需要1周。骨细胞及其浓密的长长的根须被钙化骨组织包被，以增大其与骨骼钙盐的接触面积。如果骨细胞参与钙盐吸收，必然具有极高的效率，但现阶段研究很难在普通显微镜下观察到任何形态学的变化。

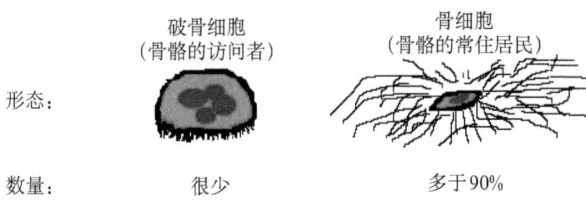

图 1-2-4 骨细胞与破骨细胞对比

Kolliker 于 1873 年首次命名破骨细胞，尽管其后这 150 余年来关于破骨细胞的认识有了飞跃性的发展，但目前对破骨细胞的功能定位仍然没有摆脱破骨细胞的初始含义。但很多形态事实已经不能支持破骨细胞介导骨吸收的观念。经研究发现，哪里有骨修复成骨现象，哪里就有破骨细胞。骨痂是最容易发现破骨细胞的地方，自体骨植骨术后，破骨细胞的骨吸收是新骨形成的必备前提条件。破骨细胞骨吸收后要在血管周围的骨表面形成 Howship 陷窝，但在骨质疏松标本的病理切片上，这一现象并不是特征性的。

（三）基本多细胞单位学说与骨改建

活体骨骼因应力或微损伤等因素不停地进行着内部结构的改造和重建，这个生理过程被称为骨改建。Frost 于 1973 年提出了骨改建的基本多细胞单位理论，并被广泛接受。骨改建由多种细胞按照一定时空顺序来完成，包括激活阶段、骨吸收阶段和成骨阶段。参与骨改建的细胞系列被称为基本多细胞单位（basic multicellular units, BMU）。其中破骨细胞骨吸收后衔接干细胞向成骨细胞转化形成新骨的过程，被称为破骨-成骨偶联。骨改建的结局是新骨形成，又称为原位成骨（appositional bone formation）。有学者猜测应该存在某种偶联因子来介导这一过程。破骨细胞来源于血液的单核巨噬细胞系统，这类细胞都有一个共同的特点，即吞噬作用。巨噬细胞可以通过吞噬作用来识别外来物的特异性抗原，是最主要的抗原递呈细胞（antigen-presenting cell, APC）类别之一，具有重要的免疫学功能。破骨细胞的骨吸收作用很可能对自身组织损伤起到免疫识别作用，或者说破骨细胞提供了干细胞向成骨细胞转化的触发扳机。

相关证据表明，破骨细胞活化后可以表达并分泌多种 BMP，包括 BMP-2、

BMP-4、BMP-6、BMP-7等，而BMP已被证实可以直接通过BMP受体和Smads蛋白通路诱导干细胞向成骨细胞分化。这为破骨细胞介导骨特异性修复提供了直接的证据。由此可知，破骨细胞活动是骨再生修复的关键环节，调节破骨细胞的功能将影响骨折愈合。这个推论也得到了实验验证，如集落刺激因子可以改善破骨细胞的功能，增加破骨细胞的数量，可以明显促进骨折愈合；降钙素可以抑制破骨细胞的功能，也可以明显抑制骨折愈合。甚至有学者提出局部注射破骨细胞来促进骨折愈合。

骨折愈合可以分为非特异性炎症反应和特异性骨修复两个阶段，血管内皮细胞及血小板等诱发非特异性炎症反应，可以分泌多种细胞因子，招募、吸附干细胞到局部组织。破骨细胞的局部活化是特异性骨修复阶段的开始，很可能主要通过分泌BMP来促使干细胞向成骨细胞分化。血管内皮细胞可能是肌体所有组织损伤的共同感受器，巨噬细胞也可能在其他组织的特异性修复过程中发挥关键作用。

骨修复的简易细胞链条已经基本清楚（图1-2-5）。破骨细胞通过吞噬作用对组织加以识别，如果骨折间隙有软组织嵌入或纤维组织形成，则会因发生识别障碍而影响骨痂形成反应。骨组织修复研究也为其他组织的修复研究提供了一个很好的参考模板。

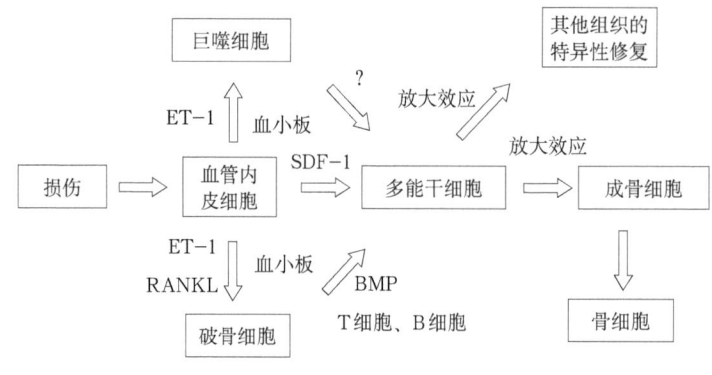

图1-2-5　骨折愈合简易的细胞链条

免疫反应是由多细胞协同完成的，这是生物医学史上最重要的发现之一。Frost提出的BMU是目前知名度最高的第二条多细胞功能链条。这种多细胞功能链条是生命复杂性和完美性的重要基础。结合目前干细胞理论的进展，多细胞功能链可能是干细胞功能得以实现的基本途径。骨再生时间周期与初次免疫应答时间周期非常相近,为7～14天。这也许不仅仅是一种巧合。

二、血管内皮细胞是组织损伤再生修复的感受器

在正常骨骼中,最常见的有两种细胞,即骨细胞和血管内皮细胞。这种主质细胞加血管组织的结构是绝大多数组织的共同结构特点,如肝组织、肌肉、脂肪组织等。破骨细胞和成骨细胞来源于血液或血管旁。目前部分学者倾向认为多能干细胞在骨修复中起关键的作用。但干细胞的来源及具体位置尚未可知。早期有关骨髓源性干细胞的研究比较多,近期有关脂肪源性干细胞的研究也有大量报道,几乎有血管的地方都能分离出干细胞,因此越来越多的证据表明,干细胞伴血管而生,其是一种血管旁细胞。因松质骨区域血管极其丰富,故骨髓源性干细胞也和血管有着密切的关系。

骨细胞和血管内皮细胞都能对应力环境做出相应反应。骨折创伤本身是启动骨折愈合机制的基本原因,微损伤也被认为是启动骨改建的基本原因。从骨组织细胞数量分布上看,骨细胞和血管内皮细胞分布最广,因此可以作为骨损伤的感受器。骨细胞如果作为创伤感受器将有很大的局限性。其一,骨细胞必须通过血管内皮来传递信息。其二,如果骨细胞决定骨修复的启动,如生理性骨改建,必然是范围极其广泛,而事实并非如此。其三,在低应力非创伤条件下,骨改建同样活跃,其难以用骨细胞的作用来解释。

研究表明,血管内皮细胞最适合作为骨创伤的感受器,并且血管内皮细胞可能是肌体创伤修复的共同感受器。其一,血管组织分布广泛,在骨骼位于骨单位的中央区,被周围的骨组织保护起来,由此可知其对一般的应力刺激不敏感,而只对损伤性刺激产生反应。其二,血管组织构成血液与骨组织的界面,是骨组织的门户,各种细胞进入骨组织没有其他的通路。其三,血管内皮细胞分泌多种细胞因子可以调节干细胞及成骨细胞和破骨细胞的活动。例如,血管内皮细胞可以分泌SDF-1(stromal cell-derived factor-1),其是招募和吸引干细胞的重要细胞因子;血管内皮细胞分泌血管内皮素1(ET-1)通过旁分泌

作用可以被成骨细胞和破骨细胞摄取；血管内皮细胞可以表达破骨细胞分化因子（RANKL），通过与前破骨细胞表面标志RANK结合，可以活化为破骨细胞。创伤引起的以血管为核心的炎症反应是创伤修复的基本前提，血小板及血小板相关因子也参与其中。

如果血管内皮细胞可以做启动骨修复的感受器，就可以推论除应力和创伤因素之外，血流动力学异常同样可以启动骨改建和骨修复。这一推论也得到了广泛的实验验证。以幼狗为实验对象，动静脉瘘远端的胫骨明显增粗，重量增加，外骨膜有明显新骨生成。兔子的胫骨短暂缺血也可以诱发骨膜增生反应。Takato等设计了兔子胫骨带腘血管的岛状瓣，离断膝关节的所有韧带，形成不负重的悬挂胫骨，2周后发现胫骨的外骨膜有大量新骨形成。这种无应力成骨现象只能用血流动力学改变来解释。因此，除应力因素之外，充沛的血流是维持骨骼强度的重要因素。失重和截瘫都不会导致人体骨骼被完全吸收。

三、长骨的微血管形态及骨折愈合的血供来源

血液是生命之源，长骨的血供以髓内血供为主，占皮质骨血供的80%（图1-2-6）。除了横向的髓内源性血管，皮质骨的哈弗氏管呈纵向走行，在皮质骨内形成吻合广泛的纵向血供系统（图1-2-7）。髓内钉固定时严重地破坏了髓内横向血供，这时骨皮质内的纵向血供系统将发挥重要的代偿作用。松质骨区的血供极其丰富，呈网状（图1-2-8）。

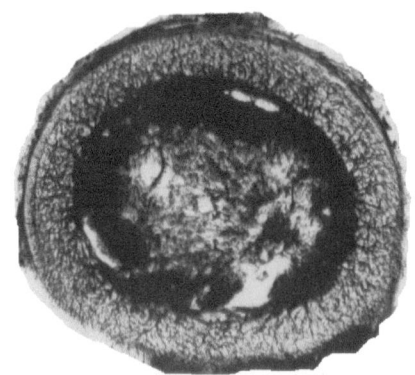

图1-2-6 狗股骨中下段横截面，印度墨汁血管灌注，显示横向的髓内血供占骨皮质血供的80%以上

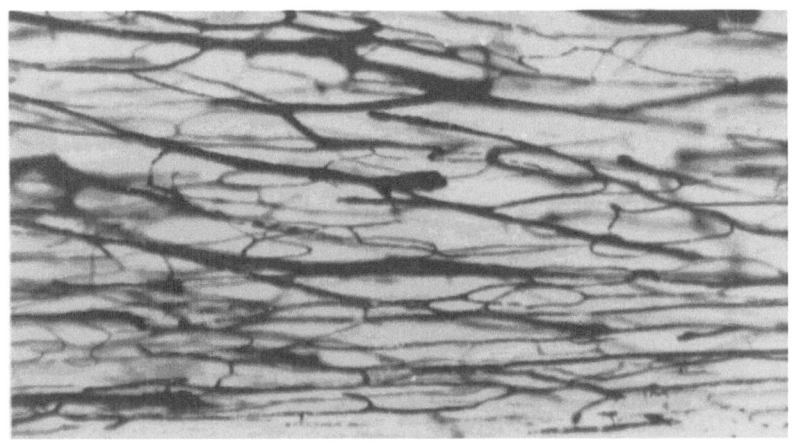

图 1-2-7　印度墨汁灌注显示的狗股骨皮质骨的纵向血供系统

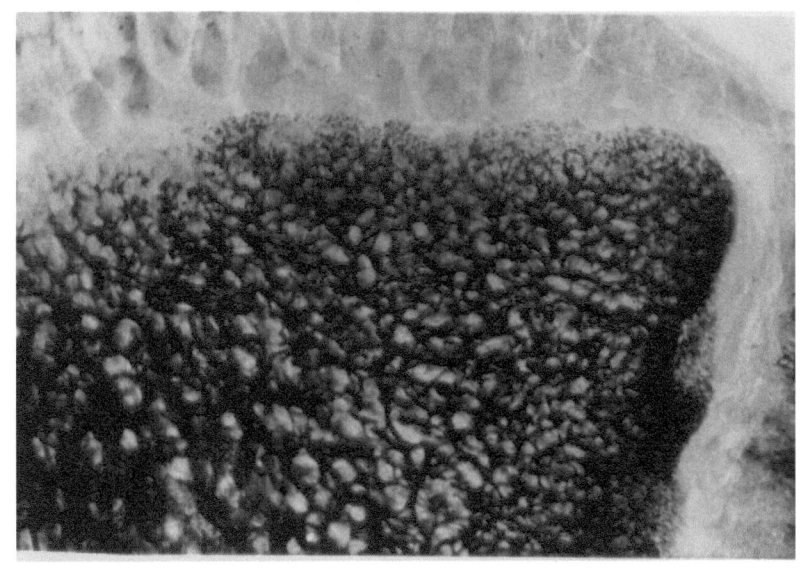

图 1-2-8　印度墨汁灌注的松质骨区血管形态，无血管区为软骨

绝大多数哈弗氏管内仅走行一条交换血管，这样的组织构成可很好地支持微循环间断开放的潮汐理论，只有间断开放才能很好地进行营养交换和新陈代谢。在骨改建过程中毛细血管发生迂曲增生，为骨吸收提供空间支持。骨改建成骨可被四环素荧光标记（图1-2-9）。非改建的骨单位血管走行则较为平滑（图1-2-10）。

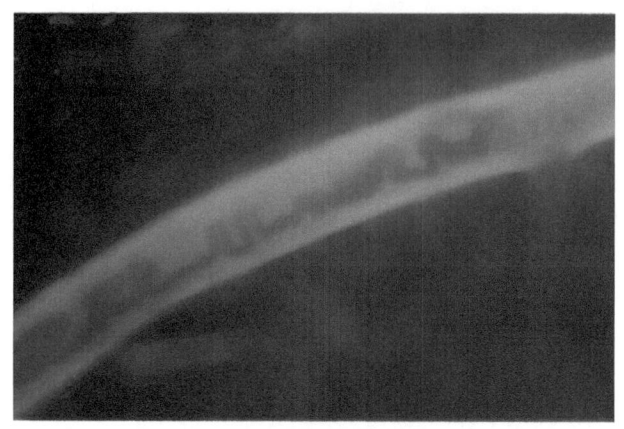

狗股骨印度墨汁灌注加四环素荧光标记显示骨单位改建中的血管迂曲增生现象;均匀等宽的四环素荧光带提示骨改建可能起源于一段血管界面而不是一个点。

图 1-2-9　骨改建成骨

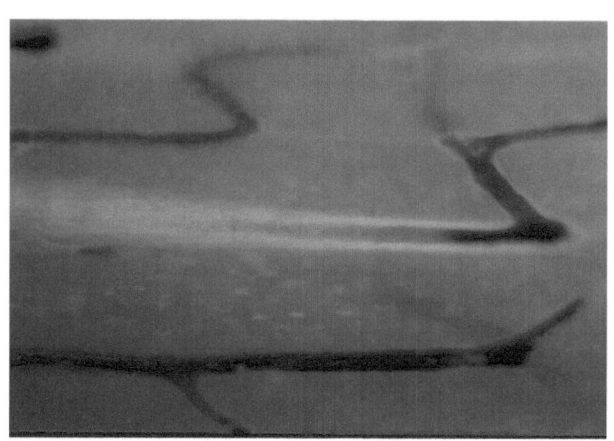

图 1-2-10　骨改建终末期的血管形态

骨折愈合的血供来源主要有三部分:一是髓内血供,其为骨修复的主要血供来源,如图1-2-11所示;二是骨膜血管,只占很小一部分,血管壁薄,没有肌层,一般没有著名的动脉血管;三是来源于周围软组织的继发血供,一般需要几天的时间来建立。长骨的肌间隔附着部位是主要血管进入骨骼的重要通道,其对骨骼血供及血管再生修复具有重要的意义。

骨修复的血供变化是一个动态的过程,而不应仅强调手术那一时刻的损伤,合适的机械应力具有诱导血管生成效应,如牵拉成骨即可明显增加肢体远端的血液供应,这一原理可以用来治疗脉管炎。

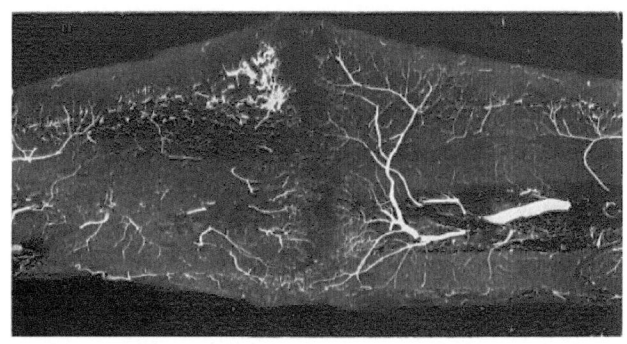

狗桡骨移位骨折术后 12 周微血管造影显示延迟愈合，骨膜骨痂血管来源于髓内，方向是离心的。[①]

图 1-2-11　骨折愈合的血供来源

第三节　骨再生的若干理论基础

一、骨骼适应机制与 Wolff 定律

骨骼具有优美实用的建筑结构，仿佛依据工程蓝图设计而成。这个骨骼的工程蓝图一部分蕴藏在骨骼细胞的遗传信息中，一部分随骨骼所承受的机械力量而不断调整变化。骨骼的形成和发育受控于遗传信息，但能通过细微结构的调整以满足骨骼负荷变化的需要，这个过程的机制称为骨骼的适应机制。

早在 100 年前，Roux 和 Wolff 曾设想并提出：骨骼的结构应符合数学原理，即骨小梁的数量和大小应与机械应力的数量分布相适应，并且必须轴向承担应力。这个被广为接受的设想称为"Wolff 定律"。通过实验研究，最终总结规律如下。

（1）骨骼的适应机制由动力性负荷驱动，而非静力性负荷驱动。

（2）短时的机械负荷就可以启动骨骼的适应性反应，而延长负荷时间的效果将逐步减弱。

---

① Rhinelander FW. Tibial blood supply in relation to fracture healing[J]. Clin Orthop Relat Res. 1974, 105, 34–38.

（3）骨骼细胞生活在习惯性的力学负荷环境中，这使得其对常规的负荷信号并不敏感。

（4）在相同负荷下，粗壮的骨骼内部应力较小，而细弱的骨骼应力较大。

以上这些只是描述了骨骼适应机制的某些特性和结果，并没有真正触及细胞的水平机制。Frost提出了著名的骨改建（bone remodeling）与骨塑形（modeling）应力阈值理论：大意是BMU介导的骨改建只能维持或降低骨量及骨骼强度，当骨骼应力低于最低有效应力阈值时，将激活骨改建机制而发生骨吸收并降低骨量。而当骨骼应力大于塑形阈值时，将激活骨塑形成骨机制，以增加骨量及骨骼强度，并用数学模型模拟了骨塑形机制。当骨骼应力介于最低有效应力阈值与骨塑形阈值之间时，骨改建受不完全抑制并转为"保守"模式，只能维持骨量，但并不降低或增加骨强度。

Frost学说可以很好地解释很多问题，BMU介导的骨改建理论已被广泛接受，因为它有明确的病理形态学证据的支持（图1-3-1）。但迄今为止，并没有令人信服的病理学证据支持骨塑形理论。Frost的观点也只是以假设为前提进行了数学模拟分析。Buckwalter等也只是给了含糊的定义：骨塑形是指骨骼形态发生变化，而骨改建是指不伴有形态改变的骨骼更新，并指出二者可同时发生，但区别并不显著。

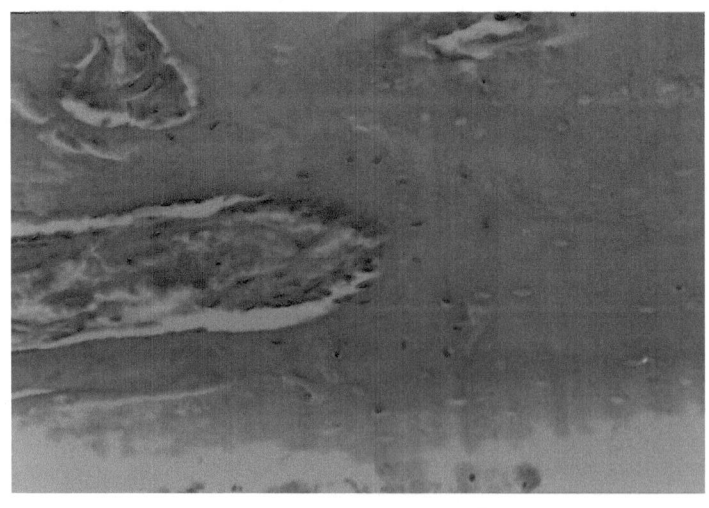

图1-3-1　骨单位的改建

该理论的另一个基本假设：人体在低于最低有效应力阈值时就将启动骨改建机制进行骨吸收，即把骨改建等同于骨吸收机制。那么在什么情况下人体骨骼应力低于最低有效阈值呢？如果是在睡眠中骨改建启动，那将是可怕的事情。因为骨改建一旦启动，将持续数周，而人体每天都要睡眠，其累积效应则不可想象。进化论认为，生物的所有机制都为生存而存在，而应力阈值理论无法在进化论上找到自己的位置。

在实际生活中，人体在任何应力条件下都有骨改建的活动。在高应力条件下，骨改建不是被抑制，而是更活跃了，如骨骼在疲劳应力作用下可诱发广泛的骨改建。该理论的另一个缺陷是没有解释骨改建的不均衡性，既然阈值是一个关键性的决定因素，所有的骨单位均应发生骨改建性骨吸收，但事实远非如此。动物实验证实长期制动后，骨改建活动增强，但其范围非常局限，其不足以解释巨大的骨量丢失。理论上，只要低于最低有效阈值，骨吸收就将继续，宇航员在太空长期生活后骨骼将被吸收殆尽，但事实并非如此。实验证明当骨量丢失到一定程度之后，会出现平台现象。

骨塑形理论不但没有明确的病理形态学支持，反而存在诸多矛盾。正如Frost本人指出，哺乳动物从出生到成年，绝大多数骨骼在活跃运动时所受应力可达到20倍以上，这一时期是骨塑形活跃时期，因而骨改建应当受到抑制。但事实与此相反，动物骨塑形活跃的时期也正是骨改建活跃的时期。从结果上看，骨塑形并没有产生新的病理形态，其最终产物仍然是骨单位，即哈弗氏系统，和骨改建的最终结果完全一致。我们也没有理由认为骨骼内部结构的改建一定不会引起外部形态的变化。从病理学角度分析，没有内部结构的改建，就不会有骨骼外观形态的变化。所谓骨塑形与骨改建的区别可能是由人为所定，骨塑形完全可能是骨改建的外在形态表现，这是因为它们的细胞机制是一样的。

二、骨痂生成反应与骨痂的分类

（一）骨痂生成反应

骨痂形成反应是临床骨折愈合的生物学基础，是骨组织再生修复自然规律的形态学表现。McKibbin于1978年描述了老鼠截肢残端的修复现象，老鼠截肢后的骨残端也发生修复性骨痂反应，但由于缺乏远端的应力刺激，两周后这种骨痂反应即停止生长而发生退化。这种短时的一次性的骨痂生成反应被称为初始骨痂反应（primary callus response，PCR）。初始骨痂反应界定了骨折修复的独立基础事件，其具有里程碑性的理论意义。骨痂形成反应具有明确的周期，大约为2周，与抗原刺激抗体形成的初次免疫应答周期吻合，这个周期被实验性异位骨化等多个实验所佐证。临床骨折愈合需要较长时间是因无数次骨痂形成反应叠加的结果。

骨痂形成反应代表了一种由刺激到反应的因果关系。骨痂形成反应的刺激信号包括骨折损伤、超负荷力学信号、血流动力学改变（如缺血、动静脉瘘等）、化学刺激（如金葡菌素）、生物学刺激（如肿瘤侵袭）等。因此，骨痂形成反应在发生时可以不遵循Wolff定律，甚至其可在完全没有力学刺激的情况下发生。这种明确的因果关系决定了骨折愈合并非总是与时间参数呈正相关，没有刺激信号，则不会有修复反应。20世纪公认的骨折弹性固定原则实际上意味着骨折间隙要维持一定的力学刺激信号。而骨折内固定术后的功能锻炼是改变骨折间隙力学信号、克服应力遮挡效应的关键因素。当骨折间隙不足以提供超负荷损伤性信号时，骨痂形成反应则会自动停止。

（二）骨痂的分类

骨痂的分类有助于骨痂的深入研究。骨折周围骨痂从位置上可以分为内骨痂、外骨痂和骨折间骨痂。从密度上，骨痂可以分成软骨痂和硬骨痂，软骨痂有时在普通X线片上显影并不明显，但可能逐步钙化转化为硬骨痂。软骨痂在细胞成分上与硬骨痂有较大差别，软骨痂内含有大量的成骨干细胞及成骨因子，而硬骨痂内主要是分化较为成熟的骨组织。软骨痂具有较大的黏弹性，其是骨痂调控的黄金阶段，牵拉成骨技术主要对软骨痂进行操控。

骨折周围骨痂从形态上可以分为连续骨痂和断裂骨痂，连续骨痂无论密度高低，其都是骨折愈合的重要标志，标志着局部的力学状态与骨痂强度相适应，而不足以造成断裂性破坏。骨折线周围云雾状骨痂是骨痂形成的早期形态，随时间推移骨痂将转变为连续或断裂的形态。断裂骨痂是局部固定不稳定的重要标志，故在临床中需要采取必要的辅助稳定措施。

从成因上可将骨痂分为：①应力性骨痂，主要由超负荷引起，如应力骨折，通常应力性骨痂可不伴有显性的骨折线。②微动损伤性骨痂，骨折片间的微动可造成微损伤效应，冲击波、化学刺激等都可造成局部的损伤性刺激。骨折间隙的微动摩擦所产生的骨痂在临床上最为常见。③血流动力学异常性骨痂，缺血、动静脉瘘等都可产生骨痂修复反应。需要特别注意的是，完全失血运的骨折折段在复位固定后通过再血管化来重建血运，其本身具有植骨效应，在重建血运过程中，因自身强度降低，但同时可以生成大量骨痂，故称为骨吸收性骨痂。此外，强度降低可能导致内固定断裂失效（图1-3-2），而且这种失血运骨折折段只有在承受应力时才会表现出骨痂形成反应，不受应力的失血运骨折段生成的外骨痂则不明显，或逐步被吸收。

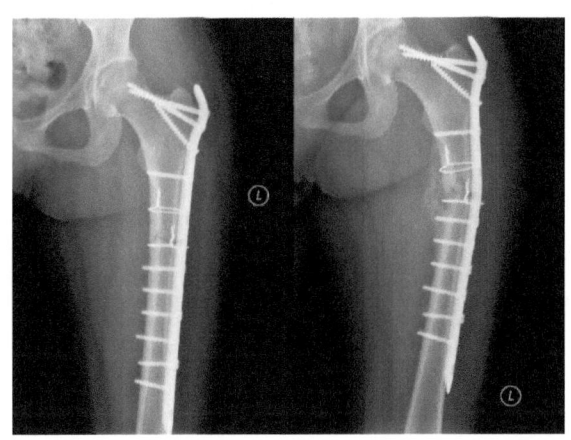

股骨近端骨折内侧带有蝶形骨折片复位良好，术后3个月出现明显吸收性骨痂伴内固定失效。

图1-3-2　骨痂伴内固定失效

三、应力-血管生成-新骨生成的偶联效应与骨痂形成的超负荷原理

（一）应力-血管生成-新骨生成的偶联效应

在生理性骨改建过程中，破骨细胞骨吸收后衔接成骨细胞原位新骨生成，提示了破骨细胞与成骨细胞存在某种时间和空间的因果联系，称为破骨-成骨偶联。实验表明骨骼所承受的应力与血管生成及骨再生存在着密切的因果关

系，实验动物骨骼承受疲劳应力后的第一天，在骨膜区有血管内皮生长因子（vascular endothelial growth factor，VEGF）及 BMP 基因的高表达，几乎同时诱发血管生成与新骨形成反应，提示应力-血管生成-新骨生成存在时间和空间的偶联关系，可称为应力-血管生成-新骨生成的偶联效应。因此，骨折间隙或游离骨片的力学状态在某种程度上决定了其病理演化，承受合适的超负荷应力就会引发血管生成与新骨生成效应，而不承受应力或去负荷可能导致血管生成和新骨生成的抑制；萎缩性骨不连可能是去负荷的结果，而缺血并非首发因素。应力-血管生成-新骨生成的偶联效应是骨骼延长术的基本病理基础。在骨折内固定过程中，如果固定过于坚强，这种血管生成偶联新骨生成效应就会减弱甚至消失，而去负荷会产生应力遮挡效应。

（二）骨痂形成的超负荷原理

正常骨骼在承受常规生理应力时，一般不发生明显的修复反应。但在承受疲劳应力时会发生明显的生物学修复反应。由猪尺骨切除实验可知，术后3个月，桡骨则会增粗到尺骨和桡骨加起来的粗度。由此可见，在超负荷情况下活体骨骼具有极高的修复效率。这种超负荷诱发骨修复的现象同样适用于骨痂调控，即骨痂形成的超负荷原理。牵拉成骨实际上就是不断地对骨痂进行新的超负荷力学刺激。

骨痂形成超负荷原理的基本原则是超而不断，达到显性断裂的程度可能导致破坏性结果。对于正常骨骼，生理应力不足以达到超负荷，但对于稚嫩的骨痂组织，生理应力可能远超过骨痂所能承受的强度，因此骨折愈合早期需要相对可靠的固定。夏和桃教授曾提出骨折固定的适应性刚度理论，即早期坚强固定，随骨痂强度的增加可适当降低固定刚度。

由骨痂形成的超负荷原理可知，连续骨痂形成是骨折愈合的基本标志，表明局部力学状态基本适宜，可以适当增加负荷量。

四、骨折愈合一元论及骨折愈合的延续原理

骨痂是骨修复的表现形式之一。骨修复具有多种表现形式，包括骨折愈合、

生理性骨改建的原位成骨（appositional bone formation）、植骨愈合、异位骨化、骨骼增粗及牵拉成骨等非骨骺成骨现象，最终结局都是骨单位或骨小梁，其参与细胞也大同小异。因此，有学者认为骨修复机制只有一个，且细胞机制基本相同，这个理论称为骨折愈合一元论。

骨痂的形成包括膜内成骨和软骨内成骨两种方式，其形态学表现具有较大差异。传统理论认为软骨内成骨要经历软骨细胞的凋亡和吸收，再通过某种方式诱导形成新骨。采用微孔弥散室技术对软骨内成骨进行腹膜内培养用以隔离血管和外来细胞的进入，并经实验证明肥大的软骨细胞可以直接转化为骨细胞。近年来采用细胞追踪技术再次证明，软骨内化骨的细胞是由软骨细胞直接转化而来，其转化条件包括BMP的存在或血管内皮细胞的存在，因此软骨内化骨可能是因局部生物学环境所造成的一种中间过程，如局部的力学环境、血运及氧浓度等。对于骨延长，在稳定低速牵拉条件下，以膜内成骨为主，而若每天一次延长则同时可见膜内成骨和软骨内成骨，可见是外因改变了新骨形成的表现形式。这些证据在细胞水平上支持了骨折愈合一元论学说。也就是说临床上所见的骨折一期愈合、二期愈合及牵拉成骨在细胞生物学本质上是相同的。

骨折愈合一元论包含两方面的内容：一方面，骨折愈合的细胞学基础与生理性骨改建的细胞学基础是相同的，骨修复机制是唯一的；另一方面，骨折愈合过程是一元化的，即初始骨痂反应不断重复和积累的过程，这就是骨折愈合的延续原理。即使人体骨骼终身不发生骨折，骨折愈合的细胞学机制也时刻在人体内发挥着重要作用。因此，对于骨骼发育正常的骨折患者，并不存在Frost所说的生物性愈合失败（biological failure），通常所有的骨不连都是技术性失败（technical failure）。

五、骨修复的放大效应与骨折愈合的效率原理

骨骼延长过程中1mm的骨折间隙可以被牵拉延长100倍以上，牵拉成骨完美地演示了骨修复具有放大效应。猪的尺骨切除3个月后，桡骨就会增粗到尺骨和桡骨加起来的粗度，可见骨修复具有极高的效率。异位骨化现象预示着在原来没有骨组织的部位新生出大量骨组织，是骨修复具有放大效应的天然佐证（图1-3-3）。

骨修复的放大效应是指骨修复量大于骨损伤量，是骨折愈合效率原理的生物学基础。不同的骨折固定方式会对骨折间隙的初始骨痂造成不同的生物力学环境，进而产生不同的应力－血管生成－新骨生成偶联效应，而外部原因可以影响骨折的愈合效率，不同的固定方式也会导致骨折的愈合效率不同。

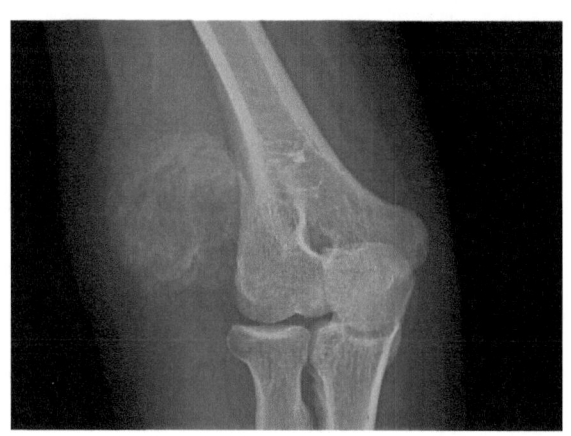

图 1-3-3　肘关节假瘤样骨化性肌炎

骨折愈合的效率取决于新骨生成和骨吸收的平衡，固定过于坚强会使骨折间隙去负荷，导致新骨生成动力不足；而固定不稳定，负荷超过骨痂所能耐受的程度，导致磨损性骨吸收。这两种情况可以结合病史及X线表现加以判断，固定太过坚强表现为没有骨痂或骨痂形成不良，可伴有骨骼萎缩变细，一般没有骨折间隙骨吸收。骨折间隙骨吸收是固定不稳定的基本标志。前者需要增加功能锻炼，增加骨骼的负荷量，而后者需要增加保护，限制活动。因此，临床中可以根据骨折患者术后的X线表现，推导出骨折固定及功能锻炼的合理性并采取相应的措施。

六、植骨愈合原理与人工骨

骨移植主要用于填充骨缺损和促进骨折愈合。自体松质骨移植仍然是植骨促进骨修复的"金标准"。自体骨植骨愈合的细胞学原理与骨折愈合相似，骨移植后局部诱发炎症反应并开始再血管化过程，移植骨的再血管化过程主要是通过再管道化过程（recanalization），也就是沿着原来的血管通道进行血管再生来完成的。再血管化过程伴随着骨吸收，原位成骨，这个过程与生理性骨改建的破骨-成骨偶联过程基本一致。最终的结局是松质骨可被完全吸收替代，而自体皮质骨可在相当长时间内是新生骨单位与原来的无活力死骨单位并存的局面。

关于移植骨供体是否提供了骨再生的细胞来源仍有争议，但有三点基本共识：一是移植骨在未被切取之前并没有明显的新骨生成反应，是损伤赋予了移植骨的新骨诱导效应；二是占骨骼细胞总数90%以上的骨细胞（osteosyte）是没有分裂能力的终末细胞；三是从最终呈现来看，新形成的每一个有活力的骨小梁和骨单位都是再血管化后，经历了破骨细胞骨吸收，再由干细胞转化而形成的新骨。基于理论推论，每一个新生骨小梁和骨单位都是宿主部位通过骨诱导效应由干细胞转化而来，移植骨提供骨再生细胞来源的作用极其有限。移植骨供体的骨细胞或被吸收，或死亡形成空骨陷窝。

自体移植骨主要提供骨诱导和骨传导作用，皮质骨也可提供力学支撑。骨诱导是指移植物具有招募和诱导宿主来源的多能干细胞向成骨细胞方向分化的作用。骨基质中具有某些蛋白成分如BMP可能在骨诱导过程发挥重要作用，而破骨细胞在骨吸收后也会合成和分泌BMP，这是破骨-成骨偶联的重要基础，因此骨吸收过程对引发骨诱导效应非常重要。骨传导是指移植物提供三维空间支架，以便宿主来源的血管、血管周围组织及成骨干细胞在支架内形成新骨的过程。

骨折植骨的目的是通过机体的生物学反应，达到一定的愈合强度和生物学方面的稳定。根据不同的情况，可以采用不同的植骨策略。根据骨痂的超负荷原理，跨过骨折线的髓内植骨，应优于皮质外植骨。这是因为髓内植骨处于骨折间隙的力学环境之中，会形成放大效应，其具有更高的生物学效率。还有一种植骨方法，就是直接进行结构植骨，植骨块具有一定的力学强度，可以是自体或异体皮质骨、腓骨、自体带皮质髂骨等；植骨块跨过骨折线，直接参与骨折间隙受力并提供一定的稳定作用。例如，自体皮质骨滑槽植骨、跨过骨折线的开槽植骨等，都具有极高的愈合效率。自体或异体皮质骨桩结构植骨在文献中有大量的报道，结构植骨的方法本身可以提供新的稳定性，其是治疗骨不连的可靠方法。颗粒植骨不能提供力学稳定性，因此可靠的固定是必要的，如果是钢板则需要足够的跨度。颗粒植骨最大的优点是可以迅速再血管化，愈合速度快，抗感染能力强，颗粒大小以 0.5 cm 左右为宜。

同种异体骨可以提供微弱的骨诱导作用，一般作为空间填充材料使用。近年来植骨替代材料发展比较快，所谓人工骨材料已经广泛地应用于临床。目前，常用的人工骨材料主要成分是 β 磷酸三钙或硫酸钙，根据成分的不同，具有不同的降解周期，主要发挥骨传导作用。β 磷酸三钙人工骨材料的骨传导作用更加确切，其是良好的植骨替代材料，可以做成微孔块状、细颗粒或者是可注射的牙膏样水泥，其主要用于空间填塞材料，也可用于脊柱融合、血运丰富的松质骨区替代植骨，与自体松质骨细颗粒混合使用效果更佳。但不建议人工骨材料用于骨干骨折部位促进骨折愈合，这是因为人工骨材料没有骨诱导效应，其产生的占位效应甚至会妨碍骨折愈合。即使复合搭载 BMP 等生物因子，在骨干骨折、骨不连等部位的应用也需实验论证。

七、骨折愈合的终止原理与骨折的非坚固愈合状态

骨修复具有刺激信号与修复反应的因果关系，因此当刺激信号消失后，骨修复便终止了。当骨痂强度增加，不足以产生超负荷时，应力－血管生成－新骨生成的偶联效应就会消失，骨折愈合也将停止。这就是骨折愈合终止的原理。

由于骨折固定材料分担了部分骨骼应力，导致骨折愈合强度低于正常骨骼强度，所以骨折愈合通常难以达到正常的生理强度，这一现象称为骨折的非坚固愈合状态。这种状态既非延迟愈合，也非骨不连，没有临床症状，理论上愈合基本停止，不随延长固定时间而改善，是取内固定后再骨折发生的主要原因。因此，对取内固定后的肢体建议采取常规保护措施。

值得注意的是，股骨取钢板后的再骨折多发生在术后 8 周以内。超过这个时间，基于超负荷原理，取钢板后的原骨折间隙得以加强。因解剖学因素，前臂的解剖结构特点，再骨折发生时间明显延后，多发生在术后 6 周到 24 周，甚至术后 40 周。提示前臂日常承受应力相对较小，且修复较慢，须在医生指导下适当锻炼来增加前臂负荷。

第二章
站在巨人的肩膀上看问题

任何一个理论都蕴含着几代科学家艰辛探索而得来的思想智慧,每一个后来者其实都是站在前辈巨人的肩膀之上看问题。对有关骨折愈合理论的认识无不来自前辈的经典文献和显微镜下的观察。在这一领域,许多理论都曾像灯塔一样明亮闪耀,启迪后来者的心灵和智慧,前辈们对待骨骼都有一种爱迪生式的痴迷热情。或许正是这种充满好奇心的痴迷才使他们焕发了强大的理论想象力,爱因斯坦曾总结为"想象力比知识更重要"。

后生晚辈传承着前辈学者的思想基因,历史并非老生常谈,而是可以提供打开未来之门的钥匙。对待历史,永远会有不同的视角和解说,本章也仅仅是根据个人的专业兴趣做一点儿粗浅的解读,无意包罗万象,疏漏在所难免,敬请读者谅解指正。

第一节 历史人物的纪念

一、纪念 Harold M. Frost 教授

在解放军医学图书馆偶然地在 *Bone* 杂志上看到了纪念 Frost 教授的两篇短文,知晓这位杰出的学者和思想家于 2004 年 6 月 19 日因癌症离开了人世。近年 Frost 教授曾访华,参加在西安召开的第三届国际骨质疏松学术研讨会,多家网站刊载了 Frost 教授提出的锻炼肌肉比补钙更加重要的观点。

Frost 教授早期做了大量的技术性工作,包括骨组织磨片、四环素荧光标记骨改建、雌激素抑制骨生成等。但他最杰出的贡献还在于他的理论研究,1973 年

Frost教授提出了骨改建的BMU理论，即骨改建由有时空顺序的多种细胞协同完成，包括激活阶段、骨吸收阶段和成骨阶段。破骨细胞的骨吸收后衔接成骨细胞的新骨形成，这就是著名的破骨－成骨偶联，也称为原位成骨（appositional bone formation）。这个理论被广为接受和引用，具有深刻的学术内涵，是继抗原－抗体反应之后人体第2条清晰的多细胞功能链条。它联系着多种现代生物学理论，如信号传导、干细胞分化等，或者更直接地提示组织修复实际上类似抗原－抗体反应的免疫学过程。而这个理论又与破骨细胞的功能作用及骨质疏松症的细胞学机制等骨病理生理学的最基本问题息息相关，目前诸多学者认为没有游离于BMU之外的单独的破骨细胞，也没有游离于BMU之外的成骨细胞。

Frost教授著述极丰，学术观点特立独行，自成体系。但他的理论具有很大的封闭性，经常大量引用自己的理论文章来证明自己的论点，这也许是因为他远远地先行于他的时代。实际上Frost的许多理论仍具有较大的争议，正如他的一位同事在悼念文章中所说："我经常不同意Hol（Frost教授），并认为他在许多细节上是错误的，但他在大事上是正确的。"例如，Frost理论中的骨塑形成骨究竟存在与否，目前学术界倾向于人体的成骨机制只有一个。Frost提出的应力阈值理论也待进一步验证，该理论认为人体在低应力状态下将启动骨改建进行骨吸收。但人体在什么状态下是低应力状态？是在睡眠状态下吗？如果睡眠可以启动骨改建，按照目前的认识推论人类将会是软体动物。既然应力是唯一的决定因素，为什么骨改建是不均匀发生的呢？低应力条件下的骨吸收机制已经成为骨病理生理学领域的"哥德巴赫"猜想。

尽管Frost教授的理论具有不完善之处，但他的学术思想极为深刻和具有启发性，已经成为骨病理生理学领域基本的思维背景和参照。Frost于2001年获得美国骨骼和矿物质研究学会（ASBMR）颁发的Neumann奖。他的一位同事这样评论道："我很难想出任何一位（这一领域的）其他的科学家比Harold更具有影响力"。也有学者称赞："Frost改变了骨骼生物学的基本模式。"

Frost教授已经离开了我们，虽素不相识，但他的学术思想深深地吸引着我们，仿佛无数次与他对话，与他争论："Frost教授，这个问题是这样吗？有没有另一种可能呢？"谁都会离开这个世界，但有些人的思想会融入后人的血液而永生。愿您安息，Frost教授！没有您，世界将很寂寞，但正因为拥有过您，骨病理生理学的世界将不再寂寞。

二、纪念徐莘香教授[①]

我1994年4月底在广东的韶关市有幸与徐莘香教授有过一面之缘。那里的空气是湿润的，记忆中的徐莘香教授和王亦聪教授缓步沿台阶边攀谈边走向会场，我当时是3年资的骨科住院医师，竖起耳朵凑在一旁跟随着。会议由中华医学会骨科分会内固定学组召集，徐莘香教授任组长，几百人齐聚一堂，几乎没有早退和喧闹。会议有一个小插曲，在主宾发言后王亦聪教授客气地问道："还有哪位要发言"。我初出茅庐，大胆举手发言使王亦聪教授有点意外。在我播放完提前准备的有关自身应力遮挡效应的7张幻灯片后，大家给予了热烈的掌声。我受宠若惊，从此更加关注有关骨折愈合的各种理论学说。

学术需要一种宽容自由的气氛，自由的学术讨论更能催生新的学术思想。当时骨折固定的应力遮挡效应及骨折拆除内固定后的再骨折问题是理论热点。徐莘香教授在会议上讲述了他在国际内固定研究学会（arbeitsgemeinschaft für osteosynthesefragen，AO）组织总部做访问学者的一个经历：AO组织的一位工作人员在股骨取钢板后也发生了再骨折，徐教授仔细研究了他术前的X线片，发现骨折存在愈合瑕疵，根本没有长好。但留在我心中的问题是骨折愈合究竟什么时间是尽头？骨折愈合究竟怎样终止结束？我们能否仅相信自己眼睛的判断力而质疑同行的判断？是不是肉眼没有看到愈合瑕疵就能避免再骨折？是不是延长固定时间就能避免再骨折？有关骨折愈合实在是存在太多的问题和未解之谜。

20世纪90年代的中国，骨折内固定领域弥漫着一种AO崇拜气氛，学术界

[①] 为表达对徐莘香教授的敬仰和怀念之情，此文作者代称"我"。

在大力提倡"纯洁的AO技术",韶关会议上也有专家论证骨折一期愈合是最佳的愈合方式。当时认为骨痂是固定不稳定的标志,甚至在坚强内固定条件下是毫无必要的病理结构。徐莘香教授陆续发表了多篇有关第三种骨折愈合方式的文章,旗帜鲜明地提出应该重视骨痂的作用,认为伴有少量骨痂形成的第三种愈合方式是一种优化的愈合方式,该理论的提出时间甚至早于BO理论。这在理论思想上是一种突破,也为当时究竟是一期愈合好还是二期愈合好的理论问题提供了新的思维角度。

第三种骨折愈合方式的提出是20世纪骨折愈合理论百家争鸣繁荣局面的重要标志。20世纪90年代是牵拉成骨理论得到世界公认和普及,以及BO理论萌生的重要时期,AO学派重新评价骨痂的作用是必然结局。但是骨折愈合有一期愈合、二期愈合、第三种愈合方式、骨延长愈合等,这些多种多样的愈合方式能否代表骨折愈合机制也是不同的呢?理论的碰撞已经达到了一种极限,理论探索与反思还在持续,而同时骨修复的细胞生物学研究也取得了很大的进展。一种大统一的骨折愈合理论已经呼之欲出:骨折愈合机制其实只有一个,骨折愈合机制是唯一的,因骨折固定的力学条件不同而会表现出不同的愈合形态现象。这就是骨折愈合一元论学说的诞生背景。

徐莘香教授代表了思辨中的中国学者,他及其团队发表了多篇有关应力遮挡效应的文章,对中国有关骨折固定的应力遮挡效应问题的探讨起到了启蒙性作用。同时他也是行动的巨人,联合了吉林大学数理工科的学者进行基础研究,组成了当时中国实力最强、最接近AO风格的研究团队。根据等张力原理设计了梯形加压钢板并应用于临床,取得了良好的效果。该型钢板曾在我科应用,效果良好。

2014年8月我向《中国矫形外科杂志》总编辑宁志杰教授自荐,要写一篇有关第三种骨折愈合方式的回顾文章,得到了宁志杰教授的回信支持。宁志杰教授在回信中引用了习近平主席在中国科学院第十七次院士大会、中国工程院第十二次院士大会上的部分讲话:"我国广大科技工作者要敢于担当、勇于超越、找准方向、扭住不放,牢固树立敢为天下先的志向和信心,敢于走别人没有走过的路,在攻坚克难中追求卓越,勇于创造引领世界潮流的科技成果。"这段话也恰似对徐莘香教授的完美写照。

在得到宁志杰教授的肯定后,我拜访了徐莘香教授的合作者,现任吉林大学白求恩第一医院关节外科主任刘建国教授(图2-1-1)。我希望知道吉林大学医学院(现吉林大学白求恩医学部)对第三种骨折愈合方式理论的评价,刘建国教授反问了一句:"外面怎么看?"我沉默以对。这不是我个人的沉默,或许也是中国学术界的沉默。仅就我个人对骨折愈合的理解,是支持徐莘香教授的观点,伴有少量骨痂形成的第三种愈合方式是一种优化的愈合方式,时至今日仍是骨科医生值得追求的形态现象。

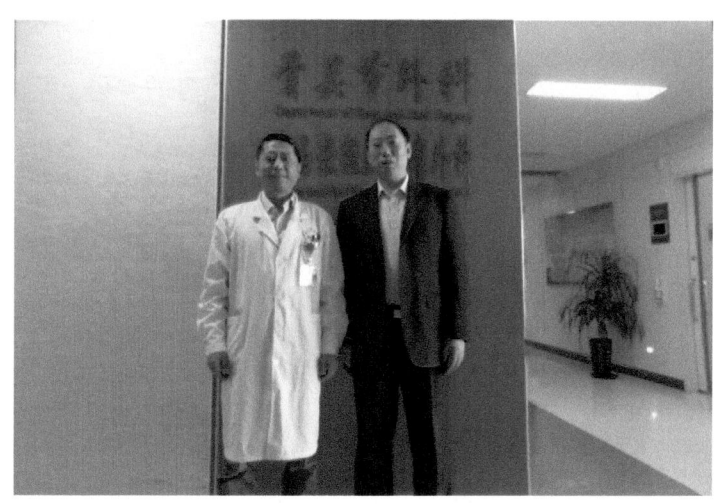

图2-1-1 2014年笔者拜访刘建国教授(左)时的合影

此后我复习了网上能查询到的所有徐莘香教授发表的文章,发现徐莘香教授反复强调的一个观点颇令人深思,即骨断端和骨折片间的吸收,间隙增宽,周围无连续外骨痂形成是骨折固定不牢和肢体活动量过大的最早出现的征象。这在许多文献中也有记载。一般认为微动有利于骨痂生成,那么微动产生骨吸收的原因究竟是什么呢?我利用1个月的休假时间来思考和探索这个问题,似乎理出了一点头绪,写了"骨折断端磨损性骨吸收的证据分析"一文,连同"第三种骨折愈合方式:历史的逻辑演变"均在《中国矫形外科杂志》刊出,也算完成了当初向宁志杰教授请领的任务,不负他老人家的信任和厚爱!

历史如大浪淘沙，能留下的是真正的思想。我作为骨科学界的晚辈，纪念来之虽晚，但胜于忘却。透过浮华喧闹的现实，追寻前辈大师的思想精华，应该是我们晚辈学者的责任。徐莘香教授的学术思想给了我们启蒙教育，他的学术观点仍将给后人以思想启迪，促我辈思考和探索。

徐莘香教授于2012年2月22日病逝于长春，享年79岁。值此文，向徐莘香教授致以崇高的敬意与深切的缅怀。

三、对骨骼的痴迷梦想——纪念Urist教授

最初了解Urist教授是在1994—1997年，笔者在西安读研期间漫无边际地浏览有关骨折愈合方面的文献，其中一本名为 *Clinical Orthopaedics and Related Research*（CORR）杂志的文章总能吸引笔者的兴趣，以至于几乎翻遍了CORR的所有馆藏书册，主要是目录浏览，寻找感兴趣的题目和资料。骨科界最知名的杂志当然要数 *Journal of Bone & Joint Surgery*（JBJS），其文章精美，但偏重于临床手术治疗，理论探讨则略显不足。Urist教授曾是CORR杂志的主编，他对历史经典怀有执着的情怀，该杂志特有的经典回顾栏目，可以回顾几十年前的经典文章。在CORR杂志上，我有幸读到45年前Danis的文章"The aims of internal fixation"，也是AO学派的创始理论。Urist教授对理论创新具有天才的嗅觉，较早地刊登了俄罗斯学者Ilizarov有关牵拉成骨的文章，尽管这在当时极具争议，但没有争议就没有学术创新，也许这正是CORR能够引领学术潮流的真正原因。

Urist于1914年6月出生于芝加哥，本科就读于密歇根大学化学专业，后来获得芝加哥大学生理学硕士学位，于1937—1941年就读于马里兰州约翰斯·霍普金斯大学医学院并取得医学博士学位。在进行住院医生培训时于1943年应召入伍参加第二次世界大战，在英国、德国等地的野战医院任骨科医生，治疗和接触了大量的开放性骨折患者。这段经历对他的临床思维产生了重要的影响。退役后他继续在麻省总医院骨科和波士顿儿童医院完成了住院医师培训。1947年33岁的Urist重返芝加哥大学在导师Franklin C. McLean的指导下研究骨移

植并对骨诱导现象发生了兴趣。1948年他加盟洛杉矶大学医学院，1954年升任副教授，1969年升任教授。在洛杉矶他创办了骨研究实验室并任主任。1965年他在美国《科学》杂志上发表了里程碑性文章"自诱导骨形成"，由他提出并命名的BMP得到学术界的公认。

Urist于1966—1993年任CORR主编，如果说BMP的发现是足以获得诺贝尔奖的巨大成就，Urist的主编生涯对骨科医学的贡献也毫不逊色。他对理论传承和理论创新具有天才的敏感性，不拘一格，鼓励争鸣。因此，美国骨科研究会以他的名字设立年奖，颁发给组织研究的创新者。他对骨组织研究始终充满激情，曾对同事这样说："if you don't dream about bone, you aren't having the right dreams（如果你对骨组织没有梦想，你的梦想就不对了）。"像他这样痴迷于骨骼研究的人还有加拿大的Uhthoff教授。

虽然BMP被发现距今已经50余年，但BMP发现的意义还没有被真正地解读。BMP的发现很有可能不但打开了骨再生研究的大门，也打开了人体所有组织再生研究的大门，也为其他组织的再生修复研究提供了可参考的经典模板。生命规律常被表象和人类的认识局限所掩盖，偶尔露出的真容就更加难能可贵，我们离真相也就越来越近。长期以来，临床研究和基础研究存在很大的脱节现象，能够将两个领域横向有逻辑地联系起来进行研究的学者，被称为临床科学家（clinical medical scientist）。有关骨折愈合和骨再生，只有将基础研究和临床经验结合起来，才能做出正确的理论解读。

Urist教授于2001年2月4日去世，享年86岁。对骨病理生理学心怀梦想的人不会忘记他，因为他点燃了一座照亮过去和未来的灯塔。

四、Ilizarov理论与技术的起源、发展与传播史

俄罗斯骨科医生Ilizarov（伊里扎洛夫）于20世纪40—50年代研制了多用途骨外固定器，创建的伊氏穿针接骨治疗骨创伤与骨科疾病技术体系已推广到全世界。其发现的"牵拉成骨技术（distraction osteogenesis, DO）"的生物学原理，被公认为20世纪外科领域最伟大的发现之一。肢体是复合组织，所有参与

牵伸的骨骼、神经、肌腱、肌肉、皮肤等，皆出现类似胚胎发育过程的细胞分裂与组织生成，近年学术界趋向于称"牵拉成组织（distraction Histogenesis，DH）"技术，DH技术已经被广泛应用于骨科、整形外科、小儿外科、颌面外科等领域，也启发了生物学、医学基础研究的一些领域，近年临床上又拓展了胫骨横向骨搬移治疗糖尿病足、血栓闭塞性脉管炎，皮肤牵拉修复皮肤缺损。秦泗河是国内骨科学界唯一3次赴俄罗斯Ilizarov技术中心考察、学习的骨科专家，近20余年来在中国对Ilizarov技术的引进、消化、应用、提升与推广做了卓有成效的工作，多次参加骨外固定技术相关的国际学术会议，2017年，秦泗河、李刚牵头，在葡萄牙首都里斯本申办成功第六届世界肢体重建大会举办权，2024年9月17—22日在北京国际会议中心成功召开了第六届世界肢体重建大会（ASAMI-BR&ILLRS）。鉴于国内大多数骨科医生，对Ilizarov本人的生平、发明思路、技术起源、科学实践与技术传播史，缺乏真实、全面地了解，故简要介绍。

（一）Ilizarov技术诞生于偏僻的小医院

1921年6月，Ilizarov出生在苏联高加索地区的一个贫困家庭（现属于白俄罗斯的伯拉维斯城）。父母不识字，孩子倒有六个。这使得Ilizarov直到11岁时才有机会上小学。他用较短的时间完成了8年的义务教育，且成绩总是名列前茅。1939年，他开始在克里米亚医学院学医。1941年，随着苏联卷入第二次世界大战，在动荡不安的形势下，学生们被迫疏散，他也因此转到哈萨克斯坦医学院继续学业。1944年毕业后，被分配到西伯利亚西部边远地区的库尔干州（Kurgan）工作，并在那里度过了他的一生。

Ilizarov初期工作的医院只是几间木屋。需要烧火取暖，以熬过西西伯利亚的漫长冬季。他所在的那个地区范围大于比利时整个国家，初期外科医生却只有他一个。正是在这个时候，在最基层的医院里他开始接触一些因战伤而致肢体残缺、畸形或慢性骨髓炎的患者。用传统的石膏固定等疗法，无法治愈这类患者。Ilizarov开始思考探索治疗肢体创伤与残缺的有效方法。

他从驾驭马车的装置及圆形车轮是稳定性的动态装置得到启发，研制成半环形钢架＋钢针穿骨固定治疗骨折。而后，用螺丝钉将2个半环形金属架组合成一个整环形外固定架，然后将2个钢环用金属杆连接在一起，穿针安装在管状骨上可以牢固地固定骨折断端。实际上，在当时的世界上已经有多种构型的骨外固定器治疗骨折，1934年Anderson研制的外固定器已可以做关节固定术和骨延长。苏联国内使用的外固定器是第二次世界大战期间从德国传来的，但Ilizarov研制的环形外固定器首次做到细钢针穿骨牵张固定，首次加上能改变牵拉方向的关节铰链，从此，实现了体外应力控制下的牵拉组织再生重建。

真正让Ilizarov成功的并不在于研制成功骨外固定架本身，而是他通过多年的实验和临床观察，提出了"牵拉成骨"的生物学理论。在这一理论的指导下，治疗复杂的创伤骨折、骨不连、骨缺损、慢性骨髓炎、肢体延长、严重肢体畸形的矫正与肢体残缺修复与重建等随之发生革命性变化。

Ilizarov生物学理论的发现竟来自一个偶然的事件。有一次医院来了一位骨折不愈合的患者。他外出休假期间，一位护士想增加骨折端的压力，使其更好地接触，因此对外固定架做了调整。不料她把调节螺丝的旋转方向搞错了，不是加压，而是向两端牵拉。结果，骨折端非但没有压缩，反而分离了一段距离。Ilizarov后来看到患者的X线片时，意外发现分离的骨间隙竟有明显骨痂生长，这引起了他的注意。因为，骨科的经典理论是：骨折端加压能促进骨愈合，分离则易出现骨不连。另有一次，一个膝关节下方截肢的患者来找医生，问有没有什么办法使他的膝下截肢的残端变长一些，以便安装假肢。Ilizarov告诉他，可以先装上外固定架、截断骨骼，将断端牵开延长，过4～5个月后，在延长断端之间植骨。但几个月过去后，那个患者并未回来找大夫。又过了6个月，Ilizarov偶然地遇到了那位患者，没有给他植骨，做截骨延长的区域已经完全骨愈合了，残端已变长。这一现象促使他在乡村医院的条件下，进行狗腿折断后安装上外固定器进行牵拉成骨的实验研究。

（二）Ilizarov技术在苏联的发展

在20世纪50年代初，Ilizarov就初步形成了"应力刺激"成骨的理论并指导临床应用（应力刺激可分张应力、压应力和微动应力刺激），但并不为外人所知。1951年他曾赴莫斯科，展示他的治疗理念和外固定架，要申请专利，但被骨科专家和专利局否定，他回到西西伯利亚继续默默工作，这样一直过了10多年。

随着这一技术的日益成熟，治好的骨科疑难杂症患者增多，Ilizarov的名声逐渐传到当时位于莫斯科的苏联卫生部。由于官方不相信一个偏僻地区的小医生会有那么大的发明创造，怀疑为"骗局"。曾派了骨科医生出身的官员——Gorekovsky（戈列可夫斯基）前往库尔干州调查。这位官员早就听说Ilizarov像个"疯子"，他此番调查的目的就是要"戳穿骗局"，收集对Ilizarov不利的证据。但凭着作为医生的本能和认知，一到西伯利亚的医院，他就感觉到那里确实有些非比寻常的东西。在这个边远地区的小医院，虽然条件十分艰苦，但Ilizarov做的工作是那么出色。Gorekovsky返回莫斯科后如实向苏联卫生部报告了情况，但仍未引起官方的重视。

Ilizarov用他的方法治愈了大量在莫斯科不能治疗的骨科疑难杂症，引起新闻媒体的关注。有位苏联的国家领导人写信给苏联社会保障局，要求采用Ilizarov的方法治疗他的病。苏联社会保障局向苏联卫生部问询，在莫斯科是否有这种技术？苏联卫生部只好请出熟悉Ilizarov方法的Gorekovsky医生在莫斯科为这位领导人实施治疗。

Ilizarov长期偏居于西西伯利亚一角，使他的理念和技术无法更早地为苏联全国乃至世界所了解和接受；但也可以让他远离外界的影响，潜心地钻研自己的临床医疗和研究。

1968年，一个偶然事件使Ilizarov几乎一夜成名，他治好了一位曾经在莫斯科实施过32次手术失败的奥运会跳高冠军——Valery Bruno（瓦列里·布鲁诺）的胫骨骨髓炎和骨缺损，当时官方媒体对他进行了长篇报道。从此之后，前往库尔干州寻求他治疗的患者云集。苏联政府对Ilizarov的理论发现与技术发明十分重视，1971年投入巨资在库尔干市建立以Ilizarov命名、拥有800张病床的"lizarov 创伤修复与矫形科学重建中心（简称lizarov 中心）"，中心附属有一个由100多位不同行业的学者组成的研究所，并配备庞大的动物实验室、生产Ilizarov器械的工厂及完善的功能训练厅。Ilizarov中心由苏联国家科技部和社会保障部直接领导，并在列宁格勒市建立Ilizarov方法研究所。1969年他被授予医学博士学位，列宁勋章（苏联政府授予公民最高的荣誉称号）。1987年、1991

年分别被选为苏联和俄罗斯科学院院士，建立国家Ilizarov医学院。新闻媒体对他进行了广泛宣传，他的技术迅速传遍全俄罗斯和东欧。

Ilizarov中心的100多位不同专业学者，对Ilizarov发明的器械、微侵袭骨科技术与他发现的牵拉成骨现象，进行了大样本的动物实验与临床研究，最终形成了牵拉成骨的"张力—应力法则（law of tenssion stress, LTS）"，即给活体的组织持续、稳定、缓慢的牵伸，使其产生一定张力，可刺激某些组织的再生和活跃生长。简言之，控制牵拉的张-应力，能刺激骨与软组织再生。

（三）Ilizarov技术走向世界的曲折与发展

1976年Ilizarov曾在距美国佛罗里达州近百英里的古巴表演过手术，但当时大部分西方国家仍不了解这一全新的骨科治疗体系。1980年，意大利的一位探险家Carlo Mauri乘船航海时发生了感染性胫骨假关节，而船上的医生恰巧是个苏联人，当即建议他找Ilizarov看病。当6个月后这位被治愈的探险家返回意大利时，意大利的骨科医生面对出乎意料的良好效果和Ilizarov治疗方法感到十分惊奇。决定通过政府出面邀请Ilizarov到意大利讲学和手术操作演示。1981年，Ilizarov踏上了意大利这片土地。这是他第一次在西方医学界展示自己的成就。他作了4场报告，每场2小时。听众们凝神屏息地听着Ilizarov介绍那些传统骨科技术难以治疗，却被Ilizarov技术完全治愈的病例，这些病例震惊了意大利骨科学界，意大利的媒体将Ilizarov誉为"矫形外科学中的米开朗基罗"。

意大利骨科学会立即作出决定，派一个骨科专家代表团赴苏联考察学习。1982年在意大利成立第一个Ilizarov方法研究与推广学会（association for the study and application of the method of Ilizarov, ASAMI），1986年，在库尔干举行Ilizarov方法国际研讨会，这一技术体系传到北美。1987年，美国骨科医生Frankel、Green、Dror Paley等克服很多困难，赴西西伯利亚库尔干考察、学习Ilizarov技术，他们回美国后邀请Ilizarov到北美讲学，在北美成立ASAMI，每年举办肢体畸形矫正与重建国际培训班，很快在全世界得到推广。2007年6月，笔者在库尔干市Ilizarov中心访问时，得知全世界已经有50多个国家的医生去该中心学习进修。20世纪80年代先后成立了法国ASAMI、西班牙

ASAMI、比利时ASAMI、葡萄牙ASAMI、巴西ASAMI、北美ASAMI，亚洲成立ASAMI最早的国家是日本与韩国。直至2006年，日本每年还派骨科医生赴俄罗斯Ilizarov中心学习。意大利、法国、墨西哥等8个国家授予Ilizarov荣誉院士、勋章等荣誉。

欧美学者对牵拉成骨的理论与技术（distraction osteogenesis, DO）又进行了多个方面的基础研究，如基因表达、BMP作用、张应力转变机制、干细胞激活与调节、微血管再生、骨形成质量的检测、如何促进骨的钙化等都进行了深入研究，取得新的进展。临床上对Ilizarov技术在下肢矫形外科的应用，Dror·Paley进行了规范、量化的提升，提出了已被国际矫形骨科学界广泛接受的"下肢畸形矫正的"成角畸形旋转中心（the center of rotation angulation, CORA）"概念。

Ilizarov环形外固定器传到西方国家，Orthofix、Smith & Nephew等骨科领域知名医疗器械公司相继开发出优良的复合式外固定牵伸治疗器，其中最大的进展，是将工程技术与计算机技术的结合，研制成计算机辅助下多维空间外固定延长矫形器。为了简化器械的结构与穿针安装过程，美国研制了多功能关节铰链。但不论骨外固定器械或用内植物牵拉如何变化，肢体的形态与功能重建都必须遵循牵拉成组织技术的张力——应力法则。2007年10月，作者参加在埃及召开的"第二届世界骨外固定学术大会"，发现Ilizarov技术已经在亚洲、非洲、拉丁美洲发展中国家有较广泛的普及。

总的评价是，Ilizarov的医学理论传到世界后，所有国际医学论坛，研究的主要目的及在创伤矫形、肢体重建及相关学科的新成就方面，都致力于证实Ilizarov的发现。

（四）Ilizarov技术在中国的引进、应用、提高与推广

1989年7月，秦泗河邀请俄罗斯远东地区Ilizarov技术中心的骨科专家来哈尔滨演讲。1989年，北京儿童医院潘少川教授，从美国引进并应用于小儿骨科临床，首先在中华小儿外科和中华外科杂志发文介绍Ilizarov技术与临床应用结果。在此期间重庆的李起鸿教授已完成了一系列牵拉成骨的动物实验并应用于临床，成功治愈了多例骨不连和大段骨缺损。1991年Ilizarov应邀来中国人民解放军总医院（301医院）骨科会诊并做了一场专题报告，在骨科学界引起较大反响，并激发年轻骨科医生李刚赴英国学习研究牵拉成骨实验。1990年、1992年秦泗河两次赴俄罗斯学习Ilizarov的技术，此后，多次邀请Ilizarov的弟子来中国讲学与手术示教。从1994年起，在北京骨外固定技术研究所夏和桃的积极支持与参与下，对器械研制、肢体延长、四肢矫形，全面地引进、开发与临床应用。其中环形外固定器最大的改进是在牵伸杆上加了弹簧，满足了弹性牵伸的要求。2003年秦泗河、夏和桃、曲龙主持召开中国首届"Ilizarov生物学理论与技术学术研讨会"，并成立"中国康复协会肢残专业委员会Ilizarov技术研究与推广学组"。2005年10月夏和桃、秦泗河在北京举办"首届国际肢体延长与重建学术研讨会"，俄罗斯及英、美、德等国从事Ilizarov技术研究的著名专家到会演讲。王澍寰、邱贵兴两位院士参加了开幕式。先后举办了多期Ilizarov技术培训班，参加培训的中国骨科医生200多人。近年全国学习与应用Ilizarov技术的骨科医生逐渐增多，其中也出现一些在临床与学术上有一定成就的专家，如北京积水潭医院黄雷、中国人民解放军总医院张群，广济医院彭爱民，小儿骨科专家吉士俊、天津医院舒衡生、中南大学湘雅二院张湘生等。

秦泗河将20世纪80年代创立的"脊髓灰质炎后遗症外科矫形新体系"与Ilizarov的技术交融，结合中国文化、国情与中国患者的实际，实践中初步形成了能够适合最广大肢体残缺患者治疗需求的"下肢畸形矫正、残缺修复与自然重建技术体系"。截至2009年3月，已经用Ilizarov技术理念治愈2000多例肢体残缺和骨科疑难杂症，其中7例为濒临截肢的患者。在Ilizarov技术中国化提升到一定高度时，如何用一个新的理念来反映现代外固定技术的精髓并指导临床治疗！秦泗河用中国的哲学思想提出并诠释了"骨科自然重建理念"，其核心思想是"医患同位、时空一体、有无相生、顺势而为、自然重建"。骨科自然重建理念的提出与临床实践的成功，是对现代骨科盛行的"替代重建理论体系"的一种补充与纠偏，也为骨科学的基础研究方向提供了一些新思路。人类既然是自然选择的产物，医疗模式应当顺应自然规律的支配。

Ilizarov技术治疗创伤骨折与骨科疾病，很少需要昂贵的高科技设备与手术器材，极少用内置物（目前部分肢体延长加用了髓内钉或克氏针技术），大部分类型的骨折与骨科疾病治疗不需要皮肤切口、组织显露的操作过程，属于手术简单、效果优良、医疗费（成本）低廉的微创骨科实用技术。正由于其很少用高科技设备、肢体内不需要放内置物，医疗费用过于低廉，手术和术后的管理过程医生付出较大，而经济回报很少。在医疗进入市场的中国主流骨科学界，Ilizarov技术理念一直没有得到大规模地学习、研究与推广。但该技术的简单、有效、实用，医疗费低廉和并发症少，特别适合低收入阶层的创伤救治和肢体残疾患者的治疗需求。

（五）Ilizarov技术新的发展方向

牵拉成组织技术已引导人们对骨与软组织的形成等生物学有更多了解。现代临床研究的焦点，集中在牵拉下加速骨形成，促进肌肉生长，将髓内钉技术用于骨干延长与矫形避免经皮固定。还有一些学者正在研究以不同速度的牵引力量下，再生交叉韧带、再生关节软骨、改善骨性关节炎的临床症状与病理进展。通过骨块的牵伸移动，再生血管网，治疗肢体与脑组织缺血性疾病，如缺血性脉管炎、糖尿病足、脑卒中后遗症等。牵拉下治疗青少年脑性瘫痪所致的痉挛性严重下肢畸形。缓慢牵拉矫正脊柱侧凸、后凸畸形并保留脊柱的关节运动。总之，凡是传统骨科技术难以处理或不能处理的一些先天或后天畸形、残缺，严重、复杂的肢体损伤，骨肿瘤节段性截肢后的肢体形态与功能重建，骨与关节手术后遗症及疑难、少见骨科杂症，都有可能采用牵拉成组织技术获得满意疗效。

另外，Ilizarov的张力-应力法则治疗法，因增加了"时间"这个可调节的变量，所以被认为是一种"四维相矫治方法"，正好符合了生命是四维相本质的学说（三维结构加人体生命的时间性）。因为任何疾病的转归与治疗过程都是生命的组成部分，最佳的治疗方法应当顺应生命的基本规律。Ilizarov的发明、发现与临床上的巨大成就，呈现了科学与人文的完美结合，时空一体、医患同位的四维相治疗概念，有可能引申到临床医学任何专业的辩证思维中。这提示现代临床医生应注意科学与人文的交融。

Ilizarov的成就超过自己所处的时代几十年，晚年被他的成功所累，从世界各地来的患者在他的办公室门前耐心等待，久久不肯离去，经常接诊要持续到凌晨2～3点钟。

1992年7月24日，Ilizarov与世长辞，享年71岁。此时，笔者恰在俄罗斯学习，有幸参加了隆重的追悼会，告别了这位伟大的临床医生。Ilizarov教授的经典著作，被誉为骨外固定肢体重建领域的"圣经"的 *Transosseous Osteosynthesis*（《骨穿针接骨术 —— 组织生长及再生的理论与临床》），在他逝世同年由美国医生 Stuart Green 将俄文翻译成英文后，并由德国柏林的Springer-Verlag公司出版。

一项技术发明可能会被未来发展的新技术所代替，但Ilizarov以模仿自然为基础，发现的牵拉成组织生物学理论，时空一体的四维相医疗理念，随着时间的延长更显示出创造的伟大光辉。在20世纪的临床医学中未必能找到对未来发展有如此广泛、深远影响的学者，他的名字将永远载入医学的发展史。

（秦泗河）

第二节　历史与争议

一、第三种骨折愈合方式：历史的逻辑演变

生命规律反映的是某种逻辑。徐莘香教授于1989年提出了第三种骨折愈合方式，反映了骨折愈合理论研究的逻辑演变，是一个标志性的历史事件。

在20世纪80年代，中国处于百废待兴的特殊历史时期。尽管早在1956年Bagby和Janes已经设计发明了动力加压钢板（dynamic compression plate, DCP），但到了20世纪80年代，世界上所使用的加压钢板在厚度、宽度及材质上与现今的LC-DCP仍有较大的区别。当时在中国的基层医院，普通的不锈钢葫芦钢板仍在普遍使用。AO学派的骨折一期愈合理论在中国产生了深刻的影响，1994年4月在广东韶关由中华骨科学会创伤学组主办的会议上，国内一位知名

学者的发言就试图论证：骨折一期愈合是最佳的骨折愈合方式。

骨折一期愈合方式是在特定生物力学环境下的骨折愈合现象，许多实验已经证实加压固定并不产生骨吸收，在有骨折片间拉力螺钉的情况下，绝大部分应力经过骨折线，钢板的应力遮挡率最低，骨折一期愈合现象至今仍有深刻的生物学内涵值得探讨。但AO学派早期否定骨痂的作用，甚至认为骨痂在坚强固定条件下是毫无意义的病理结构，骨痂的出现是值得警惕且不稳定的标志。

围绕骨痂的作用，有关一期愈合与二期愈合的争议一直存在。随着髓内钉的普及应用，以及Ilizarov理论和技术在20世纪80年代逐步在全世界得到接受和推广，AO学派开始反思对骨痂的认识，提出骨痂非但不是对愈合的干扰，而是值得接受的正常反应，其是骨折愈合的重要自然过程，而BO的概念提出于20世纪90年代初。

徐莘香教授等于1980年开展了加压钢板治疗长骨骨折临床和动物实验研究，在此基础上，设计了一种新型梯形加压钢板，并与吉林工业大学基础科学系合作完成了力学电测实验和动物实验研究，最终于1982年开始用于临床。1989年，徐莘香教授提出了重视骨痂作用，即伴有少量骨痂形成的第三种骨折愈合方式，甚至早于BO理论的提出。

第三种骨折愈合方式理论与BO理论殊途同归地确立了骨痂在骨修复中的重要作用，但与后者有着不同的理论内涵。第三种骨折愈合方式是在当时切开复位的背景下提出的，其更侧重于精细的力学分析及由此引发的生物学反应。根据钢板的等强度受力原理设计了中间厚两边薄的梯形加压钢板，提出伴有少量骨痂形成的第三种骨折愈合方式是一种优化的骨折愈合方式。梯形加压钢板的设计原理至今仍然值得借鉴，遗憾的是这种设计并没有得到学术界的广泛评价。现今采用的LC-DCP从材料到设计与20世纪80年代有着较大区别，在负重的股骨上，如果没有骨折片间拉力螺钉，加压钢板固定已经很难看到一期愈合现象，伴有少量骨痂形成的第三种愈合方式已经较为常见（图2-2-1）。由于骨痂形成在某种程度上是对力学信号的反应，而术后骨折间隙的力学信号又随负重和功能状态而变化，所以第三种骨折愈合方式至今仍然是骨折术后监控指导值得追求的形态现象。早期无痛功能锻炼的观点已经被保护下负重和循序渐进的康复理念所取代。

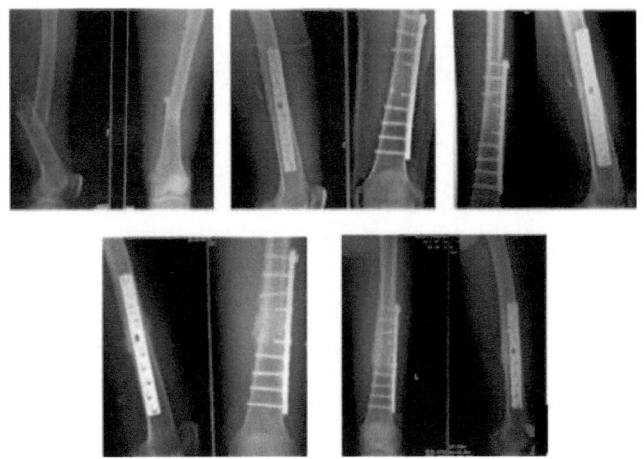

男性，48岁，左股骨干闭合性骨折术前、术后，LC-DCP固定，术后7周可见微量骨痂，术后16周可见骨折周围3面少量骨痂，术后31周，骨折愈合，骨痂塑形良好。

图 2-2-1　第三种愈合方式

坚强的固定方式抑制了骨折间隙骨痂的生成反应，而梯形加压钢板的设计增加了骨折间隙的弹性，促进了骨痂的生成。增加骨折间隙弹性促进骨痂形成也被远皮质锁定钢板的实验设计验证。第三种骨折愈合方式理论的提出伴随着对骨折固定的应力遮挡效应问题的讨论。通过实验，徐莘香教授提出应力保护效应可以通过负重锻炼活动克服，应力遮挡效应不但与固定材料的弹性模量有关，还与钢板的横截面积有关。总之，第三种骨折愈合方式的提出极大地促进了有关应力遮挡效应问题的讨论，越来越多的学者们认为，骨折固定应力遮挡效应的实质是坚强固定，其直接妨碍了骨折间隙的骨痂形成反应。

徐莘香教授高度重视对骨折内固定术后患者的监控指导，并指出骨折内固定术后肢体功能活动与负重是影响骨折愈合的关键。他认为，骨断端和骨折片间的吸收，间隙增宽，周围无连续外骨痂形成是骨折固定不牢和肢体活动量过大最早出现的征象。这给后人留下重要的思考课题：不稳定究竟是促进骨痂形成还是促进骨吸收？骨吸收的真正成因是什么？从最终结果来看，骨吸收伴随着不稳定，应采取必要的保护措施，以防内固定松动断裂。

二、中国学者提出的弹性固定原则与Perren的弹性固定的区别

尚天裕、李起鸿是中国骨折治疗理论的重要学者，在他们的著述中都表述了骨折治疗的弹性固定原则。经考证，弹性固定原则出自中国学者，原文刊登在1989年2月的《河北省科学院学报》，题目是"骨折治疗的生物力学研究－弹性固定准则"，作者是河北省科学院应用数学研究所的顾志华和中国中医研究院骨伤科研究所的孟和。孟和是与尚天裕同时代的知名骨伤学者，20世纪80年代末也正是国内外学者对骨折固定的应力遮挡效应进行深刻反思和热烈讨论的时期，这是弹性固定准则提出的历史背景。该理论得到尚天裕和李起鸿教授的支持和推广，成为对整个20世纪骨折固定理论的概括总结。

在文章开篇，顾志华和孟和首先提出了一个十分重要的问题：什么是骨折治疗方法和骨折治疗理论的检验标准？答案则十分简洁：方法的好或差，观点是否更接近客观规律，它的唯一检验标准就是临床实践。具体来说，其主要是由骨折愈合质量和愈合速度来验证。

弹性固定准则包含固定稳定、非功能替代和断端生理应力三个方面内容，提出"一个良好的固定，应该既是具有几何上的稳定性，即能保持复位的效果，但同时较少干扰骨所承受的力学状态。例如，一个坚强的稳定固定，对骨的正常受力状态有很大干扰，甚至全部功能替代将不能认为是好的固定。"

Perren是BO理论的倡导者，他这样表述对弹性固定的理解：为了促进骨痂形成而提倡弹性固定，可以通过增加骨折区域更大的固定跨度来实现，单纯夹板固定而无须加压就是弹性固定。[①]可见Perren的理解是，不加压就是弹性固定。这个表述与中国人总结的弹性固定原则区别较大。Perren的弹性固定观念完全抛弃了应力遮挡的考虑，是对内固定物弹性的字面理解。当骨折断端脱离接触，应力遮挡率为100%，也叫弹性固定；固定的钉子粗到无穷大，只要不加压，也叫弹性固定。好像有弹性就可促进愈合，加不加压无影响。当Perren把骨折间

---

① 原文：Flexible fixation is advocated to induce formation of callus and is achieved by using wide bridging of the area of the fracture. Pure splinting without compression results in flexible fixation.

应变理论（strain theory）旧话重提时，许多业内学者并没有搞清楚是什么意思。该理论指出小的间隙会产生相对大的应变，不利于骨折愈合。其实质是要否认加压固定，早期的锁定钢板是不带加压功能的，而后来又出现了锁定加压钢板，Perren所说的骨折间应变理论与现实情况产生矛盾。

那么Perren对弹性固定的解释是否是一时的笔误或不严谨的表述呢？其实不然。AO组织的教科书里没有应力遮挡效应的概念，或者说AO组织一直否认骨折固定应力遮挡效应的存在。AO学派以充足的实验证据论证了钢板对接触部位骨皮质的压迫可以产生钢板下骨缺血、骨坏死及钢板下改建性孔隙增加。其推论是钢板下的孔隙增加是因为钢板与骨骼接触造成血运障碍而产生的，与应力遮挡效应无关。由于AO组织的强大影响力，在21世纪初，讨论和争议了几十年的应力遮挡效应问题突然间沉寂下来。

否定骨折固定的应力遮挡效应等于说骨折间的应力可有可无，相当于直接否定了举世公认的Wolff定律，也就彻底否定了整个20世纪对骨再生的基本认识。但超负荷应力诱导骨再生，去负荷诱导骨萎缩已经被大量实验和临床现象证明。问题出在哪里呢？也许是AO组织的思路过于局限在钢板下的非骨折部位，而忽视了对骨折间隙骨痂生成原理的研究。笔者尝试提出弹性空间和应力遮挡空间的概念（图2-2-2），并首次提出自身应力遮挡效应理论，为骨折间隙骨再生的研究打开了思想的空间。Bottlang M等通过实验证实了钢板的轴向应力遮挡可以妨碍钢板侧骨折间隙的骨痂形成，进而提出了远皮质锁定钢板的设想。

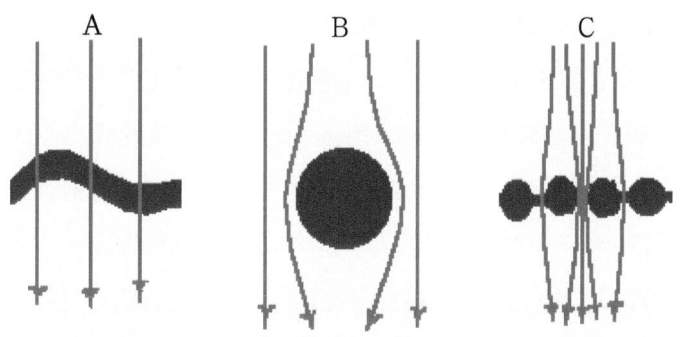

A. 解剖复位，骨折间隙为弹性空间；B. 孔形骨缺损，形成应力保护空间；C. 非解剖复位，骨折间隙弹性降低，形成自身遮挡（Self-stress-protection）。

图2-2-2　应力保护空间与自身应力遮挡

根据弹性固定原则，在有拉力螺钉存在的情况下，加压钢板固定简单骨折，经过钢板的应力最小，也就是应力遮挡率最低，这也是弹性固定，并非加压就不是弹性固定。因此，一期愈合也可以是弹性固定的结果，它符合稳定、生理应力、低应力遮挡三条判断原则。基于此，加压固定也是弹性固定。Ilizarov采用环式外固定架对骨干骨折均匀加压取得了理想的治疗效果。

历史在波折中前进，在骨再生研究领域，否定历史行不通，因为有大量铁证存在。中国前辈学者总结的骨折弹性固定原则凝聚着历史的智慧，值得我们后来者深入研讨并发扬光大。坚定民族自信心，科学无国界，中国学者应该也必将会有自己的理论贡献。

三、绝对稳定和相对稳定理论体系？我的质疑

问题是知识的种子，没有争论，就没有学术进步。

AO学派最重要的理论基础是建立在钢板加压固定基础之上的骨折一期愈合理论，该学说排斥骨痂的作用，Danis R（1979）认为骨痂是毫无意义的病理结构，其是固定不稳定的产物。但随着髓内钉及外固定架，尤其是Ilizarov牵拉成骨技术在骨折治疗上取得的巨大成功，弹性固定原则逐步得到公认。AO学派寻求理论转折已经成为发展的必然选择。BO概念的提出重新确立了骨痂在骨修复过程中的重要作用，Sonderegger J（2010）等认为"骨痂是骨折愈合的重要自然过程"。这是人类对自然规律的臣服。

BO理论放弃了加压固定与骨折一期愈合理论，否定应力遮挡效应，采用间接复位与不接触技术，强调保护骨膜血运、骨折血肿及其软组织环境。但微创和血运保护并不是新的理论观念，BO观念也不是完善和系统的理论。为了弥补理论上的缺陷，Perren（1988）被迫拾起了一个提出于1970年的应变理论（strain theory）。其假设是组织或细胞不能在超过其断裂强度的张力下再生或生存，结论是要避免在小间隙中产生大的应变。代表应变大小的相对形变 $\varepsilon = \delta L/L$，"δL"是骨折间隙的形变位移量，"L"是骨折间隙的宽度。这就会得出这样的结论：假设在生理应力下骨折间隙的形变位移量 δL 相对恒定，骨折间隙越大，

相对形变就越小，从而有利于骨折愈合。对于简单骨折的钢板固定，最好保留较大的骨折间隙。这被解释为非解剖复位治疗粉碎性骨折的理论基础。

到目前为止这种理论还是一种未被实验证实的假设，没有任何的量化标准。对于简单的骨折，多大的骨折间隙是理想的骨折间隙？至少从临床的角度分析，保留较大骨折间隙的结论是荒唐的。

锁定钢板通过微创技术治疗较为复杂的粉碎性骨折收到了良好的疗效。但加压锁定钢板（locking compression plate，LCP）的出现打破了BO理论的基本逻辑。加压势必造成钢板与骨膜的接触，实际上等于放弃了不接触骨膜及保护骨膜血运的理念。加压本身也与Perren的应变理论相矛盾，这也标志着放弃了应变理论。

BO理论又提出了绝对稳定和相对稳定的概念。简单骨折通过加压固定达到"绝对稳定"，粉碎性骨折通过桥接固定达到"相对稳定"。按照Perren的提法，不加压就可达到弹性固定，因此相对稳定即为弹性固定。这个逻辑值得推敲，作为内固定支架的锁定钢板，其力臂与外固定架差别较大，其轴向强度是外固定架的数倍以上。有报道儿童股骨干骨折外固定架拆架后再骨折率高达20%，锁定钢板这种坚强的内固定支架又怎能算是弹性固定？只要不加压，再坚强的固定也叫相对稳定，其本身即为一个严重的逻辑错误。由于锁定钢板远比外固定架坚强，用"相对稳定"概念来关联弹性固定概念实际上是混淆是非的概念偷换。

锁定钢板的角度稳定作用被大多数生物力学实验证实具有较高的轴向强度，这种强度可能妨碍骨折间的轴向微动，进而抑制骨痂形成。经早期研究发现，随着锁定钢板应用的增加，失败的临床报告也逐步增加。值得注意的是，某些治疗失败是不能用医生操作失误来解释的灾难性失败。由于没有加压作用，Berkes MB等（2012）报告锁定钢板固定股骨颈骨折的失败率高达36%。在股骨近端也有较高的失败率，Henderson CE等（2011）报告股骨远端骨折不愈合率高达20%，因并发症再手术率高达43%（Vallier HA，2012），简单骨折被权威的*JBJS*杂志列为锁定钢板的禁忌证（Smith WR，2007）。锁定钢板拆除后仍有较高的再骨折率。

一个好的概念在一个理论体系中是不可替代的。所谓的"绝对稳定"和"相对稳定"概念不仅是可有可无，而是丢掉会更好。其中大量从基础到临床自相矛盾的逻辑基础使之根本无法成为一个完善的理论体系。我们就说加压固定和非加压固定不是更简单明了吗？难道只要固定了都是稳定的吗？加压固定也有固定失效，锁定固定也有固定失效，不是绝对稳定就是相对稳定，难道不稳定从此消失了吗？我们可以说加压固定，也可以说桥接固定或者非加压固定，至于稳定与否则需再行判断[①]。

有业内同行对笔者上述观点通过网络论坛回帖，进行线上交流，这也是学术思想碰撞，以下简述过程。

学者1：简单骨干骨折（如胫骨、股骨或尺桡骨）石膏固定，基本没有骨不连，当用LCP予桥接固定时，反而会出现骨延迟愈合或骨不连（根据Perren应变理论），这是为什么呢？石膏固定与LCP桥接同属相对稳定，为何会出现不同结果？简单骨折未必一定要加压达绝对稳定，髓内钉用于简单骨干骨折是相对稳定且可行的，但这与Perren应变理论相悖。

笔者：粉碎性骨折的骨痂似乎不是相对稳定的结局，而是保护了血运的原因。弹性固定有利于骨痂形成，这已成为共识。但粉碎性骨折本身就会导致大量骨痂形成，粉碎性骨折改变了骨折块的血液供应，缺血和血流动力学异常都会导致骨痂形成。因此，锁定钢板对粉碎性骨折的桥接固定并非骨痂形成的直接原因和全部原因。保留骨块的血运可起到很大作用。有报道完全失去血运的大骨块经历一段时间也会形成明显的骨痂。因此，锁定钢板不加压能否促进骨痂形成，能否称为弹性固定则需要用简单骨折来检验，而简单骨折恰恰是锁定钢板的禁忌证。换句话说，锁定钢板的所谓弹性固定很难在简单骨折模型上进行令人信服的重复验证。

学者2：看看上面这个网友的观点。希望不要给我们这些初学者造成影响才好。还望各位版主及时纠正一些不当之处，尤其一些基本理论方面的，给人造

---

① 以上论点笔者2013年6月13日首次发表于"丁香园论坛——骨科"，并于2014年5月28日进行修改。

成的影响深远呀!

笔者：同道言重了，若言能给初学者造成不好的影响，太抬举我了。在这个帖子中，许多人都提出了不同的观点，初学者怎么会单单吸收不好的东西呢？请不要低估网友的智商，学术讨论本就是各抒己见，百家争鸣才好。看不清历史，就看不清未来，骨折内固定的发展历史有着自己的逻辑。

四、从坚强内固定到生物学固定，历史的回归

（一）AO学派的历史启示

骨折内固定治疗始于19世纪末。尽管临床上对内固定治疗仍存在较大的争议，至20世纪40年代，在总结成功与失败两方面经验的基础上，比利时医生Danis提出了较为系统的内固定思想及骨折一期愈合理论。在Danis等的影响下，1958年，以ME Muller为召集人，15名瑞士外科医生聚在一起讨论骨折治疗所面临的问题，在此基础上由M Allgower和ME Muller等发起成立了国际内固定研究学会，简称ASIF或AO。

AO学派自诞生之日起显示了极高的运作效率。创建之初，主要面临四项至关重要的任务。首先是设计和生产足够的医疗器材以供使用和推广，其次是进行相关临床实验研究，建立资料文献档案，开展AO思想的继续医学教育等。1960年，AO的创建者们建立了名为"SYNTHES"的商业公司，负责制造和销售外科医疗器械。在克服初期困难后，SYNTHES的成功运作为AO的进一步发展提供了宝贵的财政支持。1984年，非营利性的AO组织成立了AO/ASIF基金会，SYNTHES核心公司之一SYNTHES AG Chur所有股份的无偿捐献使得基金会每年可以投入数百万瑞士法郎来资助AO的有效运作与各项研究。

目前，AO组织的主要常设机构包括教育委员会、资料委员会、科研委员会、AO国际委员会、技术委员会、AO秘书处等，其已经形成较完善的组织体系。下辖外科实验室，位于瑞士达沃斯（Davos），是AO的主要科研基地，每年进行50余项研究项目。此外，还有位于波恩的MEM生物力学研究所、AO资料中心、AO国际部，以及位于Waldenburg（德国巴登－符腾堡州的一个小城）

的AO动物中心。临床合作科研中心辐射德、美、荷、南斯拉夫及加拿大等国家。

AO学派成果卓著，其赢得了广泛的国际声誉与认可。截至1978年，AO组织研制各种骨折手术器械1400余种，随访各类骨折患者50 000余例，在骨折固定原理、加压钢板作用、应力遮挡问题及骨折一期愈合理论等方面做了大量的探索性工作。《坎贝尔骨科手术学（第8版）》在有关章节中较详细地介绍了AO的学术思想和研究成果。

AO学派师承Danis等的内固定思想及骨折一期愈合理论，倡导和推进骨折内固定治疗与研究，提出了著名的"AO四原则"，即解剖复位、坚强内固定、无创外科技术、术后早期无痛活动。对应力遮挡问题的探讨后，将坚强内固定修正为稳固内固定。AO组织成功地将临床外科医生与金属材料专家及制造商协调起来，进行了卓有成效的科研开发。同时，对宣传与继续医学教育的重视不但扩大了AO学派的国际影响，也为AO产品的销售开辟了广泛市场。自此，AO组织的运作与发展走上了良性循环之路。

处于巅峰状态的AO学派也存在自身局限性。首先，虽然AO学派的兴起把握了历史的机遇，但其却没能更进一步地阐明骨折愈合的具体机制。随着研究的深入，骨折一期愈合越来越被看作一种形态现象而非一种愈合机制。这样许多研究热点已经或正在AO学派之外形成，如Ilizarov的牵拉成骨理论等。其次，虽然AO学派已经发展成为一个国际性组织，但诞生于弹丸之地的AO学派必然受地缘关系及医学与经济资源的限制。在骨折治疗及骨折愈合研究领域，多极化的国际格局是必然趋势。

AO学派的成功经验留给我们的启示可以概括为团队精神。但这种团队精神已不是一般意义上的团结合作，而是在有明确的宗旨指导下，通过杰出的领导、严密有效的组织、最大限度地优化利用各种人力物力资源，去完成各种系统工程性研究。这种组织形式已成为医学领域的一种国际化潮流，其可以在有限时间内完成一位学者、一个单位几十年或更长时间内无法完成的工作，其成果多具有明显的国际权威性。这样的例证不胜枚举，AO学派是其光辉的典范。

（二）从 AO 到 BO，历史的回归

因为AO的理论步伐相对滞后，BO概念的提出恰好填补了理论空白。20世纪是骨病理生理学领域最富有成果的时期，学说林立，百花辉映，有AO的一期愈合加压固定理论，有Ilizarov的张力-应力定律，即骨延长愈合理论，有McKibbin对初始骨痂反应的描述，有Frost关于骨塑形与BMU介导骨改建的理论学说，以及徐莘香的第三种骨折愈合方式等。这种局面正是孕育理论突破的最好温床。但这一领域任何理论都必须面对三大基本问题，即骨延长愈合现象，应力遮挡效应和骨质疏松的细胞机制。AO理论无法解释骨延长现象，对应力遮挡如何影响骨折愈合也含糊其辞。AO的一期愈合理论很早就受到理论的挑战与质疑，事实上AO学派在20世纪末否定应力遮挡效应，其标志着该理论无法走得更远，进行自我的否定与修正是其必然的选择。

BO又称生物学接骨，顾名思义其是一种骨折治疗手段，主要强调保护骨折部位的血液供应，进行微创操作，远离骨折部位进行复位，而不强求骨折的解剖复位，通过外骨痂的作用来完成骨折愈合。BO观念修正了AO学派对骨痂的认识，结合最新科技手段进行微创手术操作，这既是一种思想解放，又是一种技术进步。尤其对复杂骨折的处理，其都取得了令人满意的治疗效果。

一般认为，BO源于AO。但BO在理论上并没有提出新的内容，血液供应理论作为骨折愈合最古老的学说，其理念可追溯至17世纪。当时Harvey（1578—1657）发现了血液循环的规律。并且，人们对骨痂的认识也要早于德国物理学家Röntgen（1895）发现X射线的时间。如果说保护血运和微创是BO的核心内容，早在20世纪60年代，尚天裕教授在骨折治疗方面就做出了动静结合，筋骨并重，内外兼治，医患配合的精辟论述。稍后于中医的小夹板，以Sarmiento为代表的学派通过功能支具（functional bracing）对肱骨干、胫骨等部位的骨折进行接骨治疗，并取得了优良效果，后被广泛刊载于权威医学杂志。该方法至今仍在应用。

单就骨折固定的血供理论而言，BO也有值得商榷之处。骨折固定手术对血供的干扰是一个动态变化的过程，而不仅取决于手术那一时刻。长骨的血供主

要来自髓腔的滋养动脉，供应骨皮质的内三分之二。如果说对血供的干扰，髓内钉固定，尤其是扩髓髓内钉对血供的影响最大，但髓内钉已经被证实是理想的固定方式之一。实验已经证明，无论是钢板还是髓内钉固定，术后骨折部位的血流量不是减少，而是成倍地增加了，也就是说手术对局部血供的影响很快就被代偿了。最经典的教科书例证认为胫骨中下三分之一部位骨折后因血供薄弱容易形成骨不连，但在最新的大宗病例回顾中并未得到证实。死骨也可能逐步恢复一定的血供，大段异体骨植入固定也可以获得77%～91%的愈合率。因此，应该动态全面地理解骨折愈合过程中血液供应的变化，而不应该夸大手术创伤对骨折愈合的影响。在合适的条件下，两段死骨完全可能愈合。

BO同样无法解释AO理论所面对的理论困惑，如应力遮挡效应、骨延长愈合机制等。不但如此，BO的许多观念并非经循证医学所证实的成熟理念。虽然加压不能直接促进骨折愈合，但加压减小了骨折间的缝隙，缩小了需要骨痂桥接的空间，这一点毋庸置疑，把不加压固定作为BO的原则，甚至骨折治疗新概念很容易产生误导。另外，对新鲜骨折是否一期植骨取决于多种因素，如医院的器材条件、医生的职业技能，并在此基础上决定的手术固定方式等。在钢板固定条件下，对钢板对侧不稳定进行植骨已经被证明是必要的，对此进行否定也值得商榷。此外，复位与稳定仍然是骨折治疗中最重要的原则，不应把BO在特定条件下的治疗经验推而广之，解剖复位是最好的功能复位，不应忘记加压钢板，普通髓内钉在治疗简单骨折方面已经积累了大量行之有效的成熟经验。到目前为止，BO还只能说是一种治疗手段和概念，而不是一个理论体系。

值得注意的是，有时商业利润可能影响职业道德，存在对患者进行过度治疗的现象，BO很容易被利用为一种商业招牌。人们在推销BO观念的同时，也必然一同推销昂贵的"BO产品"。提倡BO时应该学习和研究Sarmiento的经验，为患者提供价廉质优的服务。但遗憾的是，骨科界带锁髓内钉提倡者众多，而Sarmiento应和者寡。有时不成熟的医学理论会给患者带来风险。尤其是对骨折创伤的治疗，不良的结果常被患者被动地接受。这是因为创伤本身常被推定为不良结果的直接原因，无论是患者还是医生都很难凭个案对权威所谓的新理论提出挑战或质疑。规范医疗行为不但需要职业道德，更需要有专业团队参与的职业立法，国外的创伤分级救治制度则是值得借鉴的。

实际临床中应审慎公正地评价AO学派的历史贡献，因为历史在继承中延续。BO概念的提出是一种进步，但并非完全正确的理论方向，并没有对骨再生从细胞机制上给出全新的解释。尽管BO观念并没有涵盖和准确反映20世纪骨折愈合理论研究的历史成就，但使骨折愈合研究回到重视骨痂作用的正确轨道上来，可以说BO观念的出现是历史在更高层次上的回归。

第三节　秦泗河骨科自然重建理念

一、秦泗河骨科（肢体）自然重建理念

（一）秦泗河骨科自然重建理念的提出背景

自2000年后，秦泗河等医生一直在思考肢体畸形矫治获得成功疗效的主线，他结合自己实施肢体残障患者手术矫治经验，融入达尔文进化论与中国文化元素，对Ilizarov生物学理论与方法，从系统工程与社会演化背景下探究、阐述。例如：生命与骨骼起源、运动能量本质，肢体畸形、残障与生活模式、文化背景之间的关系？个体的生、老、病、死规律是什么力量在掌控？智能化信息技术发展与生态医学前景等。秦泗河提出，评价骨科医疗模式是否正确的标准是什么，就是评价其是否符合生命的自然规律、人性的本质表达，是否调动人体组织自然修复的潜力，实现预期的疗效或结果。

由此，秦泗河矫形外科总结出矫形外科"28字工作方针"，即医患同位、时空一体、有无相生、应力控制、动静结合、再生修复、生态重建。将肢体矫形的思考、分析上升到自然哲学层面，提出与诠释了"骨科自然重建理念"（图2-3-1）。

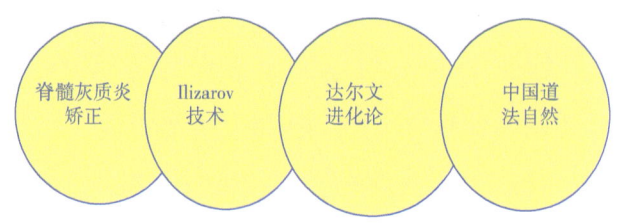

图 2-3-1　骨科自然重建理念基于四个概念

（二）秦泗河骨科自然重建理念的内涵

骨科自然重建理念的核心就是遵循自然的规律，调动机体自组织自愈合的能力，减少人工产品"替代重建"的临床应用范围。治疗的病种一定程度上将所有分解的骨科专业统一起来，符合以中国文化为代表的"天人合一""道法自然""和谐共生"的哲学观。人类是"自然选择"的产物，以提供人体健康保健为目的的医学技术，就应当遵循自然重建的理念。这一理念允许医生在人体外操纵骨与软组织的愈合过程，发挥医务工作者智慧，从而获得治愈疾病的成就感和医患不断交流的乐趣。

（三）骨科-肢体自然重建理念的临床实践

临床实践范围涵盖复杂创伤骨折治疗、肢体畸形矫正，骨缺损再生修复与四肢短缩延长重建等。通过外固定器提供力学支持与缓慢牵拉应力刺激，动态调控下实现肢体治疗部位的组织再生重建。例如，前臂骨髓炎后遗症，桡骨缺损腕关节桡偏的畸形，通过环形外固定架的缓慢牵拉得到骨缺损修复与畸形矫正（图2-3-2）。

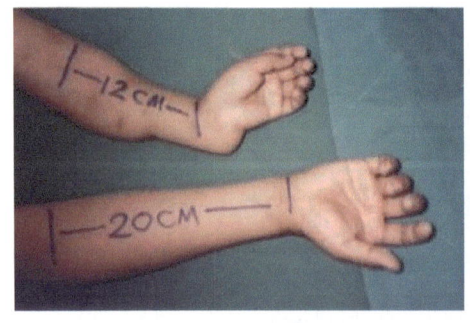 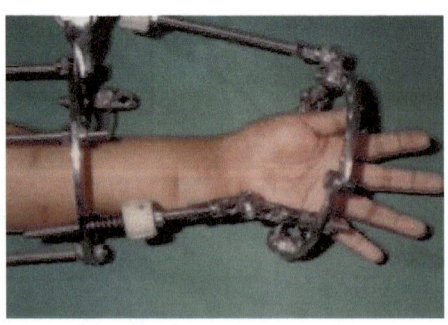

图 2-3-2　桡骨缺损牵拉前后的对照是前臂自然重建的过程

（四）违背自然规律的结果

如果不遵循自然规律，将会受到惩罚。例如，某案例中患者的第二足趾术前呈槌状趾畸形，医生在已矫正完畸形的情况下，手法矫正一次后应用细克氏针将其贯穿固定，但次日发现足趾末端的血运欠佳，拔出后终因血运不好，足趾末端坏死，通过12个月的重建，黑痂脱落，坏死末端重新长出新肉，而且具有光滑的表面。这是一个手术治疗中违反自然规律，一次过度矫正致使足趾缺血、坏死，发现后，采取顺应组织自然再生修复重建的例子（图2-3-3）。

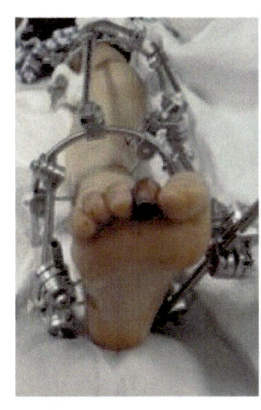 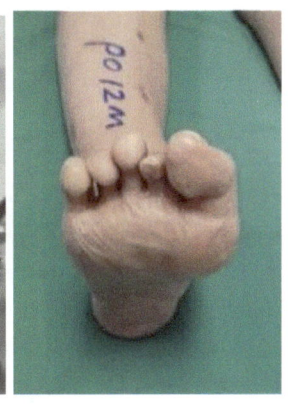

患者因足畸形并足趾畸形行手术治疗，由于术中屈趾畸形一次矫正，第二足趾末端出现缺血性改变，后末端坏死，解除过度牵拉，等待组织再生修复，术后12个月复查，足趾末节黑痂脱落，残端自然修复。

图 2-3-3　第二足趾术前槌状趾畸形案例

（五）从Wolff定律到骨科自然重建

早在1892年，德国医学博士Julius Wolff编撰出版了经典著作 *Das Gesetz der Transformation der Knochen*（《骨转化的定律》），他的代表性论述："骨组织对其力学环境有很强的适应能力，骨的形态和功能的每一种变化或单独功能的变化，将导致相应的内部结构及外部形状的变化，其变化遵循数学规律。文中指出骨总是力图以最小的质量和最大的力学效率去适应力学环境，即粗壮的骨骼内部应力较小，细弱的骨骼应力较大。骨小梁不仅沿主应力方向排列而方向一致，而且当主应力方向发生改变时，骨小梁也会据此改变方向，骨小梁总是沿主应力方向完成最优化的排列、塑造。骨骼不断地进行细微结构的调整以满足骨骼负荷变化的需要，骨骼内部有一个我们不完全清楚的调控机制，动态地引导着骨重建,具有自适应性或自优化功能。"

Ilizarov张力-应力法则的发现,现代骨外固定技术的综合应用,深入到了肢体重建的生命本质,通过机械的牵拉张应力,转化成刺激组织细胞再生的生物力,将时间与空间作为治疗的因素相对调节,使牵拉生成组织——重建某些肢体的结构与功能成为现实。体现了手术简单、微创、医疗风险降到最低、疗效确切、医疗费少的医学本质,能够治疗传统骨科技术难以治疗甚至不能治疗的骨科疑难杂症,为肢体重建和再生医学在21世纪的发展提出了一条前景广阔的实践之路,这一医疗体系将几乎所有骨科的亚专业又统一起来,是现代科技跨学科整合与时空关系结合的四维相医疗理念,体现了自然哲学的医学观。

正如Wolff定律所揭示的,正常骨的外加负荷和骨组织代谢之间存在着一种与外界开放的生理平衡,骨骼可以通过自身的生长和吸收来保持内部的平衡系统。所谓Wolff定律中引导骨变化的"主力",亦即所谓肢体延长、骨重建与肢体畸形矫正术中Ilizarov外固定器的牵伸、压缩方向与应力的释放。骨外固定器牵拉矫形过程中肢体局部随着力的方向变化发生相应形态改变,就像有路标指引着肢体朝着适宜(医生和患者都希望)的目标在变化(表2-3-1)。

表2-3-1 Wolff定律与Ilizarov张力-应力法则的一般概念比较

对比要点	Wolff定律	Ilizarov张力应力法则
主体	骨组织(形态和/或功能)	活体组织(骨与软组织)
力的方向	力学环境(不限定)	牵伸
力的特点	不限定	持续、稳定、缓慢
力的结果	骨组织的适应 (骨小梁沿应力方向排列,内部结构及外部形状的改变)	刺激或激活某些组织细胞的再生和活跃生长
专门器械	尚无	Ilizarov外固定器
应用范围	骨科的基本定律 叙述骨折愈合的塑形期时提及	肢体延长与重建外科等领域

"骨科自然重建理念"试图将达尔文自然选择进化论、牛顿力学三大定律、爱因斯坦相对论、钱学森系统控制论、现代遗传学与发育学、再生医学、信息科学等,在骨科学、医学哲学层面上进行整合统一,基本实现了Wolff定律、

Ilizarov张力应力法则、中国传统医学整体辩证观、医道法自然的统一，医学科技与人文的交融。这一思维创新源于秦泗河对东、西方文化，东西方医学起源与思维模式差异的解悟，对多个学科横向之间、纵向时空演变之间数十年实践思考与融会贯通。

理论的价值在于被实践证实。在骨科自然重建理念指导下，秦泗河创立了具有中国特色的"下肢矫形外科技术体系"。这一技术体系能够用比较简单的检查、较少依赖高科技设备，用较低廉的医疗费用，治愈许多严重的肢体残缺畸形和骨科疑难杂症。骨科自然重建理念将Wolff定律中"力的作用范围"明显扩大，不仅指导骨科临床与基础研究的选题，还涉及社会学中对医患关系的辩证思考，为解决当前临床分科过细、过度医疗，看病难、看病贵等相关问题提供了理论思维的新角度。

Wolff定律、Ilizarov技术和骨科自然重建的关系（图2-3-4）。科学与人文交融，医学与艺术贯通。Wolff定律、Ilizarov技术和骨科自然重建理念之间存在必然联系，其认识、发现的过程是不断交融、不断实践、思考升华的过程，细细品味这三者之间的关系，给人以经典、绝美、无限愉悦的感觉。

医学科学的发展需要正确的理论指导，期望具有中国特色国际公认的理论和观点形成。

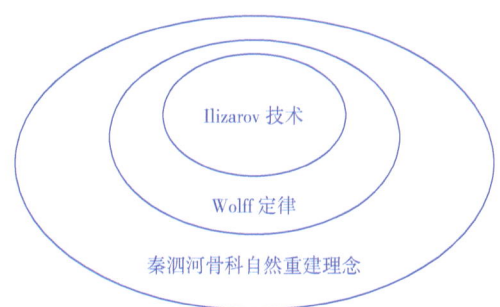

图2-3-4 Wolff定律、Ilizarov技术与秦泗河骨科自然重建理念关系

（六）肢体生态重建和应力控制

肢体残缺畸形的治疗，进入"应力控制，再生修复与生态重建"的医学时代。运用机械学和生物学手段实现对生物力学的良好控制，比以往更为优越的

是能用更微创的手段，更简单的办法处理临床中常见问题及疑难问题，而并发症大大减少。

1. 肢体形态与功能的发生与应力有关

从低级生物到高级生物的演变，首先体现在骨骼的发生与发展，而后出现关节。骨骼的起源可以追溯到寒武纪早期，大约在5.3亿年前。其中，脊椎动物是生物进化史上从低级迈上高级的分水岭。动物在发育出脊椎的基础上才能分化出四肢，而腰椎、颈椎的分化是高等哺乳动物形态与功能结构的根本标志，由此进化出发达快捷的中枢神经通道，从此，陆地脊椎动物的灵活性、生存空间出现突破性变化，灵活复杂的骨与关节运动方式与生活行为，促进了大脑的快速发展，进化出具有灵性的布满地球空间的各类哺乳动物和鸟类，最终演化出具有初步智力与情感行为的人猿超科动物。

人类肢体于妊娠第4周开始发育，第6周出现软骨细胞，第8周形成初级骨化中心伴随血管侵入、软骨逐渐骨化与骨髓腔形成，在中心的两端软骨区域变成生长区域，出生后才形成次级骨化中心，这是一段自然成长的过程（图2-3-5）。生物体的力学适应性原理已经得到实验室研究及临床的证实。

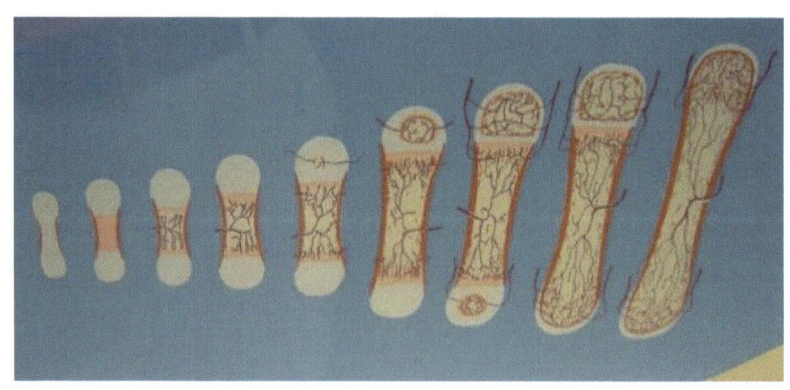

图 2-3-5　骨骼生长进化过程示意图

2. 人类演化的背景

直立行走是人克服自然界地球引力的肢体重建，例如，手的演化——从猿手到人手，为了更容易获得食物，便于使用工具，便于力的发挥，发生了变化。

3. 应力控制是肢体重建的基本方式

控制应力是矫正畸形的基础，是肢体重建的基本方式。脊柱裂后遗肢体畸形的矫正过程，即在外固定架的作用下逐渐矫正畸形，膝关节屈曲挛缩畸形在 Ilizarov 外固定器的作用下逐渐伸直。

4. 自然重建是肢体的生态重建

应用 Ilizarov 技术治疗肢体畸形的例子表明，肢体的形态可以随着应力的改变而变化，也就是说实现的是应力控制下的自然重建。马蹄内翻足矫正畸形过程是挛缩肌腱延长，骨关节按照应力自然摆布的过程，或多或少重演了生物进化的过程，长期形成的肢体畸形和短时间内的矫正、功能重塑，符合"生态演化"的范畴。

人的组织结构、优美的形态、功能与智慧，是自然选择的最高阶段，任何骨科创伤、疾病与肢体残缺的演变过程都是生命过程的一部分（包括为患者实施治疗的医生），骨科医生应该了解生命与骨骼的起源，人类运动系统演化的特点——从胎儿、幼童到老年，骨与关节的发育、成熟与衰变过程。只有如此，在医疗理念上才能从仿生学的角度，顺应生命过程的自然规律，注意调动生命自我修复的潜能，帮助机体完成自然修复、重建或代偿肢体的功能，离开了生命这个自然修复能力的本原，任何科学技术也无能为力。

5. 外固定是实施体外应力控制最简单、有效的工具

肢体重建是模仿自然与驱动自然之力。在众多医疗方法中，外固定技术是唯一能实现这个目标的方法。若与内固定、显微外科和支具结合，能发挥更好的效应。

（七）矫形外科28字工作方针

为了便于记忆，将"医患同位、时空一体、有无相生、应力控制、动静结合、再生修复、生态重建"28字工作方针精简成20字，即"医患同位，时空一体，应力控制，再生修复、自然重建。"翻译为英文是"equality of doctor and patient, integration of time and space, the essential is stress control, the key is natural reconstruction."

矫形外科28字工作方针，是秦泗河从事肢体畸形矫正与功能重建，20多年学习、应用Ilizarov技术后，用中国文化做出的哲理总结，是自然重建理念的行动纲领。

矫形外科术前、术后医疗过程强调医患同位、换位思考，医生、患者、外固定器械、所应用的医疗工具、物品都是空间的一部分，也都是在时间流动的过程实现，因此，"时间"必然是医疗过程的重要组成部分。人体的内时空与所处的环境外时空是开放的、互动的，骨科医生如何认识、利用、操纵医疗过程的时空因素，是智慧型医生的体现。

（八）秦泗河"一路、两线、三平衡"下肢矫形重建指导原则

"一路"，就是走路，即在行走的周期性应力中使机体按照Wolff定律重建。下肢手术方法应满足"在走路中治疗，在治疗中走路"。其中，群体锻炼有很多好处，大家互相鼓励，克服手术带来的恐惧，分享畸形矫正的成果，增加患者康复锻炼的信心（图2-3-6）。

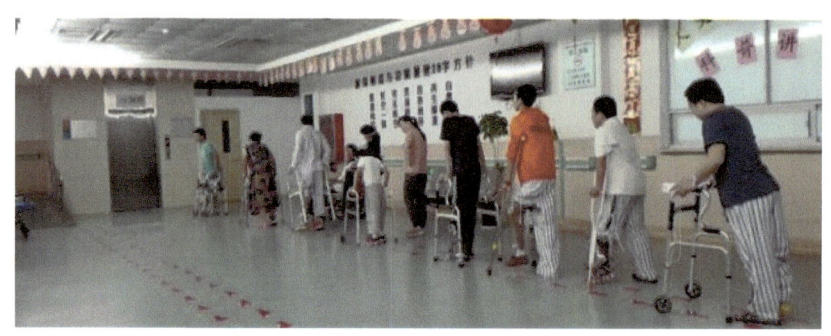

图2-3-6　在康复大厅患者们集体功能锻炼的场景

"两线"即"下肢负重力线（机械轴）"和"髋膝踝关节线"，两线是人类站立行走的基本要求，所有下肢畸形矫正目标是恢复下肢这两条主线，其他局部畸形之划线和矫正，最终必须满足下肢两线的恢复。

"三平衡"是"静力平衡和动力平衡，固定器械和骨愈合之间的平衡，肢体重建与患者心态的平衡"。矫形矫正过程中应注意骨性畸形矫正，骨性稳定，同时考虑肌腱挛缩，肌腱移位等软组织平衡，固定器械应随着骨愈合所需要的固定刚度实现适应性控制。身心平衡往往是被临床医生忽略的部分，肢体畸形的矫正的同时，患者的心理适应和人格接纳同样需要着重考虑（图2-3-7）。

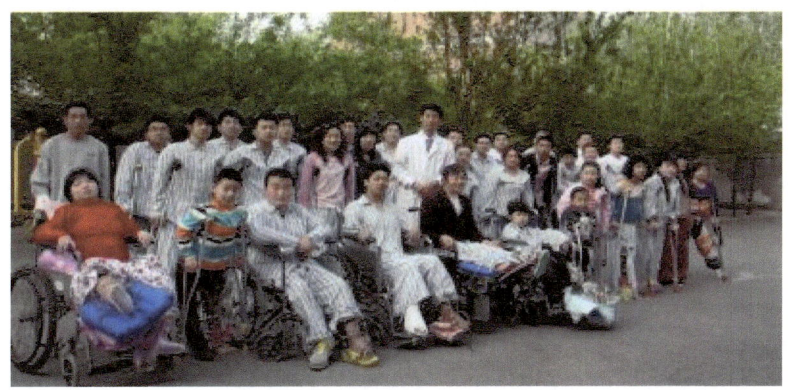

图 2-3-7　秦泗河教授与患者们在花园中合影，其乐融融

（九）模仿自然演化智慧，维护生命运行自然力

从生命发生到发展的整个过程中，最大的推动力是自然力，达尔文将其总结为"自然选择，适者生存"。不同的环境造就了不同的人种及其生活习惯，千百年来为适应生存环境与文化的影响，不同种族的人群形成了与生活环境对应的机体自然力。希波克拉底说"自然力是疾病的医生"。秦泗河认为肢体是有意识的，"自然力是维护机体正常运行的生命潜能"，聪明的临床医生治疗疾病是借助自然力，激活治愈疾病的潜能。

1. 人体生命自然力的组成

医学哲学家杜治政教授与樊代明院士将人体自然力总结为七种。

（1）自主生成能力：人体的自我组织、自我生成的能力。

（2）自相耦合力：人体的器官、组织、细胞、分子之间无需外力作用，彼此具有极强的耦合力，可以巧妙地、不分彼此地整合成整体，共同完成整体的生理功能。

（3）自发修复力：当局部受损并影响整体功能时，人体能够动员整体力量来修复受损的细胞或组织，也能够在外力帮助下实现自我修复。

（4）自由代谢力：人体始终处于吐故纳新到状态，不断淘汰老化的组织细胞和代谢物，代之以新的组织细胞和必需物质。

（5）自控平衡力：生命存在的本质中医称为平衡（balance），西医叫稳态（homeostasis），如体温、供氧量、血压等相对恒定。DNA螺旋结构中的碱基配对就是平衡，如果出现某个碱基的突变或移位，就会导致某个功能紊乱，甚至危及生命。

（6）自我保护力：是生命的第一本能，如躲避危险、免疫力、警示力。通过呕吐、腹泻、咳痰、排汗等排毒机制。

以上六种自然力，虽然在其他动物身上都有，但人类可通过大脑思维、精神、修行、激活潜意识，将以上六种自然力整合，发挥统领或者引导作用，称为精神统控力。

当秦泗河矫形外科面对一个个肢体畸形残障患者时，其手术治疗的原则是尊重个体的自然力，给予最佳的医疗力支持和维护自然力，获得肢体畸形矫正与功能改善的结果。患者的真实世界由三部分构成，分别是医学世界、生活世界和情感世界。只有人文型医生，运用"骨科名医智慧"，才能同时解决这"三个世界"的问题。

医学可以用"神圣"来形容，人类将科学最前沿的技术和设备应用于医学，但是医学远远不止于科学，尤其是残障医学，是以实践、思考智慧为基础的实践哲学，其中艺术、历史甚至哲学占的分量很重，艺术与科学总是在山顶相逢。肢体矫形与自然重建，也是在重建残缺肢体的生态家园。平衡性与对称性是自然界中普遍存在的现象，这就催生了肢体矫形的艺术结晶——平衡美学。

秦泗河认为：肢体期望自然的语言，自然生命有一双智慧的眼睛，凝视着每个医生对身体治疗的过程是否科学合理，是否真实可靠，是否怀有善意。这也正是上文所述"三个世界"的一次自然确证。

2. 大医总是在阐述"智慧"

智慧本身能够使人们做出快速判断，灵活解决问题。智慧不能通过实验证明，却是临床医生的第一财富。从哲学层面来说，智慧分为三个层次：一是适应环境的生存智慧；二是认识世界的理论智慧；三是改造世界的实践智慧。实践智慧是理论智慧的延伸，也是哲学智慧的精华。"温故而知新"，智慧是在体验过程中增长的。知识如水，滋养智者的身心；智慧如光，照亮人类的命运。凡是有大智慧的人，几乎都是博学者。因此，以知识增加能力，以文化修养修成智慧，由此造就出有智慧的医生，也就是医学、哲学相与为一的智慧型医生了，医生一旦进入这个境界，就能快速诊断出疑难疾病，能用简单方法治愈高科技难以治疗的复杂肢体残缺、疑难骨科杂症。

3. 救治濒危截肢患者，重建美好人生

在秦泗河矫形外科，医学与希望交织。专业的团队，以精湛医术为笔，以关爱为墨，为那些被肢体畸形困扰的患者改写命运篇章。在此分享几个典型治疗案例。

案例1：患者，男，26岁，来自内蒙古自治区。脊柱裂后遗左足重度内翻，负重区长期溃疡，不能行走。实施足部矫形手术+Ilizarov技术牵伸，溃疡逐渐好转并愈合，拆除外固定器后左足正常负重（图2-3-8）。术后11年，该患者已回归社会，在家乡中国残疾人联合会工作，并且成为关注脊柱裂的"云朵家园"公益组织的骨干成员，后来在秦泗河出席"云朵家园"组织的培训班时与其重逢并合影留念（图2-3-9）。

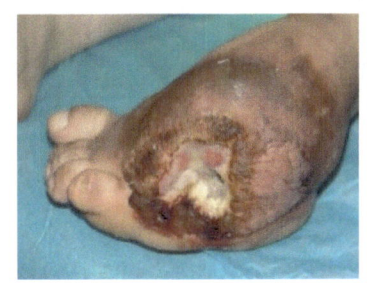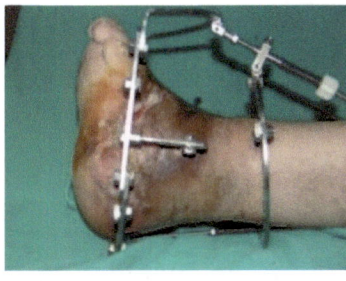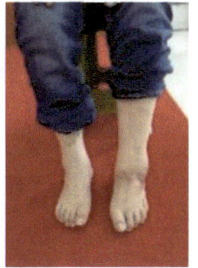

图 2-3-8 案例 1 患者术前、术后对比

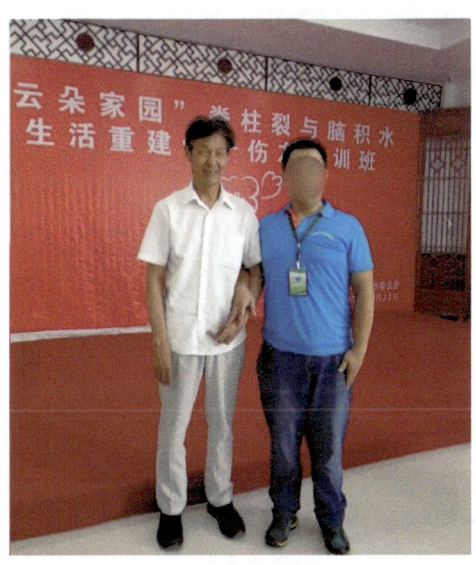

图 2-3-9 秦泗河与案例 1 患者多年后重逢并合影留念

案例2：患者，男，24岁，来自浙江。脊柱裂致双下肢重度马蹄内翻足畸形、屈膝畸形，失去行走能力，只能跪行。在秦泗河矫形外科就诊后，双足先后实施Ilizarov技术牵伸矫正。术后双下肢力线恢复，达到双足正常负重，直立行走（图2-3-10）。

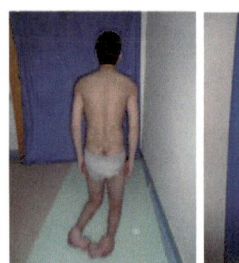
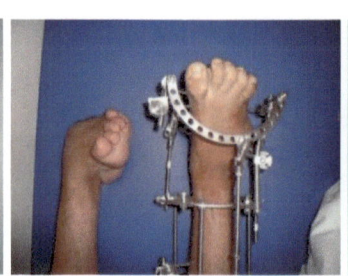
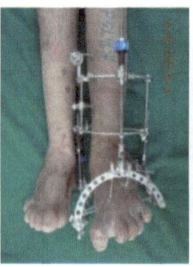
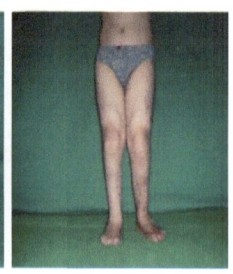

图 2-3-10　案例2患者脊柱裂后遗症跪行20年，术后直立行走

案例3：患者，女，26岁，来自山东。低磷性佝偻病致左膝内翻、右膝外翻的"吹风样畸形"，第一次手术实施右下肢股骨、胫骨一期截骨矫正膝外翻，Ilizarov外固定器固定；第二次手术矫正左下肢膝内翻畸形，双下肢严重畸形完全矫正，持重力线得到恢复（图2-3-11）。

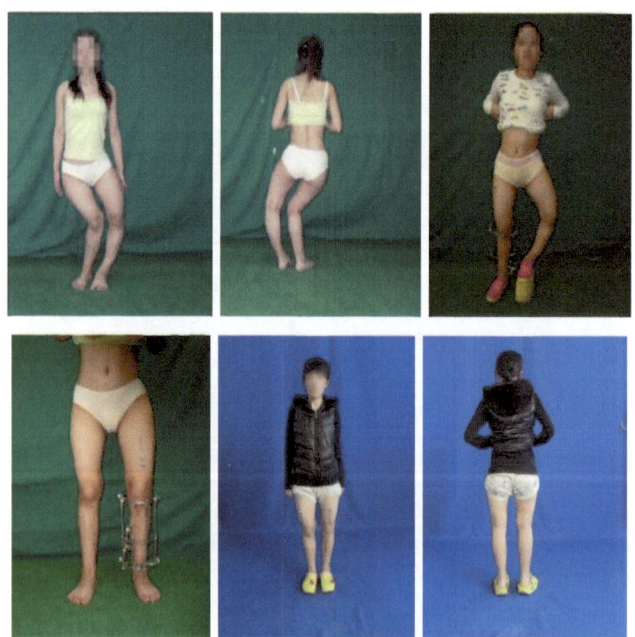

图 2-3-11　案例3患者术前、术后对比

案例4：一对来自山东的母女。母亲患先天性胫腓骨发育不良，右足后翻、下肢短缩，重度跛行；女儿患先天性胫侧半肢畸形，右足马蹄畸形、下肢短缩，生活中只能跪行。母女同时实施骨外固定技术结合矫形手术，术后佩戴支具，重建正常行走能力（图2-3-12）。

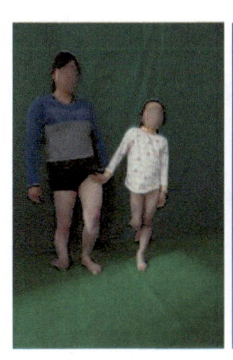
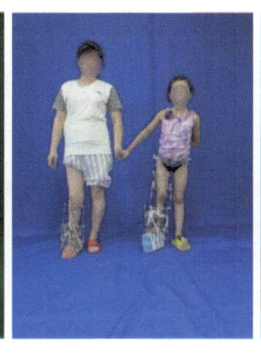
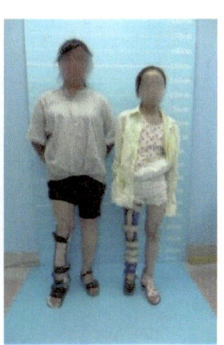

图2-3-12　案例4两位患者术前、术后对比

案例5：患者，男，11岁，来自云南。5岁时患骨髓炎，致右前臂尺骨因感染几乎全部缺失，桡骨头脱位，右前臂肘关节呈连枷状；X线片显示，右尺骨近残端尚存在，桡骨头向近段明显移位。使用Ilizarov技术牵伸矫正，术后3年复查，右前臂外形恢复正常，肘关节与手的功能恢复正常（图2-3-13）。

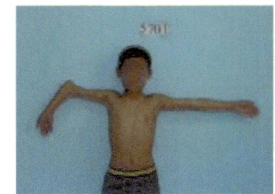
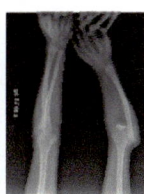
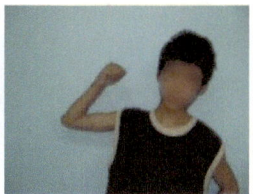
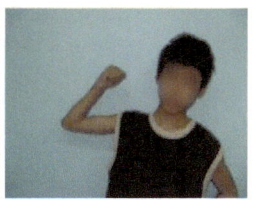

图2-3-13　案例5患者术前、术后对比

（十）男性手移植给女性后自然演化重建的特殊案例

家住印度浦那（Pune）的女大学生Shreya考入了南部大学城玛尼帕尔（Manipal）理工学院的工程系，开始了自己的新生活。对于自己的未来Shreya有很多的规划和向往。2016年9月，18岁的Sherya在从家返回学校的路上，选择了乘坐长途大巴，但大巴翻车压碎了自己的双手，医生只能选择在双前臂远端截肢。Sherya完全失去了双手后只能锻炼足趾的功能，完成基本生活。

2017年8月9日，一名20岁的印度男生Sachin因为自行车事故去世，他的家人决定把遗体捐献出来,其中就包括他的双手。同天,与Sachin血型一致的Shreya就接受了遗体双手移植手术,一支由20名外科医生和16名麻醉师为主力的医疗小组全力以赴,耗时13个小时,前前后后,一共有150多名医护人员参与进来,手术很成功。手术负责人Iyer博士解释道:"由于需要准确识别和连接各种神经、肌肉、肌腱和动脉的复杂性,上臂移植比腕部的更具挑战性。"

本案例是全世界第一次将男性捐赠者的双手移植到女性接受者身上,这双来自成年男性的手很沉重,手臂也比接受者Shreya自己的大上一圈。在手术后的3个月中,Shreya的新手臂一直需要支具保护固定,双手移植后她需要终生接受抗免疫药物治疗,以免身体发生明显的排斥反应,手的功能有所恢复。她很快就接受了这一双新手,并积极参与复健运动。失而复得的感觉,让她觉得自己是天下最幸运的人。奇特的意外现象出现了,原本一双男人粗大黑色的前臂和手,前臂、手指逐渐变细、颜色变浅,1年后竟然变得与她自己皮肤、体型完全搭配,双手的功能也很好,似乎是自己的断臂上重新再生出一双手(图2-3-14)。

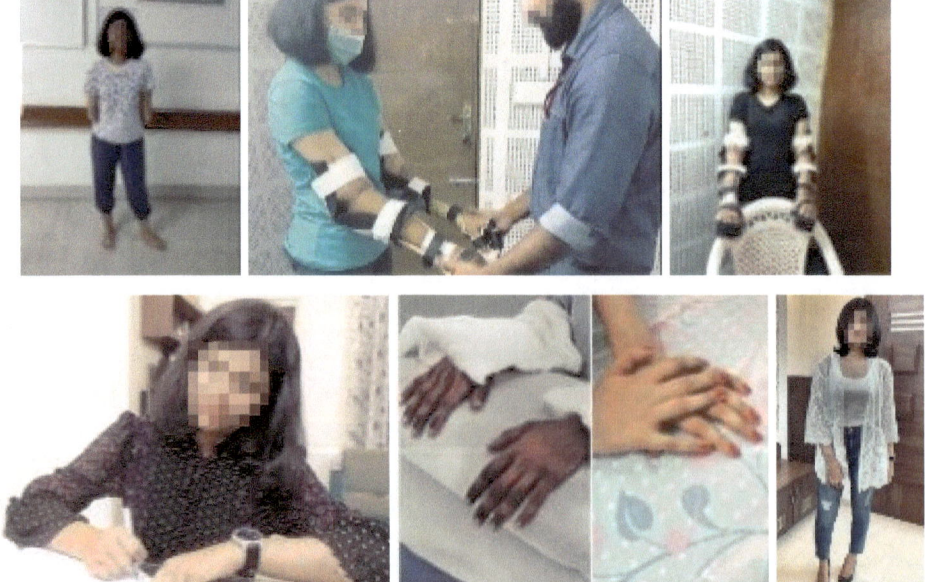

图2-3-14 Shreya接受手移植后自然演化重建过程

(秦泗河,臧建成)

二、秦泗河骨科自然重建理念对临床实践的指导效应

长期以来，AO内固定理念在骨科领域根深蒂固，占据主流。但随着中国新一轮医疗改革如火如荼地展开，既往高科技骨科产品充斥临床的情况正在悄悄发生改变，在一定程度上促使了国内骨科学者思考转变新的医疗模式。早在2007年，秦泗河在应用Ilizarov技术治疗大量复杂肢体残疾病例后提出"骨科自然重建理念"，这是一个适用于创伤骨科与矫形骨科疾病诊疗的临床思维。"骨科自然重建理念"认为人类既然是"生命进化和自然选择"的产物，任何创伤和疾病都是生命过程的一部分，那么治疗疾病的医疗模式就应当遵循生命过程的自然规律[1]。它的核心思想：从生物骨骼的起源、演变与人类自然进化史层面探索肢体损伤与重建的发展史，利用时间变量及Ilizarov张力－应力法则生物学原理，调动人体组织自然修复的潜能治疗骨科创伤与疾病，避免对机体进行过度干预性治疗。

王亦璁教授评价"自然重建理念"内涵深远，意义重大，它不仅适用于临床医学中的诊断与治疗，也涉及社会学中对医患关系的辩证思考[2]。裴福兴教授认为"自然重建理念"要求医生考虑如何在不同的患者、病情面前尊重骨生长和愈合的自然规律、在顺应人体生命基本法则的前提下重建人体的结构与功能，这是对现代骨科学思维方法的一种补充和启示[3]。

秦泗河骨科自然重建理念提出至今已经18年了，6年前郭保逢等曾在《医学与哲学》杂志撰文"自然重建理念对矫形外科发展的意义"，论证了"骨科自然重建理念"将助推医学回归生命科学本位，助力整合骨科绿色发展，为和谐医患关系，为生态医学探索发展之路[4]。正如上述两位骨科前辈所言，该理念有效地指导了矫形外科肢体重建临床实践的发展，衍生了诸多新的骨科临床理念，以下对秦泗河骨科自然重建理念形成背景及其对肢体重建临床实践产生的成果做一概要总结。

---

[1] 秦泗河.Ilizarov技术与骨科自然重建理念[J].中国矫形外科杂志，2007，15（8）：595-596.

[2] 王亦璁.读Ilizarov技术与骨科自然重建理念有感[J].中国矫形外科杂志，2007，15（8）：562-563.

[3] 裴福兴.感想与祝贺[J].中国矫形外科杂志，2007，15（8）：563.

[4] 郭保逢，臧建成."自然重建理念"对矫形外科发展的意义[J].医学与哲学，2019，40（16）：27-30.

(一)骨科自然重建理念提出的背景

20世纪50年代在苏联诞生的Ilizarov技术（Ilizarov Technique），被誉为20世纪骨科发展史上的里程碑。Ilizarov技术遵循"张力-应力法则"这一骨科生物学原理，借助可缓慢规律调节的外固定装置来控制骨与软组织的生长，用以治疗各类骨创伤和骨病。其突出特点为手术创伤很小，一般不会产生严重的手术并发症。夏和桃教授曾说Ilizarov技术是有灵魂的技术，骨外固定是骨科顶尖的医疗技术，是实现肢体组织再生重建的最佳方法[1]。秦泗河提出"骨科自然重建理念"来源于万例脊髓灰质炎后遗症等肢体残疾患者治疗的临床实践。同时受中国"道法自然"的哲学思想启示，主张无为而无不为，融入了道法自然的哲学智慧。骨与关节修复重建临床中还融入达尔文进化论思想，他从生物骨骼起源、演变大背景，人类社会演化与科技发展史中发掘了肢体损伤与重建发展的脉络[2]。在骨修复重建Wolff定律与Ilizarov张力-应力法则的基础上，对Ilizarov技术体系临床应用实践经验进行了深入的研究总结，指出医生应敬畏骨与关节自然修复与重建的潜能和意识，不能过度干扰骨组织自然重建的过程，提出并诠释了"骨科自然重建理念"，亦称为"进化-生态骨科学"理念。

王亦璁教授曾说过："医生切勿把自己视为救世主，赐予患者生机，乃至生命。在绝大多数情况下医生只能帮助患者，或为患者创造条件，使其得以自己康复，仅此而已。"Ilizarov技术为何能疗效神奇，就是因为遵循"张力-应力法则"，这一生物学上的"万有应力定律"。Ilizarov方法强调驱动自然之力，纳入自然重建和时间维度治疗理念，从而启动再生基因-自然重建之能量。Ilizarov技术为何能实现肢体重建？实验与临床观察结果证明：体外定向应力牵拉刺激，医生给予肢体局部施加新的能量，能诱导形成"生命全能干细胞"。这种干细胞是否能再生重建完整的生命体？特定的细胞必须在特定的时间和位置出现，生命组织才会形成。秦泗河认为外固定肢体重建具有治病、愉悦、修身

---

[1] G.A.Ilizarov.Ilizarov骨外固定术：组织再生和生长的理论与临床[M].朱跃良，陈蔚蔚，杜辉等.译.北京：北京大学医学出版社，2024.

[2] 秦泗河.从生物骨骼的起源与演变看肢体损伤与重建的发展史[J].中国矫形外科杂志，2009，17（24）：1910-1914.

等多重属性。医患可共同观察享受畸形动态矫正美学演变过程。骨科自然重建理念实际就是Ilizarov生物学理论指导下的肢体重建。

(二) 骨科自然重建理念的临床实践指导效应成果

1. "下肢重建外科"和"肢体形态与功能重建"学科概念

下肢重建外科（reconstructive surgery of the lower extremity），全称为"下肢畸形矫正、残缺修复与功能重建外科"，为与以关节置换为主的替代重建外科相区别，又称为"下肢矫形与重建外科"。其概念由秦泗河等医师于2010年提出和形成，并根据临床实践制定了"下肢畸形与残缺评价标准"[①]。下肢重建外科的学科理论基础：①Ilizarov张力-应力法则；②临床思维指导是骨科自然重建理念和微创外科理念；③医疗工具是现代外固定器结合支具、康复治疗体系（图2-3-15）。下肢重建外科将整个下肢的形态、运动功能作为一个整体考量，研究各种原因导致的下肢畸形、残缺、功能障碍、步态异常，以及健美需求；研究如何采用现代矫形外科的原则、多学科的知识、技术和医疗手段，最大程度地改善或重建下肢的形态和运动功能。

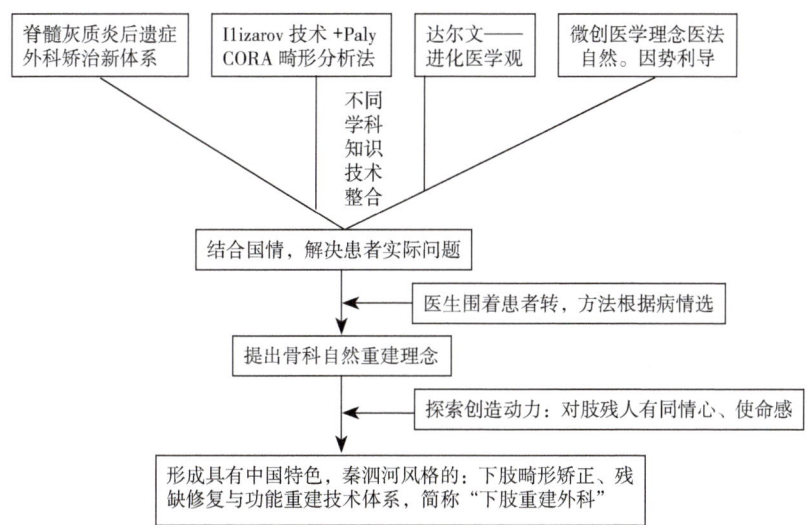

图 2-3-15 下肢重建外科的发展、理念与学科整合

---

① 秦泗河. 为创建我国的下肢矫形与重建外科而努力. 中国骨与关节外科，2010，3（5）：347-350.

2. "骨折固定的适应性刚度"概念

夏和桃依据"骨科自然重建理念",提出了"骨折固定的适应性刚度概念"。[①]适应性固定刚度,是指外固定器在维持骨折复位和稳定固定的同时,提供阶段性最佳固定刚度。充分利用骨对应力的适应性变化,调整骨的生长与吸收,促进骨折愈合的进程,完成骨功能的优化重建,直至骨愈合恢复到最完善的程度。简言之即骨折固定的刚度要随着骨愈合的强度的增加而降低,骨力学强度亦会随着固定刚度的降低而增加,这是一个动态的转化过程。骨折固定的适应性刚度概念是骨折愈合过程中需遵循的生物学规律,要求骨折早期实施坚强固定,中期提供轴向和综合应力刺激的弹性固定,后期提供平衡固定。这一概念符合骨折固定、愈合、重建的生物学过程,对外固定技术在临床上合理应用提供了有实际意义的理论指导。正确地应用骨外固定技术可加速骨的愈合过程,使骨折达到功能性愈合与塑造的完美状态。

3. "哈尔滨"现象

曲龙提出的骨搬移(bone transport)治疗骨缺损过程中的"哈尔滨现象"[②],遵循并详细阐述了"骨科自然重建理念"的细节,包括如何通过具体的时间变量,即每天1 mm移动骨块(数字化),并合理地利用牵拉应力与压缩应力(智能化)的变化,最后达到组织再生修复、功能重建的目的。骨搬移"哈尔滨现象",就是应用骨搬移外固定装置在治疗骨缺损过程中,每天从1 mm距离逐渐移动被截断的游离活性骨块,骨块在一种牵拉和压缩应力的不断作用下将缺损全部修复,最后骨块与骨端合拢愈合。在骨搬移过程中,骨缺损内有软组织甚至还有大量的感染组织嵌插在中间,治疗前并未切除这些组织,但这些组织最后并未影响骨的合拢愈合,甚至一部分变成骨组织,这种骨搬移治疗缺损中不需要的软组织消失或转化成骨组织,包括其他组织的再生现象称为"骨搬移哈

---

① 夏和桃. 外固定器刚度对骨折愈合的影响[J]. 中华创伤骨科杂志,2007,12;1170-1172.

② 曲龙,陈蔚蔚."骨搬移哈尔滨现象"组织转化再生原理的发现与临床意义[J]. 中华骨与关节外科杂志,2021,14(6);553-557.

尔滨现象"。这种现象是不可思议的！我们在教科书中学到的是如何把骨与骨之间的软组织清除掉，然后再植骨，否则骨是不会愈合的[①]。骨搬移的过程与结果则恰恰相反，这一信息充分证实了秦泗河在"骨科自然重建理念"中提出的机体具有极大的自然修复潜力，医生的责任主要是创造条件，避免对机体过度干预性治疗的重要性，在牵张应力作用下，人体组织能根据自然修复的要求和过程发生转化。

4. 后Ilizarov时代的微循环重建术

2013年，秦泗河提出"后Ilizarov时代的微循环重建术"概念[②]。这一概念的提出为后续我国如火如荼地开展胫骨横向骨搬移技术治疗下肢缺血性疾病提供了理论基础。实际上微循环重建术也是基于Ilizarov技术和骨科自然重建理念提出的。后Ilizarov时代的微循环重建术突破了既往先破坏再重建的组织修复重建模式，大量动物实验和临床应用，包括糖尿病足、血栓闭塞性脉管炎等临床治疗病例结果已经证实：通过对活体胫骨骨瓣的横向缓慢牵拉加压，经过3周左右时间，组织间隙内即可形成大量毛细血管网络，牵拉区域远端皮肤温度升高、血运改善。该技术通过微小创伤造成的应力刺激，诱导人体组织自然修复潜能，同时减少了人工医用耗材的应用，将医疗风险降到最低[③]。

5. 形成"秦泗河矫形外科"体系

秦泗河根据"骨科自然重建理念"总结出"医患同位，时空一体，有无相生，难易相成，因势利导，再生修复，自然重建"矫形外科28字工作方针，从而形成了"秦泗河矫形外科"的理论基础。秦泗河经过45年的执着坚守，不断兼收并蓄、总结创新。他扎根中国大地，以患者为师，主动学习引进Ilizarov生物学理论与技术，以解决临床问题为导向，创造出具有中国特色的矫形外科医

[①] 曲龙，施京辉，刘黎亮，等.骨搬移法治疗骨感染、骨缺损及软组织缺损[J].中华外科杂志，2004，42（23）：1469.

[②] 郭保逢，秦泗河.后Ilizarov时代的微循环重建术.中国矫形外科杂志，2013，21（15）：1546-1550.

[③] 朱跃良.Ilizarov微循环重建技术的春天[J].中国修复重建外科杂志，2020，34（8）：956-958.

疗模式与技术体系，在四肢畸形矫正、优化组合性手术实施、下肢持重力线恢复、静力稳定、动力平衡等，创新了多种手术方法。截至2023年12月底，手术治疗37 763例各类肢体残缺畸形患者（已建立数据库）。秦泗河矫形外科具有两个鲜明的特点：一是多、快、好、省，简单、高效、医疗费低廉的四肢矫形外科适宜医学模式；二是提倡骨科自然重建和医患同位、医患共同参与治疗的快乐骨科医学模式。

秦泗河矫形外科经过数十年的发展，除了治疗数万肢体残障患者，还为中国矫形外科的发展和向世界的传播作出了突出贡献。秦泗河矫形外科的八大创新和贡献主要表现在：①提出践行"骨科自然重建理念"；②提出"后Ilizarov时代的微循环重建术"概念；③探索总结出矫形外科的28字工作方针；④提出"一路、两线、三平衡"矫形外科肢体重建原则；⑤以社会需求为导向，以解决问题为导向，创立"外固定与肢体重建学科"并发起成立中国Ilizarov技术研究与应用学会（ASAMI China）、国际肢体延长与重建学会中国部（ILLRS China）、外固定与肢体重建委员会（CEFS）、中国医师协会骨科分会骨搬移糖尿病足学组、中国残疾人康复协会肢体残疾委员会脊柱裂学组等既往医学界没有的相关学术组织；⑥建立"快乐骨科病房"医患和谐共处医学模式[①]；⑦建立中国乃至世界上最大的肢体残疾病种数据库[②]；⑧牵头承办2024年在北京举办的第六届世界肢体重建大会（6th World Congress of the ASAMI-BR&ILLRS Societies），将中国矫形外科的声音传递到世界。[③]

（三）骨科自然重建理念展望

现代医学之父William Osler曾说"伤害人体的疾病，需要用对人体伤害更小的方法来治疗"，这一理念至今对临床医学仍然具有重要的指导意义。目前

---

① 臧建成，李丹，石磊，等."快乐骨科"的起源、发展和临床实践[J].医学与哲学，2020，41（8）：64-67.

② 秦泗河，郭保逢，臧建成，等.3 5075例手术治疗的肢体畸形残疾患者统计分析（秦泗河矫形外科1978.5.25—2018.12.31）[J].中国修复重建外科杂志，2019，33（11）：1333-1339.

③ 秦泗河.迎来Ilizarov技术与肢体重建生态发展的新时代[J].中华骨与关节外科杂志，2023，16（9）：769-772.

过分细化的专业已经使骨科学的整体发展出现困境，现代外固定技术被用在了越来越多的领域。骨感染、骨不连、皮肤和软组织缺损、肢体缺血性坏死、严重四肢畸形等这些传统骨科技术难以治疗的疑难杂症，用Ilizarov技术则变得柳暗花明[①]。因此，近10年来这项微创、疗效可靠的技术重回骨科学界的视野，Ilizarov技术在祖国大江南北遍地开花！2024年9月在北京召开了第六届世界肢体重建大会，这个以"现代外固定技术应用"为主题的大会涵盖了20个与骨科相关的专题。说明现代骨外固定技术的理论、技术与临床成就，几乎又将分化的骨外科专业统一起来，形成一个全新真实的以患者为中心的"交叉整合骨科学"。现代骨外固定技术已经与其他学科专业进行多层次、全方位的联合研究与镶嵌，既往担心的严重并发症已降到最低，实现了再生医学肢体重建的一些目标，成为治疗疑难骨科杂症最有效、廉价、适宜、微创的外科治疗体系。我国有上千万严重肢体创伤、四肢畸形等众多传统骨科技术难以治疗的疑难骨科杂症，需要用现代骨外固定技术为主导的骨科自然重建理念才能获得满意疗效。我们应当转变观念、勇于实践，改革与之不合理的专科管理体制，创造具有中国特色、使国际社会广泛认可的"下肢形态与功能重建"技术体系。

（郭保逢，秦泗河）

第四节　第六届世界肢体重建大会掠影

一、引领肢体重建医学新发展——第六届世界肢体重建大会

2024年9月17—22日，由国际Ilizarov技术研究与应用学会（ASAMI-BR）和国际肢体延长与重建协会（ILLRS）主办，中华医学会、中华医学会创伤学

---

① 秦泗河. 应力控制下的外固定与肢体功能重建登上自然哲学殿堂[J]. 中国修复重建外科杂志, 2018, 32（10）：1235-1237.

分会承办，北京积水潭医院、中国人民解放军总医院骨科医学部、国家康复辅具研究中心附属康复医院协办的第六届世界肢体重建大会在北京圆满落幕。这场全球瞩目的医学盛会吸引了来自世界各地肢体矫形与功能重建领域的顶尖专家、学者和医疗从业者，共同探讨肢体重建的前沿技术与未来发展。

本届大会是首次由中国作为东道主组织召开的全球例会。大会以"创伤修复，畸形矫正，功能重建"为主题，日程包含会前国际培训班和大会学术交流两部分，聚焦肢体重建领域的关键问题和最新进展。此次大会获得了国内外与会专家的高度赞誉。据大会会务组最终统计数据，本次大会注册参会代表917人，来自六大洲47个国家及中国香港特区，其中境外代表254人。大会安排了715人进行961篇发言交流，包括国际学术委员会推选的9位大师演讲。本文简要介绍大会召开的概况和部分精彩内容。

（一）世界"肢体重建大会"由来与主题

"肢体重建大会"是本次国际大会的中文名称。实际上根据学会的英文名称直译为"国际伊利扎洛夫方法研究与应用学会（ASAMI）、国际骨重建联盟（BR）及国际肢体延长与重建协会（ILLRS）联合大会"。以上3个国际组织于2015年，在美国迈阿密召开首次联合大会，会上表决合并成为"世界肢体重建联合会"（ASAMI-BR&ILLRS），学会研讨与交流内容为肢体骨与软组织损伤疾病，先天、后天性肢体残缺畸形等。秦泗河等称其为"肢体重建（肢体形态与功能重建）大会"，体现了中国删繁就简的语言表述方式，也与秦泗河2013年在中国医师协会下发起创立的"外固定与肢体重建委员会"学术团体吻合。

世界肢体重建大会每2年一届，举办国家需要提前两届提交申请给时任大会主席，大会期间由各国参会代表选举确定。2017年9月，在葡萄牙首都里斯本召开的第三届世界肢体重建大会上，秦泗河、李刚（香港中文大学）代表中国成功获得第六届世界肢体重建大会的举办权。在2022年10月墨西哥召开的第五届世界肢体重建大会上，秦泗河、杜辉代表中国参会并在大会上接过了第六届世界大会的火炬。

肢体重建是指用手术及非手术方法对各种原因引起的骨骼、关节与软组织创伤、感染、缺损、畸形和缺血等进行修复及重建，最大程度地恢复肢体的形态和功能。目前，利用应力控制－组织再生原理可最大程度实现个体化重建肢体的形态和功能。其中，牵拉骨组织再生重建能够治愈传统骨科甚至高新技术都难以解决的骨科疑难杂症、肢体畸形残缺，临床产生的某些奇特疗效目前的生物学研究方法还不能完全解释。

肢体重建的理论基础是Ilizarov生物学理论，即张力－应力法则，临床思维是模仿自然、应力控制、化繁为简，生态重建，应用的核心工具与器械是骨外固定技术，尤其是Ilizarov技术体系。Ilizarov技术最大的特点是可以在固定骨折的同时进行肢体延长和畸形矫正，为肢体重建提供了新的方法。Ilizarov首先发现"牵拉成骨（distraction osteogenesis，DO）"现象，确立"骨重建（bone reconstruction，BR）"概念，后发现肢体所有组织在稳定、缓慢、持续牵拉应力刺激下，都能出现增生修复与再生重建效应，实现牵拉组织再生重建（distraction histogenesis，DH），DH成为肢体延长技术的理论核心。各种外固定是肢体重建的主要器械，尤其是六轴数字化、智能化外固定出现后，医生可以通过体外调控或远距离遥控，治疗骨科创伤与疾病。由外固定催生的肢体重建，是跨越传统学科界限合作的产物，体现了一个全新交叉整合学科的出现与前沿探索，近年，结合内固定、矫形支具等肢体重建理念突破了外固定主导的时代。因此，在中国举办的本次大会冠名为"世界肢体重建大会"，实践证明是贴合实际的。

（二）大会基本日程与交流专题设置

本次大会内容丰富多样，从精品教程到大师演讲，从研讨论坛到自由交流。按照既往惯例，正式学术交流大会开幕前，世界肢体重建大会国际学术委员会安排了1.5天的"肢体畸形矫正－功能重建核心技术"国际精品培训班。参加培训班的学员来自23个国家，共172人。培训班上俄罗斯专家古宾等带来的"原汁原味"的Ilizarov技术；埃及专家马尔·霍斯尼带来的"骨折闭合复位技术：新概念""外固定技术在肱骨和前臂的应用""先天胫骨假关节，如何预防再骨折"的专题讲座，以及"双平面截骨髓内钉固定（workshop）"的实际操作。秦泗河教授的专题讲座包括"秦泗河方法重建难治性膝关节畸形""秦泗河手术结合Ilizarov技术治疗成年期重度马蹄内翻足""秦泗河方法一期手术矫治髋-膝-踝下肢复合畸形"和"创伤后下肢残缺重建"。香港中文大学的李刚教授详细讲解了"严重糖尿病足溃疡TTT手术进展及生物学机制"，广西医科大学的花奇凯教授讲解了"TTT手术治疗糖尿病足溃疡的临床应用"。来自意大利的亚历山大·基瑞恩科（Alexander Kirienko）针对足踝畸形的两种极端类型"马蹄内翻高弓足"和"摇椅足"的矫形做了现场Workshop教学；澳大利亚的凯文·泰斯沃斯（Kevin Tetsworth）带来了"骨感染治疗的技术和艺术"和"骨缺损治疗的技术和艺术"；德国皮特·塔勒（Peter H. Thaller）教授带来"髓内延长技术系列讲座与实操演示"；美国卓尔·佩利（Dror Paley）讲授了"髋膝踝关节内截骨术""腓侧半肢发育不良的重建：新超级踝手术""先天性股骨缺损的髋关节重建（超级髋手术）""先天性股骨缺损的膝关节重建（超级膝手术）""Paley1-5型胫侧半肢发育不良的重建""第三代尺骨化技术重建桡侧拐棒手"等专题讲座，带来了极其震撼的病例和细腻的手术操作演示等精彩内容。

大会学术交流环节设置了基础研究与转化、创伤与骨折、创伤后遗症与骨不连骨缺损、肢体延长重建、骨感染、足踝重建、手-上肢重建、儿童肢体重建、显微外科与皮瓣、脊柱和骨盆重建、保膝、保髋与保肢、胫骨横向骨搬移与糖尿病足、肢体残疾功能重建、神经源性疾病后遗症、临床研究成果转化、罕见病骨科问题、骨肿瘤、全髓内延长与美容增高、康复、护理与矫形器、医学人文与新理念等20个专题，内容丰富，几乎涵盖了骨科所有亚学科，并涉及神经、血管、罕见病、内分泌、生物工程、假肢矫形器、基础研究、临床创新与转化等领域。探讨了当前肢体延长与功能重建领域的热点话题及前沿进展。不同国家医学文化与临床思维交互呈现，展示了"肢体形态与功能重建"在骨科学新时代发展的特点与魅力。与会者充分感受到了非传统医疗模式下，自然重建理念指导下的医疗范式，在治疗复杂创伤骨折、肢体畸形残疾、骨科疑难病与罕见病中的优势，获得了解决骨科疑难问题的一把新钥匙。

(三）境外专家大会交流内容的创新器械、技术与成果

在此次大会上，许多境外专家报告了自己的创新器械、技术与成果。例如，来自俄罗斯圣彼得堡临床医学中心的Alexander Gubin介绍了"Ilizarov方法在脊柱和骨盆的应用"。Gubin教授是前俄罗斯库尔干国家Ilizarov中心主任，他谈到该中心很早就在骨盆手术和脊柱手术这两种高风险手术当中使用Ilizarov的概念。采用闭合微创截骨外固定缓慢牵拉的方法可以实现椎弓根部脊神经根减压、治疗脊柱裂和脊髓栓系、椎板缓慢牵拉椎管扩容，以及脊柱侧弯的矫正等，外固定方法能够帮助患者获得最好的骨与软组织的修复和重建。巴西矫形外科和创伤学会主席Jose C Bongiovanni在开幕式的大师演讲上介绍了Bongiovanni-Amaya长骨干微创截骨术。2010年他及其同事Amaya开始应用这种微创截骨术，他使用一个可高速旋转的磨钻，仅需要约2mm的小切口，术中不用止血带，配合冷生理盐水冲洗，术后配合外固定。但需要术者对所截骨段周围有清晰的解剖认识，熟知截骨的预计深度和方向。德国慕尼黑肢体延长中心的Rainer Baumgart报告了全髓内延长进行美容增高的经验。他首先谈到了大家最为关心和在国内较为敏感的一个话题，骨科医生需要研究为了健美而手术的肢体延长技术吗？Baumgart教授给出的答案是肯定的，理由是他认为"身高矮"是一种症状，患者会基于社会文化和工作、交际等需要而受到困扰。但"身高矮"并不是一个诊断，需要慎重选择适应证。此外，还需要经验丰富的外科医生来做这方面的手术，这是因为美容延长同样会出现各种各样的并发症。他列举了在慕尼黑肢体延长中心进行肢体延长的患者中，美容增高的患者仅是其手术总病例的5%。在临床手术时，施术者应该尊重身体的比例，最高的肢体延长是大约整个身高的10%。Baumgart及其团队使用的是德国产的Fitbone®全髓内延长髓内钉，新一代的产品非常稳定可靠。需要注意的是，要做好术前规划设计和术后至少3~4年的随访，以确保最大限度地减少并发症。

Ilizarov技术因其神奇的效果和相对廉价的外固定器械，尤其适合经济欠发达但又人口众多的国家。例如，此次除来自东道主国家的参会人员外，参会人数最多的国家是孟加拉国。来自孟加拉国的Bari-Ilizarov矫形外科治疗中心的

Mofakhkharul Bari教授介绍了"Ilizarov技术救治濒临截肢的四肢创伤骨折"。孟加拉国交通治安状况差，交通创伤频发。Mofakhkharul Bari教授展示了大量用Ilizarov技术治疗的复杂开放性肢体创伤病例，从创伤控制、康复训练到最终的治疗均展现了Ilizarov外固定技术的独特魅力。

（四）中国肢体重建领域的国际学术地位获得空前提升

本届大会在中国召开，东道主优势得到了充分体现，中国力量大放异彩。此次大会中国大陆参会注册代表达663人，报告的题目涵盖了所有20个主题内容，中国的一些原创技术和研究成果在会议上受到高度关注。如来自复旦大学附属华山医院的徐文东教授团队报告了"左右颈七交叉移位治疗中枢瘫"。研究发现在控制上肢的五大神经中，第7颈椎神经的特殊性，它含有40 000根以上的神经纤维，功能占支配上肢神经的25%。巧妙地利用正常人大脑半球交叉控制对侧上肢的特点，将左右第7颈椎神经交叉互换移位，使得瘫痪上肢连接到了同侧健康脑半球，首次实现人类一侧大脑半球同时支配双侧上肢，明显改善了瘫痪侧上肢的功能。秦泗河教授作为中国现代下肢矫形与重建外科的主要奠基人和本届大会主席，在大会开幕式上做了题目为"秦泗河矫形外科37 763例肢体畸形手术病例大数据——带给世界医学的历史性富矿"的大师演讲。秦泗河教授及其团队在肢体重建领域积累了丰富的经验，37 763例肢体畸形手术病例大数据，是秦泗河矫形外科45年来默默耕耘的璀璨结晶。这个庞大的数据库，不仅为世界医学提供了无比宝贵的资源，更为深入研究肢体畸形的病因、治疗方法，以及预后奠定了坚实的基础。另外，在会前精品国际培训班中授课内容涵盖了"秦泗河方法重建难治性下肢畸形残缺、复杂肢体畸形矫正功能重建的东方智慧"，共7篇论文发言。这些发言充分展示了中国传统医学与现代医学相结合的独特魅力，为世界肢体重建领域提供了崭新的思路与方法。如在中国大陆已经广泛推广的胫骨横向骨搬移技术（TTT技术）、用于感染骨缺损和创面治疗曲龙创新的"牛鼻子引流"技术、应用自主开发的取芯器行轴向骨搬移治疗股骨头坏死等，均引起与会中外学者的浓厚兴趣。显示了中国在肢体重建技术方面的创新能力和研究水平，能够为该领域的发展提供新的思路和方法。"肢体形态与功能重建"学科在中国的发展取得了显著成就，该学科运用生态医学理念指导临床实践，具有独特的优势。

（五）本届大会决出的重要大事

本次世界大会无论是从国际网站设置、大会注册、会议日程安排、开幕式、英文交流等均遵循国际学术会议规则。大会学术安排日程与办会形式，得到参会代表尤其是境外所有国家代表的高度赞誉，会议期间国际大会学术委员会和组委会决出了几件重要大事。

第一，大会国际学术委员会从全球推选出了对外固定与肢体重建创新发展作出突出贡献的9位专家授予"终生成就奖证书"，14位专家授予"突出贡献奖证书"。第二，选举产生2030年第九届世界肢体重建大会的举办国家与城市。本届申报的竞办国家有意大利、德国、印度，经过竞选演讲最终意大利胜出，大会主席秦泗河教授宣布——2030年第九届世界肢体重建大会在意大利米兰市举办。第三，与下一届世界肢体重建大会举办国主席的交接仪式。2024年9月22日13：00，在大会主席秦泗河教授主持下，2024年"第六届世界肢体重建大会"胜利闭幕，本届大会主席秦泗河将"世界肢体重建大会会旗"传递到将于2026年举办的第七届世界肢体重建大会主席马来西亚Aik Saw教授手中，世界各国肢体重建协会主席均在会旗上签名，标志着本届大会的圆满结束。

医学界的跨国交流对于医学发展非常重要，本届大会意义重大，影响深远。大会让中国向世界展示了中国在肢体重建领域的创新成果与实践经验，为中国的学者和医生搭建起一个广阔的全球分享与学术交流平台，使中国的骨科专家能够与世界各国的同行们携手并肩，深入探讨肢体重建领域的前沿技术、创新理念及丰富的临床实践经验。借助这个平台，中国学者充分展示了自己的研究成果，同时汲取了国际先进技术，明显提升了中国在肢体重建领域的学术地位。大会的成功召开，无疑是中国骨科学界乃至整个医学界发展的一座里程碑，更是全球肢体重建领域交流与合作的关键契机。标志着中国肢体创伤修复、畸形矫正与功能重建发展与国际合作进入新阶段。大会将推动中国肢体重建外科与西方并驾齐驱，在国际视野下重塑本领域的格局（图2-4-1～图2-4-9）。

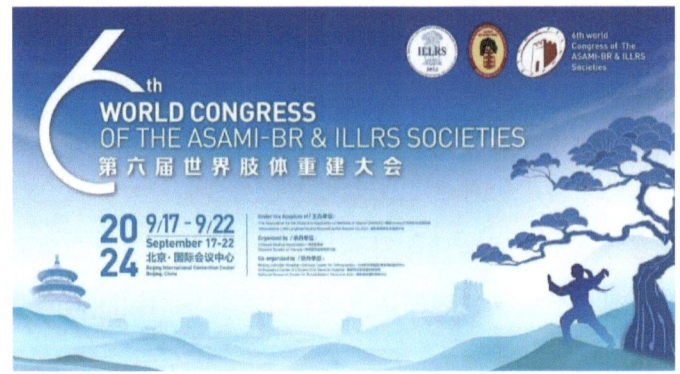

图 2-4-1　第六届世界肢体重建大会具有中国文化韵味的海报

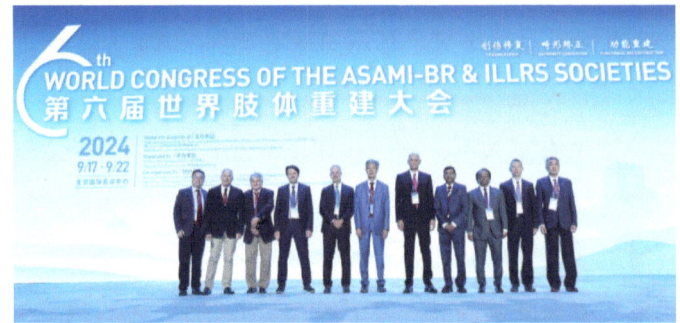

合影嘉宾左起依次为李刚（开幕式主持人）、Nuno Craveiro Lopes（葡萄牙）、Jose C Bongiovanni（巴西）、Alexander Gubin（俄罗斯）、Dror Paley（美国）、秦泗河、Gamal Hosny（埃及）、James Fernandes（英国）、Mofakhkharul Bari（孟加拉国）、蒋协远（北京积水潭医院院长）、王健（中华医学会副会长兼秘书长），另有两位大师演讲者唐佩福院士和德国 Rainer Baumgart 教授未能赶上开幕式，遗憾未能合影留念。

图 2-4-2　开幕式致辞嘉宾及大师演讲专家

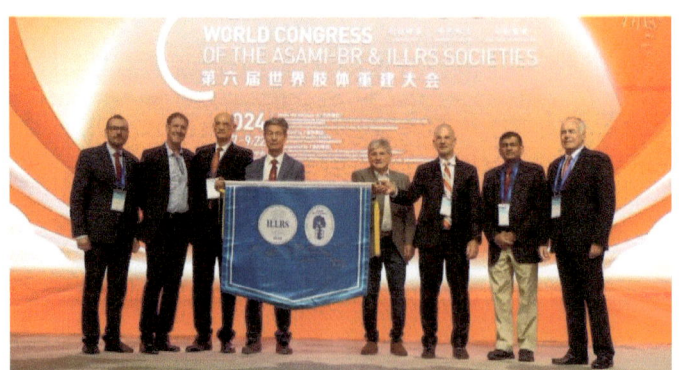

合影嘉宾左起依次为 Burtsev Aleksandr（俄罗斯）、Kevin Tetsworth（澳大利亚）、Gamal Hosny（埃及）、秦泗河、Jose C Bongiovanni（巴西）、Dror Paley（美国）、James Fernandes（英国）、Nuno Craveiro Lopes（葡萄牙）。

图 2-4-3　国际肢体重建联合会发起国及历任主席在国际会旗上签字后合影

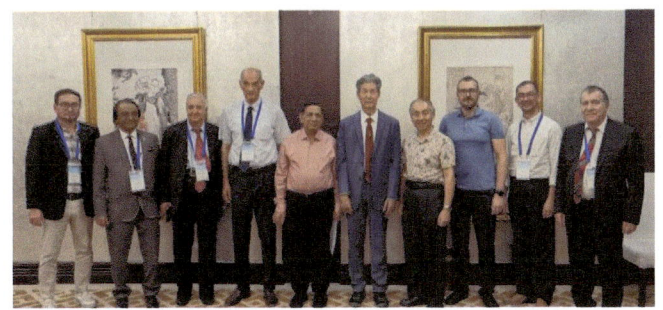

合影嘉宾左起依次为 Faisal Miraj（印度尼西亚）、Mofakhkharul Bari（孟加拉国）、Ghassan Salameh（叙利亚）、Gamal Hosny（埃及）、Rajat Agrawal（印度）、中国秦泗河、马来西亚 Aik Saw、俄罗斯布杰才夫亚历山大、菲律宾 Daniel Dungca、阿塞拜疆 Jabrayil Alakbarov。

图 2-4-4 亚非 10 个人口众多的国家 ASAMI 主席，签订"Ilizarov 技术与肢体重建医师培训 - 合作协议"后合影

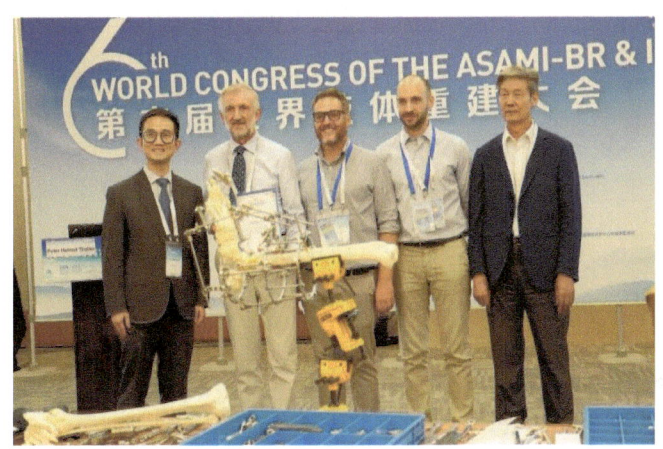

最左侧为主持人杜辉，最右侧为秦泗河。

图 2-4-5 意大利著名外固定足踝重建专家 Alexander Kirienko 教授演示新型足踝矫形与重建 Ilizarov 外固定构型

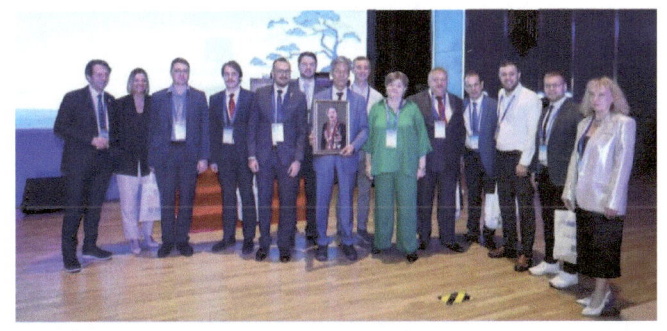

图 2-4-6 俄罗斯代表团 13 人共同向大会主席秦泗河教授赠送了一幅 Ilizarov 教授的肖像油画

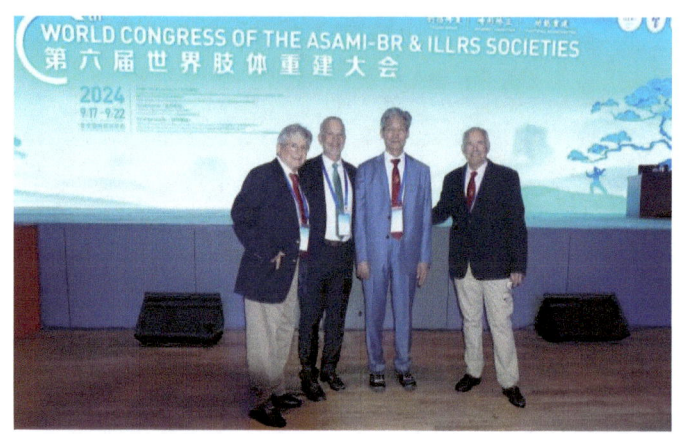

合影嘉宾左起依次为 Jose C Bongiovanni（巴西）、Dror Paley（美国）、秦泗河、Nuno Craveiro Lopes。

图 2-4-7　第五届大会主席巴西 Jose C Bongiovanni 教授、第一届主席美国 Dror Paley、第六届主席秦泗河、第三届主席 Nuno Craveiro Lopes 在会场合影

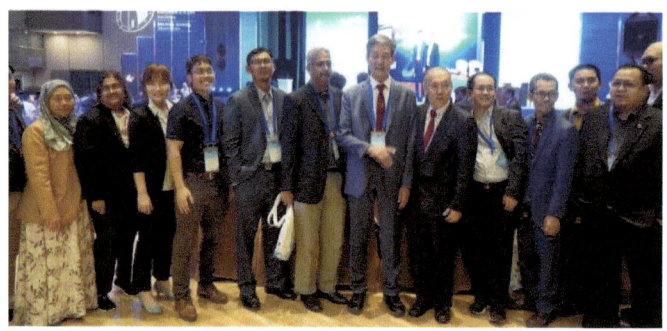

左起第 8 位为第七届肢体重建大会主席 Aik Saw 教授。

图 2-4-8　马来西亚代表团与秦泗河教授合影

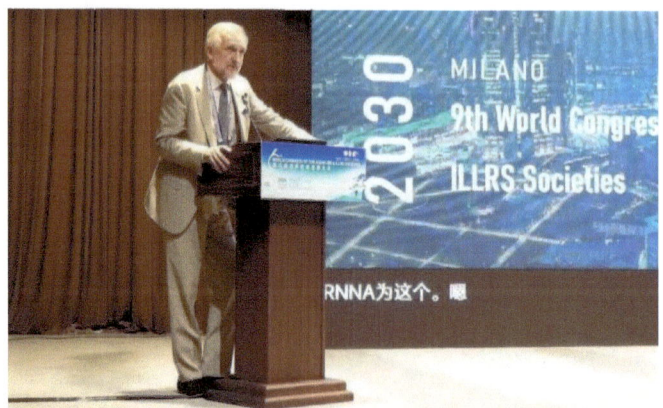

图 2-4-9　Alexander Kirienko 教授代表意大利在竞选申办 2030 年第九届世界肢体重建大会的演讲照片

（郭保逢，秦泗河）

二、创伤与创伤后遗症-肢体重建艺术——记第六届世界肢体重建大会创伤与修复

2024年9月17日至9月22日，第六届世界肢体重建大会在北京成功召开。此次大会是全球肢体重建领域的一次智慧碰撞与成果展示。在本次大会的20个交流主题中，创伤及创伤后遗症的治疗一如既往地成为本次会议交流和关注的重点。在本届大会的创伤及修复专题会场汇聚了国内外顶尖的专家和临床医生，交流内容涵盖了创伤修复和创伤后遗症治疗的各方面。通过聆听各位专家的精彩演讲和案例分析，笔者对肢体重建技术在创伤修复方面的应用和最新进展有了更深入的理解，以下笔者分享部分精彩授课内容和感悟。

（一）骨折的治疗

肢体重建技术治疗复杂骨折，尤其是最常见的胫腓骨骨折和足踝复杂损伤，一直是临床应用和每次会议讨论的热点。来自波兰奥波莱大学医学科学研究所的Piotr Morasiewicz教授通过两个题目的讲解向大家展示了波兰改良的Ilizarov外固定架在治疗跟骨骨折方面的临床应用效果，并通过收集和分析患者治疗后的影像结果、下肢的平衡状况及足部重量分布情况，较为全面地总结了应用波兰改良的Ilizrov外固定架构型治疗跟骨骨折的效果和治疗经验。他们认为，使用该结构仅通过在跟骨中引入1根克氏针就足以在治疗跟骨骨折方面取得良好的临床和影像学结果，骨折块可以被足够稳定地固定并实现愈合，恢复跟骨的形态和结构（图2-4-10）。

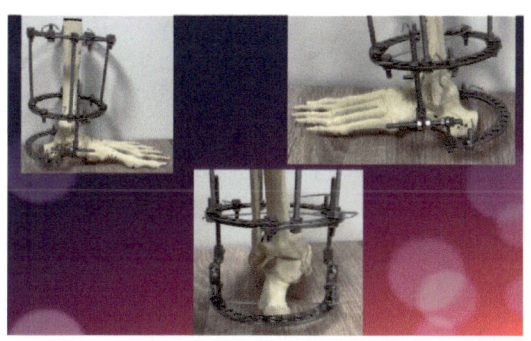

图2-4-10　波兰改良的Ilizarov外固定架治疗跟骨骨折

来自以色列沙米尔医疗中心（阿萨夫哈罗费）的Uri Hazan教授和大家分享了他们应用Ilizarov胫骨-跟骨牵张构型的外固定架，通过关节融合来治疗复杂距骨骨折的许多病例。他认为距骨-跟骨撑开结合关节融合术可用于复杂距骨骨折，且可作为一种主要的手术方式。即使该方法的一个长期并发症是距舟的疼痛，但也可考虑行预防性的距舟关节融合术来获得治疗（图2-4-11）。

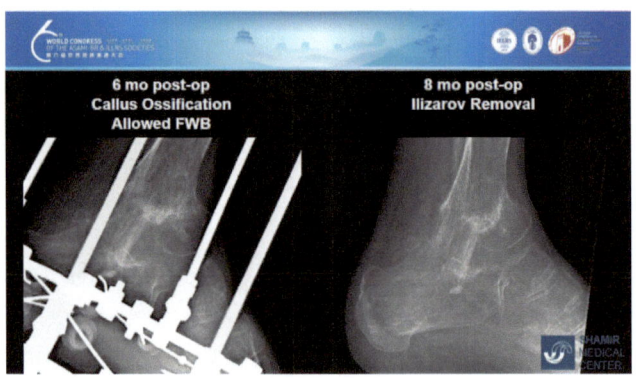

图 2-4-11　胫骨-跟骨牵引治疗复杂距骨骨折

意大利的Lorenzo Maria Di Giacomo教授介绍了他们利用跨踝关节的双环构型外固定架治疗踝关节复杂骨折的经验。认为双环结构通过适度的牵张可治疗复杂胫骨远端关节内骨折，该方法显示了良好的临床和影像学结果，可早期获得功能恢复的同时减少了对软组织的进一步损伤（图2-4-12）。

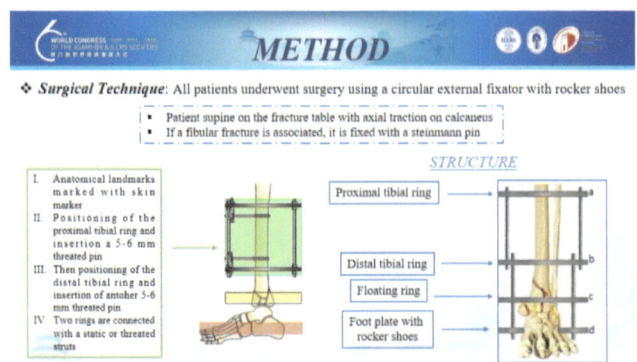

图 2-4-12　跨踝关节的双环构型外固定架治疗踝关节复杂骨折

新加坡Jonathan Yeo教授在治疗开放性胫骨骨折（Gustilo IIIB-C型）时发现，经典的环形外架构型在随后处理创面时经常会因外架的阻挡而遇到困难。为了解决这一问题，他们根据每位患者创面的不同，利用全环和开口环组建了新的构型，并在该构型的基础上联合包括皮瓣移植在内的其他方法成功治疗了多位胫骨开放骨折患者。可见利用该构型可使软组织重建更加方便，手术规划更加灵活，可有效保护重建的软组织并使患者早期负重行走。他提出Gustilo ⅢB ~ ⅢC 型开放性胫骨骨折易发生深部感染，个性化的环架结构可方便进行相应软组织重建，使得在这种复杂骨折的治疗过程中保留了应用所有其他可用治疗方法的可能性（图2-4-13）。

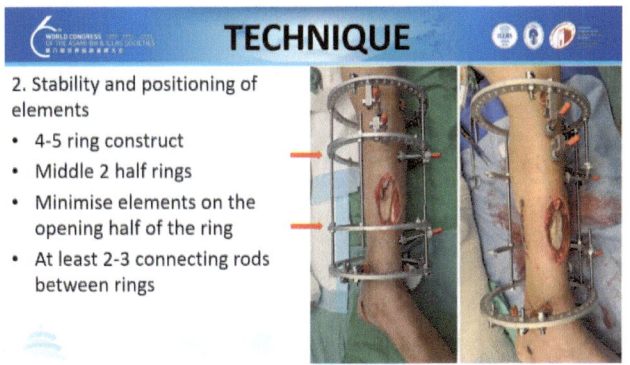

图2-4-13 利用开口环组建的外架利于创面的处理

（二）骨缺损的治疗

骨缺损，尤其是感染性骨缺损是较为常见的严重创伤后遗症，也一直被视为骨科创伤治疗的难点。此次会议中乌兹别克斯坦的Sharof Davirov教授与大家分享了他们治疗长骨大段感染性骨缺损的经验（图2-4-14）；印度的Ritesh Arvind Pandey教授着重介绍了他们利用骨搬移术治疗胫骨感染性骨不连的病例（图2-4-15）；巴西Mauricio Ivo教授则结合病例展示了他们治疗股骨感染性骨不连和利用内外固定结合的方式减少外架佩戴时间的经验（图2-4-16）；印度Srinivas Reddy Nookala教授讲述了利用Ilizarov方法治疗前臂感染性骨不愈合的病例（图2-4-17）；埃及Barakat El-Alfy教授分享了他们应用Ilizarov外固定架治疗肱骨远端感染性骨不连的研究（图2-4-18）。经过以上专家的讲述，我们系统地学习了四肢长骨感染性骨缺损的治疗。深刻理解了彻底清创，稳定固定是治疗感染性骨缺损的基础，抗生素珠链的有效性再一次被强调，了解到即使较小且骨质疏松的骨碎片克氏针也能产生良好的抓握力，强调了环形固定器允许在骨不连部位进行均匀加压的同时还可实现延长、矫正畸形、及早恢复功能锻炼等优点。

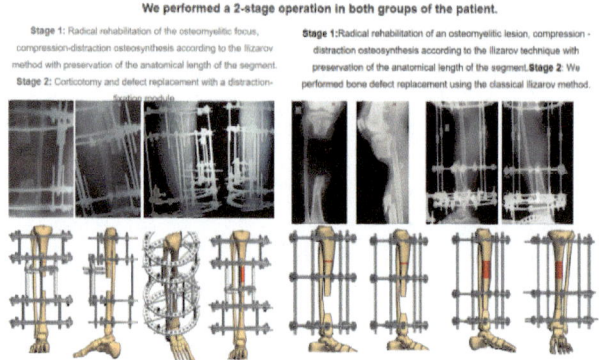

图 2-4-14　Sharof Davirov 教授大段骨缺损病例

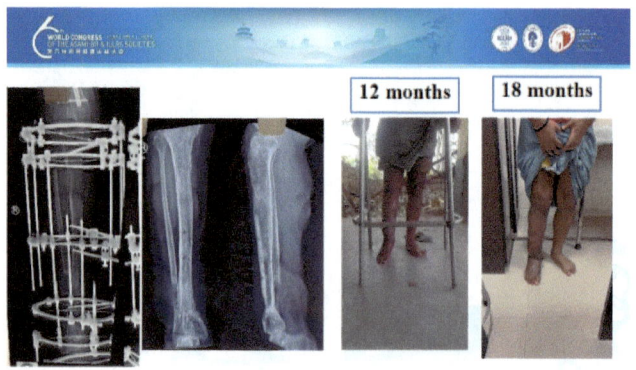

图 2-4-15　Ritesh Arvind Pandey 教授胫骨感染性骨不愈合病例

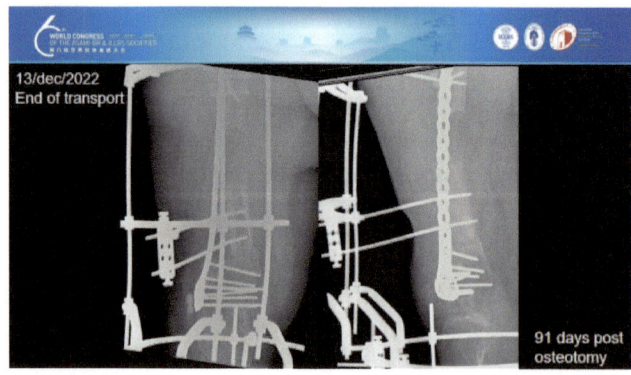

图 2-4-16　Mauricio Ivo 教授股骨感染性骨不愈合病例

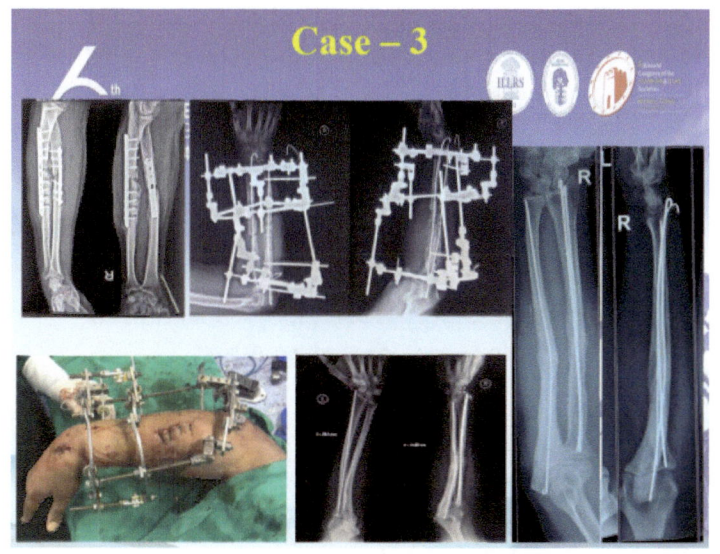

图 2-4-17　Srinivas Reddy Nookala 教授前臂感染性骨不愈合病例

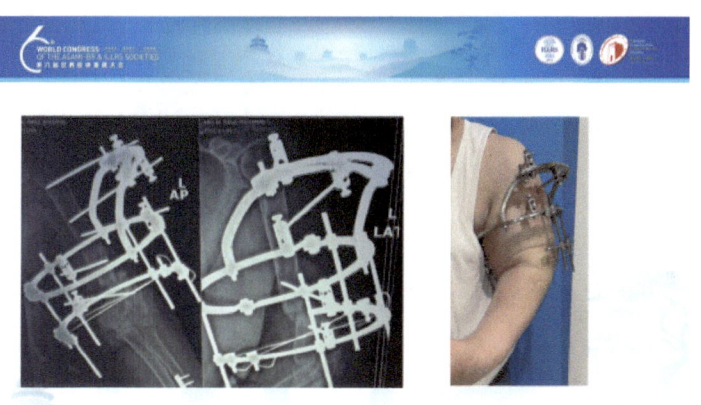

图 2-4-18　Barakat El-Alfy 教授肱骨感染性骨不愈合病例

菲律宾的Daniel Dungca教授和Joed Bezer Tan教授利用手术示意图和精彩的病例分享，分别向大家讲述了利用胫骨半皮质骨搬移治疗部分骨缺损的经验。他们认为，半骨皮质骨搬移是胫骨部分骨量丢失的可行替代方式。该方法可处理骨和软组织丢失，治疗期间允许负重活动；与传统的骨搬移方法相比，该方法可以缩短患者的治疗时间（图2-4-19）。

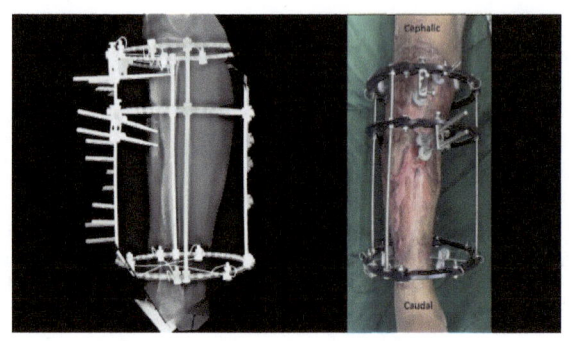

图 2-4-19　胫骨半皮质骨搬移

印度的 Ruta Kulkarni 教授提出了利用一种具有开槽结构的钢板配合经典外固定架完成骨延长的方法，并展示了获得良好效果的病例。他认为对于中等长度的骨延长，开槽钢板结合外固定器延长明显优于单纯利用外固定架的经典骨延长（图2-4-20）。

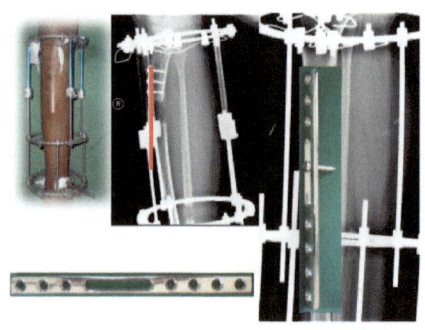

图 2-4-20　滑槽钢板结合外架骨延长

第六届世界肢体重建大会的成功举办，不仅是中国肢体重建领域的一次重要里程碑，更是全球医学交流与合作的一次盛会。大会带来的推动与影响力在相当长的时期内会持续存在并逐步显现。本次大会在中国肢体重建事业发展史上是一次史诗级的胜利大会，在世界肢体重建发展史上起到承上启下的关键作用。展望未来，我们有理由相信，在秦泗河教授带领下，在各位学者的共同努力下，肢体重建事业将继续保持蓬勃发展的势头，为全球医学事业作出更大的贡献。让我们共同期待，全球的学者们在未来的世界肢体重建大会上，继续闪耀光芒，续写辉煌篇章！

（王栋，张永红，秦泗河）

第三章
思维的跨越和创新

对生命现象的深入探讨一定会涉及哲学和思维方法等问题。人的呼吸、心跳、神经冲动传导、蛋白质合成等，几乎所有生命过程都是不断重复的过程，而骨折愈合也不可能在几个月的过程中成为一种没有重复的单程旅程，因其将耗费大量的基因资源。对待科学问题，有时变换一个角度就可能柳暗花明。但变换一个角度分析问题并非一件容易的事情，事先必须有充分的资料和证据的积累，必须充分循证前辈们的医学资源，还要有殚精竭虑的思索，否则就很难找到新角度来分析问题。

有了充分的资料积累，还应站在一定的高度去分析问题，要有宏观的视角，从系统的角度来分析和验证。用电子显微镜研究同一棵树上的两片叶子，花上几个月的时间也许会找出成千上万个不同之处，因为世上没有两片完全相同的叶子。但是用肉眼只需要几秒钟就可以得出判断，那是同一种树叶。

当传统理论无法解决许多理论问题时，则常需要思维的跨越和创新。有时这种跨越和创新仅仅是一个简单的想法，只是这种简单的想法完全脱离了原来的理论范畴，如基因的发现、量子概念的提出等。在骨折愈合领域，传统理论代表了惯性思维，而人体机制大多是不断重复的过程，这给人一种横向的启示和联系。当笔者看到McKibbin的老鼠截肢实验时突然想到，骨折愈合会不会是一个不断重复的过程呢？这个简单的想法使许多问题都得到了合理解释，但又脱离了传统的理论范畴。

第一节　骨折愈合理论的哲学思考

一、骨折愈合理论的哲学思维

生命现象有着特殊的内在规律，可总结如下几点。

（1）重复的原则：重复与复制是生命现象的最基本规律。从生物分子如核糖核酸、酶、蛋白质等，再到细胞、到组织、到器官、到系统，甚至到个体，几乎所有的过程都具有重复性或可重复性。如果把一个参与或影响过程的因素称为一个自由度，那么自由度越少，该过程重复的精确性越高，如核酸的复制、抗原抗体的结合等；而自由度越大，即相关因素越多，则重复的精确性就越低，如物种的遗传繁衍。因此，微观简单过程的重复常是精确的，而宏观复杂过程的重复常是近似的。骨折损伤是多种组织的复合损伤，其修复过程只能是一种近似的重复过程，从临床表现到单一因素的实验研究可有较大的差异结果。

（2）简洁高效原则：机体复杂的功能是以细胞高度分化及分工为前提的，在这一点上，生物进化和社会进化则十分相似。在分子水平，无论酶与底物，配体与受体，从DNA到RNA，从RNA到蛋白质都是高度分工的，生物学上称之为特异性或专一性。在细胞、组织、器官以至系统水平，分化与分工也是十分明显的特征。这种高度的分工产生许多简单高效的基本功能单位，其可遵循简洁高效的原则，生物体精巧复杂的功能建立在这种简单性基础之上。

（3）病理过程以生理过程为基础。目前对肿瘤的认识已进入基因水平，已证明许多癌基因具有重要的生理功能。分子免疫学已证明免疫分子在细胞间识别、通信，以及多种细胞、分子反应过程的调节方面具有广泛的生理作用。免疫病理过程与免疫生理机制有着深刻的联系，其中生理过程量的改变也常是病理过程的起始。

骨折愈合过程常需数月甚至1年以上，传统的形态学分期把这一过程描述为不重复的独立过程，在这样漫长时间的每一时期，机体都要启动不同的基因或者功能单位,这一理论不但在解释临床现象时矛盾重重,也不符合简洁高效的原则。而重复的机制最能体现高效节约的生命法则。在这一点上,计算机法则与生命法则有着高度的一致性,高度智能复杂的计算机功能是建立在简单的二进制重复的基础上的。简而言之,唯有重复才有生命。骨折愈合是初始骨痂反应的重复与积累,这一结论不但可以解释广泛的临床现象,也符合基本的生命现象法则。

在前一个结论的基础上,从病理过程以生理过程为基础联系的观点出发,结合已有的文献材料,可以推论骨改建是骨折愈合的生理回归,即骨折愈合近似地重复了骨改建的细胞分子机制。

若对生命现象的分析过于简单,则容易停留于表象,而过于复杂则难以理出头绪,甚至导致不可知论。简单化原则提示,明确的分工是高级生命细胞活动的普遍规律,这对分析破骨细胞的作用有很大帮助。破骨细胞、皮肤的朗格汉斯(Langerhans)氏细胞及肝脏的库普弗(Kupffer)细胞均来源于单核巨噬细胞,尽管其分别参与不同的生物过程,但它们却可能是不同生物过程中起识别作用的同一个生物软件。破骨细胞启动成骨过程已被广为接受,认为破骨细胞在骨吸收方面起主导作用的传统观念不但缺乏形态学支持,也不符合明确分工的简单化原则。[1]

二、骨折愈合的启动过程

毫无疑问,骨损伤是骨折愈合过程最初的启动信号。Mckibbin描述的初始骨痂反应是一个里程碑性的概念。在极端情况下,即截肢后,骨残端的骨痂反应是一个持续约2周的短时一次性事件,而骨折愈合需要数月甚至1年以上的时间,因此不能用一次事件来解释。

骨折愈合过程更像建筑一幢高楼,在开始和结束时用的都是钢筋水泥和砖石。有学者认为骨折愈合与骨延长愈合是不同的机制,其实世界上没有两片相

---

[1] 以上内容1995年作于西安空军军医大学唐都医院。

同的叶子，即问题可被大大地简化了。"骨折愈合一元论"的主要内容就是骨折愈合过程需要持续的启动信号，换句话说，有关骨折愈合的绝大多数问题，如骨折延迟愈合、不愈合、应力遮挡效应等问题都可以用信号启动失败来解释。

那么什么是骨折愈合的启动信号呢？骨折损伤本身是毫无疑问的启动信号，在此基础上又有人提出微损伤与微动的概念。其实微损伤和微动都不足以很好地概括骨折愈合的启动信号，还有微而不伤，微而不动的应力刺激。骨折愈合的启动信号可有多种形式：损伤、微动、应力刺激等，这些刺激都通过初始骨痂反应来生成骨折愈合的建筑材料。除此之外，骨缺血、充血（如动静脉瘘）等，局部的化学刺激（如金葡菌素）、生物刺激（如细菌感染、肿瘤等），局部的电刺激、超声波等都可能诱发骨痂生成反应。

骨折愈合过程需要持续的启动信号。从手术治疗的角度讲，维持骨折愈合持续启动信号的核心是骨折两断端持续可靠的接触，重建骨骼力学的完整性。没有接触很难维持持续的启动信号，短暂或不可靠的接触就可能导致失败。由此可知，股骨髓内固定要优于钢板。开槽植骨是最可靠的植骨方式，这是一种很难通过动物实验证实的理论医学推断，但可以被大规模的循证医学观察所证实。

问题是绝大多数疑难病例已经错失了重建骨骼可靠接触、恢复力学完整性的机会，那么就应该采取干预。手术干预是其中的一种，但代价较大。局部注射BMP或红骨髓、金葡菌素等化学物质刺激是相对折中的办法，但报告研究不多。局部冲击波治疗应该很有前景，但并不能增加固定的稳定性，因此应适当使用辅助支具进行局外固定，增加保护措施。[①]

三、骨钙调节因子的靶细胞

血钙是骨钙调节、肠道吸收、肾脏排泄的综合反映。我们把调节骨钙代谢的激素或细胞因子统称为骨钙调节因子。目前为止，骨钙调节因子可能的靶细胞主要有破骨细胞、成骨细胞和骨细胞。

---

① 上述观点作于2003年丹东。

如果破骨细胞是靶细胞，有两种可能。一种是破骨细胞在血管内被激活分化，然后游出血管外，这时候骨组织的血管一定具有特定的标志供破骨细胞识别，否则血液循环中大量的破骨细胞随机地进入其他组织不会发挥作用，不符合进化论的经济学原理。再者，破骨细胞随机地进入骨组织也不符合实验观察，因为目前观察到生理性骨改建是非随机的，即不是均匀发生的，因此破骨细胞在血液循环内被激活分化的可能性不大。另一种是破骨细胞在血管外的骨组织中被激活分化，但这与循环激素的作用似乎关系不大。破骨细胞自血管内游出是非随机且受邀请的过程，具有"地点特异性"，其是局部机制的作用结果，与循环激素的作用无关，循环激素很难决定骨改建的具体地点。由于骨组织的局部机制邀请了破骨细胞游出血管，所以该机制也同样决定了破骨细胞的分化增殖，而循环激素在血液循环内不能激活破骨细胞，说明该激素对前破骨细胞的作用是间接的。因此，循环激素直接刺激破骨细胞进行骨吸收的可能性不符合逻辑。

相反循环激素如果直接刺激骨细胞进行钙盐代谢，上述问题则迎刃而解[①]。

四、初始骨痂反应是否为唯心主义

2007年12月，一位同行在网上给笔者留言，对"骨折愈合一元论"提出疑问，认为初始骨痂反应理论有唯心主义倾向。笔者觉得，唯心、唯物的探讨和辨别是科学进步的重要动力，科学的思维需要创造性，这种需要思维创新发现的东西不是书本上已经记载的东西，也不是老师传授过的东西，因此在科学假说被证实之前，当然有唯心的成分，这是科学进步的必经阶段。唯心主义不可怕，可怕的是墨守成规，在束手无策和走投无路时仍然不思变革。没有思维的跳跃和创新，科学如何进步？同行间的这种讨论没有条条框框的束缚，任思绪延伸和碰撞，或许会摩擦出有益的火花。以下是笔者与该同行讨论过程的简述。

该同行：初始骨痂反应是唯心主义的，至少不是彻底的唯物主义。应力遮挡不是唯一的钥匙。

---

① 以上内容作于2003年5月24日。

笔者：欢迎指正，十分希望您能详细论述，大家共同探讨。

该同行：谢谢刘老师回信，工作中以下几点体会还请老师指教：①骨折不可怕，就怕复位差，复位差不可怕，就怕活动大；②复位要巧，固定要好，活动要早；③不下床骨折永远不会愈合，关键是如何去做；④动静结合是动静平衡，它的本质是什么？愈合的本质又是什么？学生体会是平衡系统的不断升级，单位系统论是工具方法，单位静量与单位动量增加的结果；⑤学生的目的只是追求随心所欲、不逾矩的境界。后续内容有待时间来整理，请问钢板的意义是什么？骨折间隙内的软骨成骨是必须的吗？是什么因素诱导的？

笔者：很高兴能听到回音，总结得不错。唯心、唯物的问题争论会很大，我的结论是建立在循证医学基础上的。很少有人完全靠自己的经验来得出正确判断，如Ilizarov。我很欣赏您的上述观点。钢板的意义大致有两个：一是恢复骨骼的力学功能，从而恢复肢体功能；二是为骨折愈合提供相对稳定的力学环境。当然钢板的应力遮挡效应妨碍骨折愈合。骨折间隙的软骨生成是否是必须的，这个问题是学术细节，存在和必须又是两回事。从实验分析可知，BMP是诱导因素之一，但也许并不是最原始的环节。破骨细胞参与其中，涉及干细胞激活分化问题，过于学术，目前我掌握的资料不多，学习不够。希望您能系统地表达学术观点，唯心论可以狠批，越狠越好，学术就是不破不立，推陈出新。但要破也要立，推陈也要出新，创新是科学发展的生命。

该同行：加压钢板或钢板（夹板）的使用节约了愈合的成本，减少骨痂材料的用量，使骨折可以在新的人为介入的水平开始。坏处是对大系统联系的破坏即血供等的干扰。愈合具体时间是没有意义的，只有快或慢有意义。

再请教老师几个问题。骨痂为何呈梭形？骨膜的意义是什么？相对完整的骨膜也有节约成本的作用吗？

笔者：同意您对钢板问题的看法，有一点补充供您参考。"人道不如天道"，想当然的解释可能并不符合大自然的原理。大自然的繁衍生存法则是过犹不及，花的种子可能仅有少数会发芽生存，鱼卵最终发育为成鱼的可能仅有百分之几，过修复是生命的基本法则，造物主总是慷慨的，并没有考虑成本节约的问题。

或者说慷慨才是最低的成本，简洁也是最低的成本，这是大自然的辩证法。这个问题的核心是，现有的理论没有回答，骨折为什么会发生修复现象，为什么会中止？不知道根据唯物论分析，会给出怎样的答案。"骨折愈合一元论"给出了一种解释。

骨痂为何塑形，其实很简单，与骨改建是一个道理，因为它要新陈代谢，更是因为骨折修复是一种"高成本"的修复，多余的东西自然要瘦身。[①]

骨膜的意义有两种观点：一种认为它具有修复作用，另一种认为不过是一种界膜，没什么神奇和特殊的。我的观点是两者兼而有之，当然完整的骨膜再好不过了，其可以极大地节约愈合成本。但道理是没有一块骨头会是裸露的，您不用担心，只要是骨头，它自己就会"穿衣服"。即使有意切除骨膜，该愈合还是会愈合。这个观点仅供参考。前一阶段曾有关于引导性骨再生的研究，就是在骨折断端人为地建立一个封闭的空间，也可以认为是一种膜，也可以极大地节约愈合成本。可见只要是膜就可以节约成本，是不是骨膜有什么区别？当然有，只是没有人做对比研究，因其没有什么大的意义。

该同行：骨折愈合可以理解为没有终止，只是又达到伤前的平衡状态，如果动量减少就会发生骨质疏松，而动量增加就会使骨骼更强壮，动量与骨强度、骨折愈合的实质机制应是相通的。再请教老师是如何理解动静结合的呢？

笔者：先谈第一个问题，"骨折愈合没有终止点"的说法太哲学化了，与实际问题关联度不强。唯物主义还是用来解决问题的。您说的动量与骨强度的关系实际上100年前就有人描述过，即所谓的Wolff定律。其与骨质疏松机制虽然有一定关联，但骨质疏松的细胞机制与骨改建的细胞机制基本上是两回事，如果您感兴趣可以对骨质疏松的病理学机制做检索综述。骨折愈合机制和骨改建机制具有相同的细胞学基础，这是"骨折愈合一元论"的基本内容。看来您的理解还没有超出这个理论的范围。

---

① 骨痂呈梭形与局部血肿的形态相关。笔者回答这个问题时理解有误，但可见这位同行十分具有好奇心，善于思考。

如何理解动静结合,"骨折愈合一元论"给出了最好的解释。骨折愈合需要持续的信号刺激,因此绝对静止没有前途。从临床上讲,也不人道。所谓动,要有一定的限度,从理论上讲,骨折愈合的刺激信号可以分为3种:第一种是低阈值的无效刺激,即所谓的绝对静止;第二种可以称之为修复性刺激,产生剩余价值,即过修复现象;第三种是损伤性刺激,得不偿失。动静结合作为一种宏观观念,就是既要使骨折得到可靠的固定,从而恢复一定的功能,又要使骨折间产生一定的微动和力学传导。体现在术后指导患者要积极乐观,动起来,还要体现在医患配合和沟通上,医患双方都应谨慎小心,循序渐进,保持耐心。在保守治疗方面,美国的Samiento、中国的尚天裕都是杰出的代表。

该同行:多谢指教,容学生继续请教,假关节也会产生软骨吗?

笔者:指教不敢当,能和同行一起讨论是很愉快的事情。从临床上看,假关节大多具有软骨覆盖。软骨是一种很有趣的组织,在某些过程中,软骨是一种中间过程,如骨骺成骨、BMP诱导成骨,也包括肌腱的异位骨化等,假关节的软骨形成是否可以理解为成骨过程停留在这种中间过程,即骨化过程的中断,即关节部位的力学环境仅适合软骨的生成,而不适合骨细胞的生存。从骨折愈合的角度分析,假关节的形成是过度活动的结果,是损伤性刺激产生的一种得不偿失的修复现象(在股骨髓内钉的针尾,尺骨鹰嘴固定克氏针针尾常有滑囊和软骨形成)。您的问题把我带到了一个思维盲区,以上观点仅供参考。

该同行:谢谢,这个盲区可能很有意思。老师是否注意过DCP加压钢板固定简单稳定骨折时,骨折端不会产生软骨成骨,软骨生成与骨生成可能是两个独立系统,物理诱导的条件不同,结果不同。老师讲的量子学理论及BMP学生以为都可以统一到系统论。系统论既然可以解释社会问题、经济问题,就一定可以用来解释生命系统问题。可否冠名以广义系统论、相对系统论、生命系统论或非机械系统论?初始骨痂反应给我的感觉,好像必须要有一个起始阶段一样,感觉模糊不清,不好理解,直接用系统论来解释则更简单一些。

笔者:对于系统论我基本没有研究,尤其是用高等数学描述的系统论。但"系统"是一个很好的概念,我在有关理论医学的文章中有所触及。系统论的一般规律是什么？在医学思维中有什么应用？如有心得，可以指教一下。初始骨痂反应当然有起始阶段，我在"骨折愈合的基本概念"一文中有所描述，整个细胞学链条也是比较清晰的。我无法理解用系统论怎样来描述。

该同行：肋骨骨折的愈合让我着迷，不需要医生多做什么干预，而又一直在动，完美的愈合。伴随呼吸的动是最合理的，对其他骨折愈合应是很好的参考。动静结合不是劳逸结合，我更喜欢动静平衡这个词。我想把工作的实质归结于系统论和控制论，一切都是那样的简洁。

笔者：骨折愈合一旦启动，方向是确定的，如固定不稳定，在骨折周围会形成云雾样骨痂，肋骨骨折由于周围空间相对封闭，愈合效率极高。呼吸运动是一种十分特殊的运动，它产生类似延长和加压的交替运动，而不是破坏性的剪切，这是肋骨骨折愈合效率高的第二个原因。

五、骨再生没有偶然事件

牛顿偶然发现苹果会掉到地上，但苹果落地绝非偶然事件。在这个问题上理论医学和循证医学会有不同的思维方法。理论医学认为：如果一个苹果会掉落地上，在相似条件下，所有的苹果都会掉落在地上。循证医学则认为：任何一个没有对照的研究都不可靠，首先必须先分组，将风力分为 0～1 级，2～3 级，3～4 级，5 级以上等多个对照组，然后计算出在某段时间内苹果落地的概率是多大，甚至计算出苹果垂直落地和非垂直落地的概率。理论医学认为万有引力导致苹果落地。循证医学则用统计学无可争议地证明：在某段时间内，风速是导致苹果落地的主要原因，这个结论的正确性是 99.99%，$P<0.001$。这两个结论都没有什么错误，但显然是一场鸡同鸭讲的对话。前者强调内因是事物发展的根本原因，而后者强调外因同样影响事物发展的进程。

循证医学当然主要研究外因，也就是治疗干预对治疗结果的影响。理论医学则不然，其主要使命是阐述生命现象的本质规律，也就是生命现象演化与转归的内在原因和逻辑。尽管存在外因环境变化及人类认识的局限，生命规律的表象可以不同，也可以时隐时现。但生命规律的存在遵循"YES OR NO"的原则，要么有，要么无。生命规律一般不需要用穷举法来证明，也不须烦琐的META分析来证实其存在与否。事实即存在。这恰如1枚原子弹爆炸足以证明原子的核能量。证伪分析法是理论医学的主要思维方法，确切的反证据对理论医学命题具有一票否决权。

可以说，骨再生领域鲜有偶然事件。这个立论的基本依据是骨再生是较为稳定的生命机制，因此有关骨再生的任何表象都可能是骨再生机制的某种必然反应，其是骨再生机制链条中的一个部分。当大多数人热衷于加压促进成骨时，Ilizarov偶然地发现牵拉同样可以导致高效成骨，事实已经证明牵拉成骨绝非偶然事件，而是高度确定的必然结果。Urist通过脱钙骨基质诱导成骨实验设想骨组织中存在一种非细胞成分可以诱导成骨，这个想法曾遭遇学界的轻蔑嘲讽。但BMP现今已经可以人工提取，而且实验已经证明BMP在骨再生链条上发挥重要作用。当骨再生主流理论认为应力是骨再生的基本前提时，Takato等（1988）设计了兔子胫骨带腘血管的岛状瓣，离断膝关节的所有韧带，形成不负重的悬挂胫骨，结果2周后可以发现胫骨的外骨膜有大量新骨形成。这会是一个偶然事件吗？绝对不会！因为这是一个高度可重复的动物模型。这个实验支持了一个重要的骨病理生理学推论：血管内皮细胞是骨再生的感受器，血流动力学异常可以作为单独因素启动骨再生。

血管内皮细胞是骨再生启动的感受器，这个推论完美地解释了牵拉成骨的全方位成骨理论。因为牵拉间隙类似弹性体，其中的血管很容易感受到牵拉及扭曲应力。这也解释了牵拉间隙不同于一般骨折小间隙，而是可以耐受较大的弯曲及扭转应力；还解释了完整骨骼在受到同样牵拉应力时不会发生骨再生。Abbott于1939年报告了一例完美的股骨牵拉成骨就是在十分简易且不够稳定的装置下完成的。这看似偶然的结果其实蕴含着必然的逻辑。我们不能轻描淡写地把Abbott的成功病例看成一个偶然事件，那里蕴含着一个重要的逻辑，牵拉间隙不同于骨折间隙，牵拉间隙可以耐受更大的弹性和不稳定。

骨再生没有偶然事件，因为几乎所有看似偶然的事件必然要再次地重复出现。在一次会议上笔者看到一幅从医二十九年从未见过的图片（见第四章第一节"长骨骨干的增粗机制及其临床意义"），儿童股骨干骨折在外固定架固定后发生灾难性的萎缩变细，这会是一次偶然事件吗？笔者强烈地感到这是外固定过于坚强影响了骨骼的增粗机制。后来事情的发展证明了这绝非一次偶然事件，韩国的宋海龙医生报道了牵拉成骨的类似病例。骨不连是骨再生领域的偶然事件吗？当然不是。那么在两条狗上实现了超过6 mm/d的牵拉速度，并观察到完美成骨，这会是偶然事件吗？当然不会。答案只有一个：骨再生能够如此。由此看出人体骨骼具有核能量般的再生潜力。

巴尔扎克有句名言："当你看到不可理解的现象，感到迷惑时，真理可能已经披着面纱悄悄地站在你的面前"。在笔者看来，骨折愈合的每一幅罕见的历史图片都蕴含着必然的因果逻辑，外部条件可以改变结果，但改变不了生命的内在逻辑。偶然事件有时会像流星一样划过历史的星空，我们根本来不及也无法对其进行统计学处理，但这种偶然事件却昭示着重要的理论逻辑，极端条件恰恰是检验生命逻辑的试金石。意外的偶然事件往往更能揭示真相，并且常常是隐藏较深的真相，我们很难从习以为常的现象中打破思维的惯性，寻求新的突破。在笔者的思维中，骨再生没有偶然事件，每一个偶然现象都会必然地重复出现，都更加具有深入探究的价值，这意味着临床上骨折治疗的每一次成功和失败都具有必然性，成功和失败都是可复制的。

第二节　医学量子学理论追踪溯源

一、生命科学中的量子化思维

生命现象是自然界中最复杂的问题之一。在解读生命现象时，有时我们的思维具有很大的传统思维惯性，科研思路难免存在局限，如果不转换一下思路，科研之路则往往困难重重。这种状况正像20世纪初，如果没有量子概念的提出，物理学就举步维艰。

现在人们评价量子概念：量子概念的引入，确实不愧为牛顿以后最伟大的发现。德国物理学家、量子力学创始人马斯克·普朗克的工作打响了20世纪物理学革命的第一枪，并在科学上、技术上、社会上、哲学上多方面产生巨大影响。量子理论也逐渐成了20世纪物理学中的"唯一思想模式"，但普朗克却认为："量子化只不过是一个走投无路的做法"。

量子理论虽然对自然科学产生了巨大的影响，但在生命科学领域，量子理论几乎沉睡了一个世纪。现在以"量子医学"为检索词仍有很多令人啼笑皆非的谬论。例如："量子医学是某国某人发明的专利，并且具有神奇的诊断和治疗功能"；"量子医学是建立在量子力学、量子生物学、量子药理学和生命信息学基础上的现代医学新门类，它将医学从细胞层次推进到了构成人体的基本微粒子——量子层次"；"为治愈当今世界众多'不治之症'开辟了新途径"；"量子检测仪可测出只有5个癌细胞的肿物，及早发现并用量子矫正液治疗，可使癌细胞消失在萌芽状态，同时量子检测仪还可以减少误诊"等。

为了避免"量子医学"成为某些伪科学的招牌，还要从量子的基本概念出发，弄清什么是量子。在高山2003年所著的《量子（走进科学殿堂·物理篇）》一书中有这样的描述："量子理论是关于自然界的最基本的理论，简单地说，量子就是自然的一种属性——分立性或非连续性……然而，令人不可思议的是，人们至今仍未能理解量子理论的含义，并一直为此争论不休。"

很显然，尽管量子理论取得了巨大的成功，但到目前为止，量子的概念仍处在完善和发展之中，无论在物理学中还是在生命科学中，我们都不能把量子理解成为一种或几种基本粒子。否则，量子学理论在生命科学中将走入歧途。从生命科学的角度出发，连续的生命过程是由间断的，也就是非连续的，相对独立的基本事件构成的，那么这种基本事件就可以称为量子事件。从这个角度出发，生命中的量子事件几乎无处不在。

生命中的量子事件可以分为若干个层次：①单分子或离子层次，如构成生物大分子的核酸，氨基酸，以及生物大分子如抗原与抗体，配体与受体等及电解质离子等，这些分子或离子都符合量子的定义。②多分子或多离子层次，这在医学中已经有典型的描述，如神经末梢的突触间隙，神经递质通过囊泡的胞裂外排进行量子化释放，每一囊泡含有1000～50 000分子乙酰胆碱或约10 000分子去甲肾上腺素；而且量子释放可能是细胞受激释放的普遍规律。此外，神经或肌肉细胞产生的动作电位是由离子通道激活造成的，这种细胞膜内外离子的转运也具有量子化的特征。③单细胞层次，即任何细胞功能都具有量子的特征。④多细胞层次，如Frost提出骨改建的BMU，以及McKibbin提出的初始骨痂反应等。生命中量子事件的其他层次，如器官以至个体层次在此不做讨论。

从以上分析我们可以看出，生命中的量子概念和基本物质粒子是完全不同的概念，它是物理学量子概念在生命科学中的哲学延伸，因此很难在生命科学中运用精确的量子计算。量子学理论在20世纪的生命科学研究中备受冷落，但引用普朗克所说"量子化只不过是一个走投无路的做法"，现在那种认为"生命现象是连续过程"的传统观念事实上已经走投无路了。

以骨折愈合为例，McKibbin提出的初始骨痂反应实际上是发现了骨折愈合过程的基本量子事件，骨折愈合过程可快可慢、可进可停都是因为初始骨痂反应实际上是非连续发生的间断事件，否则就无法解释骨折愈合的各种现象。

量子化不但是物质间能量交换的基本规律，也可能是生命系统内外信息交换和储存的基本规律。例如，人的各种感觉，包括视、听、嗅、味、触、痛、温热等都是通过神经纤维传入中枢系统的，这种感觉的传入具有明显的量子化特征。

首先，各种感觉是通过细胞产生动作电位来进行传导的，对同一个细胞，动作电位的波形及幅度不因外界刺激的强度而改变，只要达到阈值就会发生，神经冲动不但在产生时具有量子化特征，在传导时具有不衰减、不融合性。因此，有理由认为人体对各种感觉信息的储存也应该是量子化的，感觉量子是人类认知与思维的基础。

其次，由于相同的感觉量子反复地传入，中枢神经细胞对相同的感觉量子基本会产生相同的细胞反应，这种对感觉量子相同或相似的反应可能是记忆和思维的基础。因此，量子化思维可能是破解生命之谜的必由之路，在骨折愈合机制问题上已经得到了很好的应用。量子实际代表了可以重复的物质基础，而世界上没有任何不可重复的客观规律。

二、广义量子概念的思考[①]

量子学理论自诞生以来，取得了巨大的成功和深远的影响。量子力学已经发展成以高等数学为基本语言且近乎完美的理论体系，这恐怕是量子学理论的奠基人普朗克所始料未及的事情。当初量子概念的提出只不过是一个十分简单的假设：辐射的能量是以某种非连续的基本单位传递的，即能量子。量子概念的革命意义在于明确提出了同一物质存在的非连续性和分立性。爱因斯坦则在此基础上提出了光的非连续性概念，即光量子。

与量子力学的繁荣相比，量子的概念几乎被冷落了，以至于至今人们对什么是量子莫衷一是，争论不休。对中国人来说这个问题格外严重，中文的分子、原子、中子、电子都是物质粒子，继续推论下去量子可能就是一种微观粒子吧，而且反映类似观念的文章俯拾皆是。别有用心的人甚至借用伪科学的量子概念来愚弄民众、借机发财。当然，如果有谁能够证明量子就是一种或几种物质粒子，这真是高智商的人，甚至要高过霍金和爱因斯坦。如今该是为量子概念正本清源的时候了。

量子概念从诞生那一天起就带有浓重的哲学色彩，量子反映了自然界中的一种本性，即分立性或非连续性，进一步可以这样定义：量子是事物存在及信息交换的基本方式或基本单位，其是自然界物质或信息存在的普遍形式，具有分立性或非连续性的特点。这里的基本方式不等于唯一方式，基本单位也不等于最小单位，这为讨论问题打开了空间。我们可以把语言学、数学等自然科学知识统称为信息，而物质是量子化存在的，反映物质存在的信息也必然具有量子化的特征，由此广义量子概念就诞生了。

笔者认为将量子理解为一种或几种基本粒子是可笑的。粒子的概念太局限

---

① 本文为笔者纪念爱因斯坦这位伟大的科学家，于2005年5月7日初作。

了，完全丧失了科学思想的空间。虽然基本粒子是量子，但量子未必是粒子。数学包含了2个基本量子——0和1，从2到9也可以看作基本量子。计算机靠2个基本量子可以完成人脑无法完成的运算。物理学走向量子学理论已经是必然的结局，化学其实就是在不同量子间进行排列组合。广而言之，1个人、1棵树都可以看成大自然的量子；1台车、1个家庭、1所学校、1个团队可以看成社会的量子；星球、太阳系乃至银河系可以看成宇宙的量子。

由此看来，量子并不是什么深奥的东西，在我们周围其无处不在。但概念越简单，内涵越少，外延就越大，适用的范围就越广。人是一个简单的概念，但适用的范围很广，再加上一些限定内容，如这个人在丹东凤城，凤城凤凰医院骨科工作，1989年毕业于中国人民解放军海军军医大学（第二军医大学），那就只有笔者了。而且笔者这个量子不足百年就会在地球上消失，这个现象可以称为量子的湮灭？

广义的量子概念和普朗克最初的量子概念是有区别的，在广义量子概念中，量子具有两个重要的性质：一是量子可以不守恒，可以分解消失，这是自然界大量中存在的现象；二是同类量子可以具有不相等性。在物理学中也存在此电子非彼电子的科学事实，这是因为不同电子的能量可以不同。守恒性和相等性不过是广义量子学理论的特例。由于量子可以存在不守恒、不相等的性质，所以许多量子现象很难用数学语言来描述。广义量子学理论描述的是现象，数学描述的是数量。数量只不过是现象的一个特征而已，因此，广义量子学理论丰富了描述世界的语言。那么，广义量子学理论究竟有什么作用？以生命科学为例，生命科学几乎所有重大发现和进展都是对生命量子信息的确认，如细胞的发现、细胞因子的发现、受体和配体理论的确立、基因的发现等，这些没有必要细说。量子信息是描述生命现象的基本语言，生命的运转在于大量介于宏观和微观之间的中间过程。量子化的思维方式或许能为破解生命之谜提供新的思路和手段。

笔者通过骨折愈合的研究，指出初始骨痂反应是骨折愈合的基本事件，这种基本事件的最大特点是具有稳定的可重复性，因其具有量子化的特征，也可以称为生命的量子事件,揭示生命的量子事件是生命科学的基本任务。

三、医学量子学理论概论[①]

有关量子科学的几个内容在此科普一下:其一,人类发现过分子、原子、电子、中子、质子、光子等,但从来没有发现过量子;其二,量子其实无处不在,触手可及;其三,量子学理论是最简单粗糙的描绘客观世界的基本语言。正因为其简单,所以包罗万象。

量子是事物存在及信息交换的基本方式和基本单位,是自然界物质或信息存在的普遍形式,其具有完整性和非连续性的特点。广义的量子概念涵盖了近年来有关量子学理论的最新进展。但与应用科学中的量子概念具有较大的区别,应用科学所采用的量子概念大多具有等值性,如量子通信、量子点及量子计算,等值性的量子概念在应用科学上具有最佳的可操作性和结果的可预测性,因此其最容易被认识和利用。但量子的等值性只不过是物质存在的极少数特例。绝大多数量子化现象具有非等值性,如不同电子所带能量具有非等值性,生物界的同类个体也具有较大差异。

由于大多数量子现象是非等值存在的,因此很难用数学语言精确地描述这些量子化现象,量子化本身也就成为一种新的描述客观世界的基本语言。医学量子学理论可以简单地概括为量子化现象是生命现象存在的基本方式。例如,微观的酶与受体,基因片段,宏观呼吸、心跳都是量子化存在的现象。在微观领域,量子化现象常具有等值性,等值性导致因果关系的精确性。如神经动作电位的传导具有波幅的等值性,在传导过程中不衰减、不融合,而心跳和呼吸幅度则具有较大的可变性。由于思维是由神经冲动传导承载的,而神经冲动具有量子化特性,人类记忆的存储也可能是量子化的。基因的发现已经证明生命的遗传信息是量子化存在的,量子化理论也可能是破解思维记忆之谜的必经之路。

生命中的量子化现象可以表现为两种特性。一种是周期性,可以是规则的

[①] 本文作于2018年2月13日。

周期，也可以是不规则的周期。所有的生命现象都是以时间为参数的变量，某种量子化过程从开始到结束的时间就构成一个基本周期。如呼吸、心跳、睡眠及女性的月经周期等。另一种特性就是重复性，几乎所有的生命现象和规律都是重复发生的，无法重复发生的生命事件就无法构成规律。如果说认识生命中的量子化现象已经十分困难，那么认识生命中的非量子化现象就更是难上加难。

同一种生物量子在不同的环境中发挥不同的作用在医学中也十分常见，如绝大多数癌基因都具有重要的生理作用。BMP在成骨过程中发挥重要作用，但在膀胱上皮中也表达活跃。某种单核细胞进入骨骼就是破骨细胞，而进入其他组织就是巨噬细胞。揭示这种横向的关联可能具有重要的理论意义。如破骨细胞很可能就是一种起到识别损伤作用的抗原递呈细胞，揭示BMP在膀胱上皮中表达的作用机制也可能具有重大理论意义。

量子化是生命现象存在的基本方式，也是描述生命现象的基本语言。骨折愈合的基本量子化事件是骨痂形成反应，一次初始骨痂形成反应的成骨量可多可少，但基本时程大约需要2周的时间，这个时间周期和女性子宫内膜修复周期基本吻合，可以将女性月经周期看作人体量子化修复过程的外在表现。所不同的是，骨折愈合的修复现象是可以短期内叠加的，因此我们无法观察到这种周期。骨折愈合过程是间断脉冲事件不断重复和叠加的过程，而骨折愈合具有量子化特征。

四、2022年对量子概念再检索

20世纪的三大科学发现包括相对论、量子学理论和DNA双螺旋结构。量子科技的发展永远无法绕过一个基本概念，即什么是量子？10余年前，笔者探究过这个问题，那么至2022年，人们对量子基本概念的认识是否有了新的进展和变化呢？在"中国知网"通过两种检索方法来探讨这个问题，检索关键词为"量子"；第1种方法是按被引用次数检索，被引用超过5次的文章共61篇；第2种方法是按发表时间检索近5年的文章，2017年以后可检索文章共96篇。

杨福家院士在"量子百年话创新"一文中指出：要营造"勇于提问、勇于探索、勇于争论与相互讨论、相互学习、相互鼓励"的良好学习环境;"1900年,普朗克42岁提出量子学理论;1905年,爱因斯坦26岁提出光量子说及狭义相对论;1913年,玻尔28岁提出原子量子说;1925年薛定谔、海森堡、泡利建立量子力学时分别是37岁、24岁和25岁;李政道30岁、杨振宁34岁发现宇称不守恒。"因此,这篇短文重点写给年轻学者,他们才是探索量子科技的先锋部队。有关量子的基本概念总让人感到某种缺憾,笔者相信对量子基本概念的认真探讨对判断真伪,促进科学发展具有重要的意义。

饶本强(2018)等在国家自然科学基金资助项目《量子医学与中医药现代化研究》中提到"量子是物理学最小基本单位"。中国科学院物理研究所曹则贤(2020)在某次演讲中指出:"一个事物之最小构成单元就是量子,它具有完整性、不可分性。沙丁鱼群的量子就是一条一条的沙丁鱼。量子是存在的最小单元,涉及不可分和分立性,找到或者定义了一个物理量的量子,就是量子化"。

中国自动化学会专家咨询工作委员会孙柏林(2019)在《人类社会正在进入"量子技术"时代》一文中指出:"一个物理量如果存在最小的不可分割的基本单位,我们就说这个物理量是量子化的,就把这个最小单位称为量子。量子是构成物质的最基本单元。"

全国量子力学研究会副理事长,复旦大学物理学系施郁教授(2021)在"揭开'量子'的神秘面纱"一文中指出"量子"的三个含义:"量子"的第一个含义是分立和非连续;"量子"的第二个含义就是指基本粒子;"量子"的第三个含义是作为一个形容词或前缀使用。

中国科学院物理研究所研究员,北京量子信息科学研究院院长薛其坤院士(2017)曾指出:分子、原子、电子、光子等微观粒子都是量子的表现形态。

真理面前人人平等,笔者本无必要在文中提及上述学者学术头衔。然而,恰恰是这些表述,深刻地反映出有关量子的定义十分混乱,缺乏起码的科学严谨性。"量子是物理学最小的基本单位""最小构成单元""不可分割的基本单位"等,这些表述存在较大歧义,如原子、电子是不是最小的?是不是不可分割的?既然分子是量子的表现形态,那么氨基酸是不是分子?氨基酸是不是量子的表现形态？DNA是不是分子？DNA是不是量子？基因是不是不可分割的基本单位？细胞是不是不可分割的基本单位？生命是不是不可分割的基本单位？行星是不是不可分割的基本单位？星系是不是不可分割的基本单位？

这不是在钻牛角尖儿。严谨的科学概念绝不允许出现如此大的逻辑漏洞！换句话说，没有严谨的逻辑就没有严谨的科学！如果我们无法对最基本的量子概念正本清源，量子学理论仍将在21世纪止步不前，量子医学也将成为毫无科学依据的伪科学！让我们回顾量子学说的发现和创立，其实人类从来就没有发现过一种叫"量子"的实物粒子，只是发现了能量必须以某种基本单位的方式传递，这种方式被称为"量子化"。通过微观物理学家的研究，量子化现象几乎是物质存在的普遍方式，从光子、电子、原子到分子等，都是以某种基本单位的形式存在的。但是如果在"基本单位"前加上限定词，如"最小的""不可分割的"等属性，就失去了科学的严谨性。此外，量子化现象还有两个非常重要的属性，即完整性和非连续性，这又被称为量子化现象的分立性。

综上所述，笔者认为量子是物质存在的基本单位，其具有完整性和非连续性的特点。量子并非某种具体物质，但我们可以把某种物质的基本单元称为某量子，如能量子、光量子等。至于这个单位是否是"最小的"和"不可分割的"，这并非量子化现象的本质属性。既然量子化现象是人类认识世界的基本方式，我们完全可以给量子一个更严谨的科学定义："量子是事物存在及信息交换的基本方式和基本单位，是自然界物质或信息存在的普遍形式，具有完整性和非连续性的特点。"这里的基本方式不等于唯一方式，基本单位也不等于最小单位。我们可以把语言学、数学等自然科学知识统称为信息，而物质是量子化存在的，反映物质存在的信息也必然具有量子化的特征，这就是广义的量子概念。

物质世界是量子化存在的，普朗克的"量子"概念足以与牛顿的"引力"概念所带来的科学革命相媲美。在微观世界里，量子力学的研究促进了半导体及激光等技术的发展，并取得了丰硕的革命性成果。量子学理论的革命意义还在于量子化已经成为描述客观世界的基本语言。生命信息是量子化存在的，量子学理论也将成为描述和解读生命现象的基本语言。量子学理论实际上带来的是一场人类的认知革命,打破了传统的"连续性存在"的思维框架。医学量子学理论可以简单地概括为:量子化现象是生命现象存在的基本方式。基因、受体与配体、细胞、心跳、呼吸、神经冲动的传导等,几乎所有生命现象都是量子化存在的。骨折愈合并非一个连续的过程,而是初始骨痂反应的不断重复和积累,因此骨再生具有量子化特征。

第三节　骨再生模糊论与理论医学原理

一、骨再生模糊论

霍金曾说:"把思想解释给别人听,即使别人不贡献什么思想,对自己也很有帮助。"整理自己的思想,包括写作过程,本身就是一个创作的过程。未经整理的思想会像闪电、流星一样出现,但也会很快消失。有一个好的想法仅仅是开始,还需要认真地检索和论证,完善细节,整理逻辑,这个过程好似从幼苗成长为枝繁叶茂的大树,需要经历漫长的时间来汲取多方面的营养。笔者相信人类大多数天才的思想都未经整理而自消自灭。

2018年5月,笔者去杭州参加了第十一届中国骨科医师年会,并做了有关快速牵拉成骨的发言。回来后向全院做了参会汇报,需要用通俗易懂的语言来解释笔者的专业思想:"骨折间隙成千上万的生物学过程其实根本无法描述,其中细胞因子成千上万,相互关系错综复杂,但模糊论的方法可以用一句话来描述,即在牵拉成骨的牵拉期,其成骨逻辑是一致不变的,这个假设称为牵拉成骨的逻辑一致性原理。"根据这个原理笔者推导了全方位成骨原理,精准地预言了变加速快速牵拉成骨的理论可行性。

笔者几乎被自己震惊了!虽然当时笔者根本不知道什么是模糊论,但上述描述和思维方法堪称完美,几乎无法替代。在描述牵拉间隙的骨再生过程中,几乎可以忽略其中的具体内部过程,或者说我们可以忘掉其中的参与细胞和细胞因子间错综复杂的相互关系，也可以对牵拉成骨做出精准的预言和调控。这太奇妙了！我们的思维常拘泥于细节的泥潭而无法自拔，好像没有病理切片的细胞图像就无法解释生命现象，我们被细胞病理学束缚得太久而无法展开思维的翅膀。

为此，笔者立即购买一本高中物理课本，重温一下理想气体的相关定律。相关的气体定律完全不需要考虑具体气体分子的位置和运动方向，甚至不需要考虑气体分子的形态和化学组成。而气体定律却对气体的特性做出了精准而完美的描述。如波意耳定律：一定质量的气体，在温度不变的情况下，压强与体积成反比，$P_1V_1=P_2V_2$。还有理想气体的状态方程$PV/T=C$。这些定律不需要用显微镜来研究，这与牵拉成骨的"模糊论"描述太相像了，或许我们即使不考虑牵拉成骨的病理学细节，也可以对牵拉成骨的过程做出完美而精准地预测。

生命科学的研究患上了严重的"路径依赖症"，表现为两个方面。表现之一是P值依赖，中国的大多数期刊都会拒绝发表没有统计学P值的文章，甚至认为没有P值的文章就没有参考价值，这种观念几乎是明清时期科举八股文的变种。某实验文章费尽周折，得出的结论是4个螺钉比3个螺钉固定更加坚固，$P<0.001$。表现之二是病理学依赖，将细胞病理学作为解释生命现象的金标准，这种思维把非病理学思维打上了非科学的标签，进而排斥、拒绝非病理学思维。这与用电子显微镜研究气体的物理学定律有什么区别呢？用显微镜可能永远无法做出天气预报，我们需要理解更宏观的层次，如卫星云图，我们能用显微镜来研究风云规律吗？

看到猎豹在高速奔跑追逐，我们可以研究它的肌肉形态，甚至计算出它每分钟消耗多少三磷酸腺苷（ATP，能量代号）。其实大多数情况下，我们根本无须知道猎豹的细胞病理学情况（支持其高速奔跑的复杂细胞生物学过程可能远远超出人类智慧的极限），只需要判断猎豹从甲地到乙地需要多长时间，做出猎豹预报即可。对于牵拉成骨的研究也是如此，我们同样只需要做出牵拉成骨预报即可。用显微镜做牵拉成骨预报与用显微镜做天气预报、猎豹预报何其相似。

当然，显微镜带来了生命科学的深刻革命，细胞的图像是清晰而美丽的，曾经给了我们无穷的力量和巨大的信心，但也因此而患上了严重的细胞病理学"依赖症"，脱离了具体的细胞学思维，我们的思维如云如雾，并进入了某种模糊状态，但这种模糊又如云似雾如潮汐一样蕴含着某些规律，对自然的认识是层次的认识，蚂蚁也许永远无法知道地球有多大。显微镜让我们对自然的认识深入到下一个层次，而卫星云图则让我们提高到上一个层次。

在生命科学的研究中，也许需要一次思想的革命和解放。虽然统计学和细胞病理学都是近乎完美的工具，但也可能困住我们的思维。自然界是如此丰富多彩，没有思想的解放和飞跃，或许只能意味着抱残守缺。模糊论或许是人类认识自然的基本工具之一，那么什么是模糊论呢？

（一）模糊论的初步考证

模糊论触及了思维和认知的本质特性。人类思维和认知是通过概念性语言来完成的，而概念和语言从诞生那天起就具备模糊性。尽管人类绝大多数引以为豪的成就来源于精确性的确立，但英国哲学家波普曾指出，精确化可能是个"虚妄的理想"。中国古代对自然规律的认识就带有模糊论的特性："大道无形，生育天地；大道无情，运行日月；大道无名，长养万物。吾不知其名，强名曰道"。对所有事物的认识都是这样的，我们都不知其名，只不过强行给它起个名字而已。一个新生命诞生之后，我们做的第一件事就是起个名字，一个新概念的诞生也是如此。

著名的哲学家和数学家B.Russell认为，所有的自然语言均是模糊的，如"红的"和"老的"等概念没有明确的内涵和外延，因而是不明确的和模糊的。可是，在特定的环境中，人们用这些概念来描述某个具体对象时却又能心领神会，很少引起误解和歧义，如"在咖啡馆内，有一个穿红衬衫的老人在看书"，这样具体的环境中，"老人"和"红衬衫"都是比较精确的特征描述，而老人的年龄和红衬衫的色度等信息并非关注的重点。换句话说，模糊的概念在具体环境中可以做出"精确地描述"。这就是模糊性和精确性的对立统一。数学一般被认为是精确的语言，但数学语言中的"1"和"2"在生活中的内涵也是模糊的，

2个人彼此的内涵相差巨大，即使是1个人，有时也很难认清自我，因此"1"和"2"也带有模糊性。美国加州大学 L.A.zadeh 教授于1965年发表了著名的模糊推理论文，标志着模糊论从朴素思想走向系统化理论。

人类对自然的认知是模糊性和精确性的对立统一，两者不可偏废。统计学和细胞病理学依赖都过分强调了确定性的存在，而忽视了模糊性的研究和描述。既然是触及人类思维和认知的本质特性，就需要明确模糊论、系统论、量子学理论是什么关系。世界是量子化存在的，量子本身自成系统，而系统的诸多内涵是模糊的甚至是不可知的，量子本身也必然具备模糊性。多年来全世界的专家学者争论不休，也没有给量子下出一个完美的定义，可见量子的概念是何等的模糊！量子学理论、系统论和模糊论可以三论合一，客观世界是量子化系统化和模糊性存在的，同时是过程化存在的。因此，量子化、系统化、模糊性、和过程化是描述客观世界的基本语言。对过程的描述采用模糊论的方法加以处理也就顺理成章。用数学语言来描述客观现象，即过程是时间和条件的函数，那么生命过程=f（时间，条件）。这是描述客观世界的万能公式。

（二）骨再生过程的模糊论描述

既然所有的语言概念都具有模糊的特性，对骨再生的描述也不会例外。20世纪初把骨折愈合描述为：血肿机化期、骨痂形成期、骨痂改造塑形期。这是一个典型的模糊论描述。因为整个过程似乎没有重复和逆转，所以这个模型被称为骨折愈合的"单程车票模型"。但这个模型在解释临床问题时遇到了巨大障碍，如我们根本无法知道为什么会出现骨不连，为什么有时骨折愈合会需要漫长的时间，骨折愈合为什么会停止等，也无法解释牵拉成骨现象。

单程车票模型被无数的病理学实验事实所支持，根据模糊论万能公式，如果不改变实验条件，我们对骨再生的认识就会止步于此。英国学者McKibbin首先在传统模型中减去一个条件因素，传统骨折模型是两个骨折端，而他设计了没有骨折远端的老鼠截肢模型，发现老鼠截肢骨残端也会生成骨痂，在2周左右达到高峰，再开始退化，他把这种一次性反应称为初始骨痂反应。这是一个具有里程碑意义的概念。

2周显然无法解释骨折愈合所需要的漫长时间，那么传统模型下骨折远端究竟提供了什么因素呢？显然不会是骨折近端所没有的神秘物质。最合理的解释是，骨折远近端的相互作用只不过是不断地重复了初始骨痂反应，因此骨折愈合过程是初始骨痂反应不断叠加和积累的过程。新的骨折愈合模型也由此诞生，即骨折愈合的建筑模型，它不似单程旅行，每天都经历新的风景，而是类似建筑高楼的过程，每天都在重复相似的工作。

骨折愈合的单程车票模型是被病理学证实且我们能看得到的模型，而骨折愈合的建筑模型我们无法看到，只能意会言传。换句话说，我们看到的东西未必是事实，眼见也可为虚。这是因为我们看到的可能只是某一刻的静态画面，在分析复杂生命现象时，人类思维需要插上逻辑和想象的翅膀，才能去伪存真。

初始骨痂反应是一个典型的模糊论概念，不能用重量和长短来描述，也看不到它的形态模样，只知道它大概的时间周期为2周。但这并不妨碍我们综合传统经验来建立一个优美的数学模型。假设每一次微损伤产生一次修复性初始骨痂反应，初始骨痂反应具备如下特点。

（1）饱和性：在一定范围内，初始骨痂反应随损伤强度而增强，但存在饱和极限。这与局部的细胞及分子浓度有关（图3-3-1）。

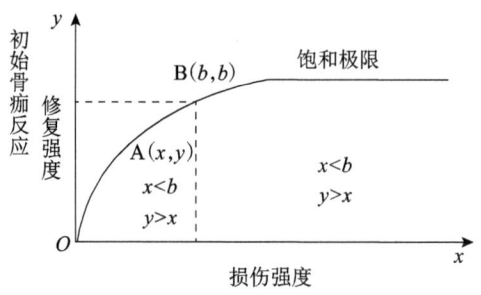

B（b，b）为平衡点；一次初始骨痂反应不能修复大于b损伤，但对于小于的损伤则可产生过修复。

图 3-3-1 初始骨痂反应的饱和曲线

（2）平衡点：指刚好能被初始骨痂反应所修复的损伤强度。大于该强度的损伤都是破坏性的，而小于该强度的损伤则产生过修复（surplus repair）。过修复的积累是临床骨折愈合的源泉。骨折愈合需要一个最佳的应力范围已被实验证实和人们接受。

(3) 不应期：在一次微损伤之后，即刻的再次损伤将不产生或只产生微弱的初始骨痂反应。不应期可以解释骨折断端明显的异常活动可致骨不连。

以上只是以理想化的方法建立了一个抽象的模糊论模型，但这个模型几乎完美地解释了所有的临床困惑，并以此提出骨折愈合的终止原理，即骨折愈合怎样启动就怎样结束。当骨折愈合强度达到或接近正常，不足以产生初始骨痂反应时，骨折愈合的动力就消失了，骨折愈合终止。该理论首次提出骨折固定应力遮挡效应的实质是抑制了骨折间隙的骨痂形成反应，进而妨碍骨折愈合。发表于2002年的"应力遮挡效应——寻找丢失的钥匙"一文被引用178次，在标题含有"应力遮挡"关键词的文章中，被引用次数全国排名第一。2010年该理论预言在钢板固定条件下，骨折间隙存在愈合强度梯度，钢板下最弱，该预言被国外同行Bottlang M等发表于2011年的远皮质锁定钢板实验所证实。

根据模糊论的万能表达式，改变条件可能观察到意想不到的结果，甚至窥探到隐藏很深的真相。Takato等于1988年设计了兔子胫骨带胫血管的岛状瓣，离断膝关节的所有韧带，形成不负重的悬挂胫骨，结果2周后可以发现胫骨的外骨膜有大量新骨形成。这是一个颠覆性结果，骨再生可以在没有损伤甚至没有应力的条件下发生。换句话说，应力和损伤都不是骨再生的充分必要条件！结合以往的实验，我们可以推测：血管组织是骨再生的感受器，没有血管组织，则什么都不会发生；血流动力学异常可以作为单独条件启动骨再生。至此有关骨折愈合的基本多细胞链条已经基本清晰！（参考图1-2-5）

血管组织是骨再生感受器提示牵拉成骨需要在具有弹性的低密度环境中进行，牵拉成骨需要理想的血运环境。在牵拉成骨过程中，有一个十分重要的模糊论假设：牵拉间隙的成骨逻辑在牵拉期保持不变。由此可以推导出牵拉间隙能够耐受相同的牵拉比值（图3-3-2），这提示骨再生具有核能量般的再生潜力。笔者据此设计的变加速牵拉成骨实验，首次在成年狗股骨上实现了每天6~8mm的牵拉速度并观察到完美成骨。这个实验创造了目前牵拉成骨速度上的世界纪录，理论预言再次成为现实。完美的理论必须具备解释既有现象的能力，同时应该具有良好的预测未知的能力。

从假设到推论

基本假设：在牵拉期，成骨逻辑保持一致不变。

推论一　牵拉成骨起始于X线低密度期，因此维持低密度牵拉在逻辑上是合理的

推论二　在低密度状态下，牵拉间隙具有高度的弹性和蠕变性，每一寸空间具有相似的成骨潜力，这称为牵拉成骨的全方位成骨原理

推论三　根据全方位成骨原理，牵拉间隙的固化时间与牵拉长度无关，1 cm和10 cm的固化时间相差不大

推论四　在牵拉成骨的牵拉期，不应该有髓腔形成（反证法容易证明）

推论五　根据牵拉成骨的逻辑一致性原理及全方位成骨原理，牵拉间隙能够耐受相同的牵拉比值，牵拉比值（ΔL/L）即每天牵拉长度与牵拉间隙的比值。

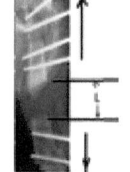

ΔL=?

假设理想的牵拉比值（ΔL/L）为0.5，当牵拉间隙达到1 cm时，每天的牵拉速度则可达到5 mm。如此推算，牵拉成骨在速度上还具有巨大的潜力！

理论推演完毕

图 3-3-2　变加速快速牵拉成骨理论推演

就像无须得知每一片云彩中含有多少水分子就可以做出天气预报一样，我们无须知道牵拉成骨过程中有多少细胞和细胞因子的参与，同样可以做出牵拉成骨预报。细胞生物学和分子生物学带来了生命科学的深刻革命，使我们的认识深入到极其微观的环境之中。现今，探索生命过程或许需要重新返回某种宏观的视角，这种宏观视角不是把细节作为关注的重点，而是把过程作为某种规律性的存在加以考察分析。人类思维的这种宏观回归已经不同以往，而是在更丰富的科学细节基础之上，或许会像卫星上天一样拓宽我们的视野，并引发一场新的认知革命。

对于一个新理论、新思维的质疑永远不会停止。根据模糊论的万能公式，我们可以重新翻译一下著名的普朗克科学定律：在思维条件不变的情况下，传

统人类将永远无法得出或接受新的结论，直到他们无奈地老去，接受新思维的年轻一代成长起来，真理的阳光才能普照大地。

笔者只做了2条狗的实验，其中辛苦不足为外人道。有前辈同行希望笔者将实验做下去，增加例数，直到发表论文，甚至报科技奖等，但对笔者个人而言，贡献了原创的理论思想，任务已经完成，可以回家"种田"了。剩下的任务不是笔者个人的任务，而是骨再生学术界的任务。

二、从骨折愈合论理论医学的萌芽

医学的发展与人类文明和科学的进步基本是同步的。目前认为人类医学实践的历史大致可以分为三个阶段。

第一个阶段为蒙昧医学阶段，或经验医学阶段。由于科技水平的限制，人们对疾病和相关生命现象的认识还比较肤浅，医学知识主要来自日常生活中对疾病所引起表面现象的观察和简单应对措施的总结。由于认识的局限，蒙昧医学既可反映朴素唯物主义的观念，有时又可以带有某种宗教、迷信甚或唯心主义的色彩。

第二个阶段为实验医学阶段。实验是这一阶段的主要特征。解剖学的建立是实验医学开端的最主要标志。随后发展起来了生理学、病理学、微生物学、免疫学、组织化学、遗传学等，以及相应的诊断学、内科及外科治疗学等。结合现代影像技术的应用，实验医学在19世纪和20世纪取得了空前辉煌的成就。绝大多数疾病的病因、病理变化及发展转归已经得到比较详尽地描述，并可以得到满意的治疗。基因及DNA双螺旋结构的发现使人类对病因的认识深入到分子水平，从而使人类的健康水平及平均寿命大大提高。实验医学主要应用于因果关系的分析。德国细菌学家提出的科赫法则：①在同样特殊疾病中能发现同样一种病原菌；②能从该疾病中分离出病原菌的纯培养；③这种纯培养接种至易感动物中能引起相同的疾病；④能从实验动物中重新获得病原菌纯培养。尽管科赫法则过于偏重病原体的致病作用，忽视了机体的免疫防御，但科赫法则描述了严密的科学逻辑，是实验医学因果关系逻辑分析的杰出代表。

第三个阶段为循证医学阶段。随着医学的发展，人们已经认识到病因与疾病，治疗与转归常常并非简单的因果关系，而是多种因素共同作用的结果。对同一种肿瘤，同样的化疗方案可以产生不同的治疗结果。由于人体对疾病和创伤具有一定的抵抗能力，有时伪科学的治疗手段也会得到一定的"治疗"效果。医学发展的循证医学阶段的主要手段是通过科学的实验设计，以统计学为基础，对所观察到的实验数据进行科学的处理和分析，从而得出结论。前瞻性研究及大规模团队合作是循证医学阶段的主要标志，可以在相对较短的时间内解决一个科学家或一个科研单位永远无法解决的问题。在复杂问题面前，科学家个人的精力和能力常常微不足道。循证医学科研具有网络时代的特征，科学家个人就像网络中的节点，因此有人预言，富产科学巨人的时代可能一去不复返了。

但循证医学的局限也是很明显的。首先，循证医学实验需耗费较多的人力财力和时间，也不能除外由于主观或客观的原因所造成的数据偏差与失真，有时难以重复。如长期服用非甾类抗炎药物是增加还是减少骨质疏松性骨折就有不同的报道。在商品经济社会，某些研究可能受某些经济利益的驱使而失真，同样由于耗资费时，这种失真很难为一般研究机构或某位学者所纠正。其次，循证医学侧重于结果分析，因为统计学处理的是结果，而不是过程，其结论由于忽视了过程分析而可能出现错误。如在18世纪设计伤口愈合实验，就可能得出化脓感染是伤口愈合的必然过程这样的结论。此外，在科学发展的21世纪，爆炸性的信息证据也在考验人类智力的极限，漫无边际地循证可能得到似是而非的结果，既有支持的证据，又有反对的证据。

因此，思维模式的进步与改变是医学发展的必然要求。同为自然科学的物理学似乎没有经过循证阶段就已进入了理论物理学阶段，医学的发展也应该存在第四个阶段，即理论医学阶段。分子生物学、分子免疫学的出现已经为理论医学的萌芽奠定了基础。随着深入研究，一方面研究必将深入到眼耳无法直接感受的纷繁复杂的微观世界，研究手段受到很大的限制；另一方面，有时研究进行得过于细致，以至于"只见树木，不见森林"，往往耗费大量的精力去比较同一棵树上两片树叶的不同之处。有人通过实验比较骨延长愈合与一般骨折愈合过程中胶原蛋白的表达差异，最终得出结论：骨延长愈合与骨折愈合有着不同的机制。这个结论正确得就像同一树上永远不会有两片相同的叶子，这种事无巨细的论证耗费了极大的研究资源。

理论医学是站在系统的高度去认识疾病和生命现象。它以生命系统为研究对象，其基本的前提假设是生命系统的存在必须符合较为稳定的逻辑规则。在这样的系统中，我们无须验证其中的所有事件，而只需找到其中的关键证据来判断系统的运行规则。这样的证据可称为系统的逻辑证据。也就是说，我们无须验证某一系统中的所有事件，而根据系统的逻辑规则就可以预测系统内其他事件的发生。逻辑证据既可以是实验医学证据，也可以是循证医学的统计学证据。

理论医学将弥补循证医学中两个致命的缺点：一是按规则寻找关键的系统运行证据，这将弥补人类智力极限的缺憾，指明最佳的循证方向，大大地缩小人类认识生命现象的循证范围；二是随着医学研究进入微观领域，人们将面临更多的测不准和不确定现象，不能简单地用实验加以验证或者用统计学来处理和得出判断，而理论医学的发展将为实验医学与循证医学指引方向，避免盲目性。

通过以上分析，可以看到医学的发展实际上是证据辨别与分析的进步。在蒙昧医学阶段采信的是经验证据；实验医学采信的是实验证据，侧重于诊断；循证医学采信的是统计学证据，同时利用了实验医学的手段和成果，侧重于治疗。而理论医学采信的是逻辑证据的链条，包含了以往的研究手段，侧重于系统研究，以分析生命现象的本质规律。理论医学并不能代替实验医学和循证医学，而是以二者的研究成果为基本的研究材料。

从骨折愈合领域来看，有关骨组织的细胞成分早在19世纪中叶就已经明确。20世纪初，骨折愈合的形态学分期概念已经基本确立，与现今被写入中国面向21世纪外科学教材的分期概念大同小异，即血肿机化演进期、原始骨痂形成期、骨痂改造塑形期。这个理论中，骨折愈合被描述成在时间上不可重复的单向通道，虽然在时间上没有明确的界限，但下一个过程似乎不会重复前面的过程。

尽管这个理论在解释临床现象和指导临床治疗上困难重重，但至今仍然是标准的教科书理论，这也说明这一领域的理论医学至今还没有得到应有的重视，仍然处在萌芽状态。

Danis于1947年提出骨折一期愈合的概念，奠定了AO学派的理论基础。他认为在坚强内固定下，骨痂甚至是毫无意义的病理结构。在这个理论的指导下，有人试图证明压力的成骨作用，甚至有人提出了压电效应，也有人通过实验计算出哈弗氏管每天可以生长多少微米等，但没有人从理论医学的角度提问，哈弗氏管为什么会生长，如果正常人也这样生长，地球将是巨人的世界。由于理论基础的先天不足，AO学派回避解释骨延长愈合现象，试图否定应力遮挡效应理论也就不足为奇。AO学派后期提出了BO观念，事实上等于宣布一期愈合不符合生物学原理，标志着原来AO理论基础的崩溃。理论的更新是科学发展的正常现象，AO学派在骨折愈合领域做了大量令人敬佩的工作，至今仍是这一领域最著名的团队。

Ilizarov于1969年在骨延长实践的基础上提出了张力-应力定律，大意是在适当的牵张应力刺激下骨组织和其他组织可以维持迅速地生长。在临床上肢体可以每天1～1.5 mm的速度被延长，总长度可达10 cm以上。张力-应力定律的实验验证否定了压力促进骨折愈合而张力妨碍骨折愈合的观念，同时为骨折愈合理论出了一道难题，因为任何理论都无法回避骨延长问题。显然也不能用骨折愈合的传统分期解释骨延长。骨延长现象的发现是20世纪骨折愈合研究的里程碑之一，它蕴含着骨折愈合理论灵魂性的内容。有人试图解释骨延长与骨折愈合机制的不同，但这完全不符合进化论，骨延长是一种非自然的人工现象，人不可能创造规律，遗传机制不可能被预留出来。直到1989年Hulth指出，骨延长实际上是对骨痂持续不断地再骨折。也就是说，骨延长的机制与骨折愈合机制相同。

在20世纪，Frost是骨病理生理领域最深刻的思想家和理论家。他提出的骨改建的BMU理论被广为承认和引用。其大意是骨改建由有时空顺序的多种细胞来完成，其包括激活阶段、骨吸收阶段和成骨阶段。破骨细胞的骨吸收后衔接成骨细胞的新骨形成,这一过程又称为破骨-成骨偶联,也称为原位成骨(appositional bone formation),目前倾向认为没有游离于BMU之外的单独破骨细胞。他对骨折愈合现象的分析已经体现了理论医学的思路。他明确提出骨折愈合、延迟愈合、骨不连、植骨失败、再骨折、异位骨形成等均与骨折愈合机制有关,创造性地提出技术性愈合失败与生物性愈合失败的概念。提出了与骨改建对立的骨塑形成骨机制等。但他的主要理论思想成型于20世纪中叶,受到当时理论水平的局限,主要表现在他多次为自己的理论打了"补丁",也就是开关理论(on and off phenomenon)。生物机制本应该是稳定的,在原有机制没有解释清楚之前,再添一个解释不清的开关,忽而开,忽而关,就像造物主看不见的手,难免曲高和寡。

McKibbin在1978年提出了骨折愈合领域一个里程碑性的概念。他发现人体截肢的骨残端几乎不生长骨痂,于是用老鼠做实验。老鼠截肢后的骨残端也发生修复性骨痂反应,但由于缺乏远端的应力刺激,两周后这种骨痂反应即停止生长而发生退化。他把这种短时的一次性的骨痂反应称为初始骨痂反应。初始骨痂反应远远不能解释临床骨折愈合所需要的漫长时间,因此有人推论,骨折愈合需要一个长期且依赖于骨折远端存在的继发动力。很显然,骨折远端并不能提供新的物质。最合理的解释是,骨折近远端的相互作用只不过是复制了损伤反应,进而多次重复了初始骨痂反应。

至此,可以说骨折愈合研究的各种证据已经可以组成合理的逻辑链条。骨折愈合机制不可能是漫长的单向通道,因为人体的任何机制都是不断重复的过程。漫长的单向通道意味着不同时期启动不同的基因,这样不符合生物经济学原理。笔者推论初始骨痂反应是骨折愈合的基本事件。也就是说,在漫长的骨折愈合过程中,实际上是有限的基因群在不停地做相同的事情,是初始骨痂反应的不断重复和积累。[①]

在此基础上笔者进一步提出骨折愈合实际上是借用了骨改建的细胞机制观

---

① 初始骨痂反应特点见第110页至111页相关内容。

点，这就统一了骨折愈合的病理机制和骨改建的生理机制，即"骨折愈合一元论"。也就是说，如果一个人一生不发生骨折，并不等于说骨折愈合机制就不发挥作用。事实上，人体的遗传资源非常宝贵，骨折愈合的基本细胞学事件，即Frost提出的BMU，每时每刻都在人体中发挥着作用，这个结论具有重要的临床意义。对于一个骨骼发育正常的人，可能并不存在Frost所说的生物性愈合失败（biological failure）。到目前为止，生物性愈合失败并没有多大的临床意义，也鲜有临床报道。

"骨折愈合一元论"具有丰富的合理推论，几乎涵盖了骨折愈合领域的所有问题。

推论一：骨折一期愈合是一种低动力的愈合方式，它更多的是一种形态现象而不是一种愈合理论。这不但为越来越多的作者所接受，BO概念的提出也佐证了这一论断。

推论二：骨延长愈合是一种高效的愈合方式，但并不是一种新的愈合机制，而是最有效地利用了骨折愈合的基本机制，即初始骨痂反应的放大作用。

推论三：自体骨移植可以提供放大的成骨作用，这是临床植骨愈合的前提。其启动机制与骨折愈合相同。再血管化是启动植骨愈合机制的前提。

推论四：骨不连是相对的，可以通过适当操作，无须植骨即可重新启动骨愈合。这已为实践所证明。

推论五：骨不连的原因主要有如下三点。①不能重复有效的初始骨痂反应，如骨缺损、过牵、应力遮挡等；②识别障碍，如软组织介入，纤维组织形成，滑液形成等；③不应期再损伤，如固定不可靠、过量异常活动。

推论六：应力遮挡效应的核心是降低了骨折间隙的愈合动力，妨碍了骨痂反应的形成和延续。

推论七：理想的骨折固定方法应符合弹性固定原则，使骨折间隙具有一定主动或被动的可操作性，从而有利于重复初始骨痂反应。

推论八：骨折愈合怎样启动就怎样结束。当骨折愈合强度达到或接近正常，不足以产生初始骨痂反应时，骨折愈合的动力就消失了，骨折愈合的病理过程就转变为骨改建的生理过程；骨折愈合没有生物开关。

目前的BO理论在很大程度上还是一种概念，并没有涵盖太多的生物学内容，也没有准确反映20世纪骨折愈合理论研究的历史成就。骨折愈合机制应该是一个理论医学问题，用传统的研究思路很难解决这样的系统问题，需用矛盾分析的方法厘清理论模型的逻辑链条，去伪存真。理论医学可能与理论物理学存在着极大的相似性，在一定范围内存在统一的规律，大系统的规律可能涵盖小系统的规律。人体的所有组织修复可能具有相似的规律，骨组织中存在BMP，皮肤中也完全可能存在类似的物质。此外，在传统医学科研中，人们习惯了定量思考的方式，但初始骨痂反应却是很难定量测量的概念，这是因为骨折愈合过程中局部环境时刻在变化，也就是说目前几乎不可能直接证实骨折愈合是初始骨痂反应的重复和过度修复的积累。这与理论物理学的测不准和不确定性原理十分相似，理论物理学认为不确定性原理是世界基本且不可回避的性质。实际上，生命现象中存在着大量的测不准和不确定性，其可能要借用量子物理学的思维方法。

三、理论合理性的判断

判断一个理论合理与否最关键的问题是因果关系要明确流畅。AO理论的骨折一期愈合概念就存在着因果关系矛盾。例如，有人解释哈弗氏管每天可以生长多少毫米，但哈弗氏管为什么会生长呢？笔者在"骨折愈合一元论"中提出初始骨痂反应是骨折愈合的基本事件，实际上描述了骨折愈合的基本动力来源，因此可以从因果关系上解释骨折愈合在不同的固定条件下具有不同的愈合效率。

骨折之所以发生修复现象，是因为骨损伤本身提供了骨修复的因果关系；骨骼之所以发生骨改建，也是因为骨骼的局部提供了骨改建发生的因果关系，如骨骼内部的微裂隙损伤，或者骨单位内血流动力学异常等。从干细胞移植的最终目的进行分类，可将干细胞移植分为系统性干细胞移植和局部性干细胞移植。系统性干细胞移植，如骨髓移植已经被证实是有效的。但局部性干细胞移植，如治疗股骨头坏死、脊髓损伤，甚至治疗肝脏衰竭、胎脑移植等，其效果多不满意，或基本无效。其主要原因是局部组织似乎无法提供干细胞向目的细胞转化的因果关系，这种转化需要一种识别机制，这种识别机制在软组织中很快就会被瘢痕组织封闭。坚硬的骨组织则可以通过受力后的摩擦碰撞来不断地重复损伤修复机制。因此，解决局部干细胞移植困境不能从干细胞本身着手，必须另辟蹊径。干细胞向目的细胞转化需要特异性细胞因子的诱导，这是BMP自问世以来给人类留下的最大启示。

除了因果关系要明确流畅，一个理论体系合理性的最重要标志是在能够解释既有现象的同时，也能够给出合理的推论和预测，即应该能够解释过去、预见未来。同时，"科学理论必须是简明的，不能包含不必要的假设和条件"，也就是说，要符合"奥卡姆剃刀"原理（又称简单性原则，原文为"如无必要，勿增实体"），对现象的解释应尽可能简洁有效，而不应该使用不必要的概念。

从证据的角度来看，支持一个理论的逻辑证据越多，能够组成一个合理的证据链条而没有明显的反证据，这个理论就是相对科学的理论；而只要有一个公认的反证据，这个理论就存有较大疑问或需要修正。

第四章
对骨折愈合领域重要历史问题的理论探讨

骨折固定的应力遮挡效应、骨折不愈合（骨不连）、取钢板后的再骨折等问题一直是骨折愈合领域的焦点问题。本章重点提出了以下新概念：初始骨痂反应是骨折愈合的基本事件；骨折固定应力遮挡效应的实质是妨碍了骨折间隙的骨痂生成反应；骨折的非坚固愈合状态是导致取钢板后再骨折的主要原因；骨折的自身应力遮挡效应；骨折固定的磨盘效应等。除此，还探讨了骨不连的界定与力学分类、长骨骨干的增粗机制，以及骨折固定的四维空间事件等。

第一节 骨折愈合的基本事件

一、骨折愈合概述

（一）简要历史

19世纪中叶R.Virchow创立细胞病理学，至19世纪70年代，各种骨细胞的形态概念已经确立，但骨折愈合过程的系统描述始于20世纪初，稍后于伦琴（1895）发现X射线。尽管浩瀚的文献不断丰富了人们对骨折愈合的认识，但至20世纪70年代，骨折愈合过程仍然主要是形态学描述。Danis于1947年提出骨折一期愈合的概念，Ilizarov于1969年提出张力-应力定律，二者对骨折愈合的研究及临床治疗产生了深远的影响，但都未超出形态学的范畴。至20世纪70年代中期，骨折愈合的分子介质机制逐步引起重视。但到目前为止，骨折愈合的细胞分子事件尚未形成完整的系统理论。理想的细胞分子事件理论应该能对各种形态现象，如一期愈合、二期愈合、骨延长愈合、植骨愈合、延迟愈合及骨不连等做出尽可能一元化的解释，并富于推论。20世纪80年代末，Frost、Hulth均做了相关研究。

不难看出，骨折愈合的许多概念是历史的产物，必然受历史的局限。由于不能从细胞分子水平解释骨折愈合，应力遮挡效应（stress-protection effect）这一概念反映了传统理论无法解决的矛盾，有时过分夸大了它的作用，有时又完全忽视了它的存在。

（二）基本假说

1. 骨折愈合是初始骨痂反应的重复与积累

骨折愈合的形态现象是细胞分子事件的宏观表现，也是其规律性的具体表现。McKibbin于1978年描述了老鼠截肢残端的修复现象。老鼠截肢后的骨残端也发生修复性骨痂反应，但由于缺乏远端的应力刺激，两周后这种骨痂反应即停止生长而发生退化。这种短时一次性的骨痂反应称为初始骨痂反应。初始骨痂反应远远不能解释临床骨折愈合所需要的漫长时间，因此有人推论，骨折愈合需要一个长期依赖于骨折远端存在的继发动力。

很显然，骨折远端并不能提供新的物质。因此，最合理的解释是，骨折近远端的相互作用只不过是复制了损伤反应，进而多次重复了初始骨痂反应。这种继发动力在本质上与初始骨痂反应是一致的，并不存在二元动力。机体的愈合机制尽管复杂，却体现了经济节约的原则，重复与复制是生命现象最基本的规律。

Hulth曾表述，反复的微损伤或骨痂骨折可产生丰富的成骨信号，进而促进骨折愈合过程，并以此解释骨延长机理。假设每一次微损伤产生一次修复性初始骨痂反应，那么，整个骨折愈合过程就是无数次初始骨痂反应的积累。

在这个前提下，初始骨痂反应应具备如下特点：

饱和性：在一定范围内，初始骨痂反应随损伤强度而增强，但存在饱和极限（图4-1-1）。这与局部的细胞及分子浓度有关。

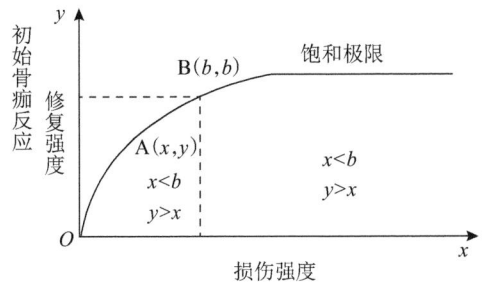

B (b, b) 为平衡点；一次初始骨痂反应不能修复大于 b 损伤，但对于小于 b 的损伤则可产生过修复。

图 4-1-1　初始骨痂反应的饱和曲线

平衡点：指刚好能被初始骨痂反应所修复的损伤强度。大于该强度的损伤都是破坏性的，而小于该强度的损伤则产生过修复。过修复的积累是临床骨折愈合的源泉。骨折愈合需要一个最佳的应力范围已被实验证实和人们接受。

不应期：在一次微损伤之后，即刻的再次损伤将不产生或只产生微弱的初始骨痂反应。不应期可以解释骨折断端明显的异常活动可致骨不连。

2. 骨折愈合是建立在非特异反应基础上的特异性识别过程

骨折修复生成骨组织而不是肝组织，其中的道理并非想当然地简单。肌腱修复过程中可以产生骨组织。越来越多的证据表明，来自血液及血管旁的间充质细胞（mesenchamal cells）在骨折愈合过程中可转化为成骨细胞，而骨组织本身的成骨细胞及前成骨细胞是十分有限的。具有多向分化潜能的间充质细胞向成骨细胞转化需要一种特异性的识别与激活机制。

Millipore 弥散室（millipore diffusion chamber）提供了很好的研究手段，它可以在体内培养组织块，与环境只有体液营养交换，而没有细胞或血管的进入。老鼠跟腱损伤后一周的组织块在体培养并不会分化出骨组织，但两周以后的组织块在体培养却可形成软骨内化骨。这既与初始骨痂反应的形成时间极为巧合，又与免疫过程的识别时间十分吻合。据此可以推论损伤的肌腱未经过充分的体内识别时间则不能形成骨组织，初始骨痂反应的识别过程至少需要一周的时间。肌腱修复过程发生异位骨化现象是因为二者起源相近。

骨折愈合与软组织伤口愈合的最初反应是一样的，血小板因子可能是一系列细胞分子事件的启动者。最初的反应是非特异的，只是提供血管生成反应，以及把各种细胞召集到事件发生地,直到这时识别细胞才知道发生了什么,并启动特异性的修复活动。因此,非特异性炎症反应是特异性修复活动的前提,抑制炎症反应的药物,如吲哚美辛,可影响骨折愈合。每一次微损伤不但复制了初始骨痂反应,也复制了非特异性炎症反应。

3.骨改建是骨折愈合过程的生理回归

Frost于1973年提出的BMU理论已广为接受,BMU介导的骨改建过程必然导致新骨形成。但根据Wolf定律,骨骼的力学适应机制是在力线经过的部位以新骨形成为主,而在非力线部位,如多余的骨痂、轻度的愈合后畸形等,则以骨吸收为主。唯一合理的解释是BMU介导的骨改建主要发生在力线经过的部位,而且是一个放大的过程,即其新骨形成要多于改建前。否则,这样一个过程毫无生物学意义。

20世纪90年代,Frost强调骨改建(remodeling)只能维持或降低骨量,而不能增加骨量,并提出了骨塑形(modeling)学说。但骨塑形学说仍缺乏充分的细胞形态学证据。确切的事实表明骨塑形最活跃的时期,即哺乳动物的幼年期,也是骨改建最活跃的时期。骨塑形可能是骨改建等过程的宏观表现,而不是一个独立的过程。骨细胞在骨组织中占细胞数量的90%以上,而Frost骨塑形学说的一个很大的缺欠,其只强调了成骨细胞与破骨细胞的作用,却忽视了骨细胞在骨量平衡机制(bone mass homeostasis)中的作用。

据此,BMU介导的骨改建与骨折愈合的初始骨痂反应也存在着相似之处。二者都可产生"剩余价值",即放大的成骨作用,其参与的细胞也十分相似。骨折愈合部位存在着丰富的巨噬细胞,这一现象始终未引起足够的重视。巨噬细胞与破骨细胞可能起源于同一类细胞,这类细胞在抗原提呈与信号传递方面的生物学意义要远比其吞噬清除功能更为重要。破骨细胞启动了BMU,据此有理由推论,正是这类细胞的活动决定了骨改建与骨修复的特异性,即这类细胞的吞噬过程实际上是提取特异性信号的抗原处理过程。在其他组织的修复过程中,这类细胞也可提供启动性信号。这样,骨折愈合的病理过程与骨改建的生理过程存在着天然的回归联系。现代医学的大量事实已说明,任何病理机制都以生理机制为基础。

4. 骨吸收是一个不伴新骨形成的独立过程

既然BMU介导的骨改建是一个放大的新骨形成反应，必然存在一个与之相平衡的骨吸收过程。这个过程发生在肢体制动，各种肢体废用及非力线经过的部位，如多余的骨痂部位。这是一个非特异且无新骨形成的过程，其细胞机制尚不清楚。遗传性疾病骨硬化症提供了一个很好的研究模型。已经证实这种疾病的成骨机制是正常的，因此大量的研究将其病因定位于破骨细胞的骨吸收异常。但这种学说有三点缺陷：一是在动物模型中，破骨细胞的数量可以增多、正常或减少；二是难以解释以破骨细胞介导的骨改建功能正常；三是正常骨组织中很难发现破骨细胞但并不存在骨吸收异常。

在有关骨组织的研究中，骨细胞是数量最大但又最受冷落的细胞群体。有证据表明，骨细胞最适于执行骨吸收功能。Belonger于1969年提出骨细胞性骨溶解（osteocytic osteolysis）的概念，表现为骨陷窝扩大，并能对甲状旁腺激素做出反应。骨细胞表面有大量小管伸入骨基质中，其形态和数量均有利于执行骨盐代谢功能，有利于对全身或局部刺激做出反应。用骨细胞性骨溶解的概念完全可以解释骨硬化症及骨改建放大作用的平衡。许多实验已证明，锻炼可以强化骨组织，而且是当前唯一被证实的增强骨化的有效方法。用BMU的放大作用很容易解释这一现象。

生物电现象与骨折愈合及骨改建有肯定的联系，但毫无疑问，骨折愈合与骨改建是细胞活动的结果，生物电是细胞活动的伴随现象。

（三）**基本推论**

推论一到推论八见第三章第三节"从骨折愈合论理论医学的萌芽"。

推论九：骨组织存在一种特异性修复抗原，在正常情况下不发挥作用，而在损伤或骨改建时引发特异性修复反应。肌腱损伤后可发生异位成骨现象，可能因为二者起源相近。BMP在骨修复中的确切地位有待进一步探讨。

（四）**结语**

Hunt把伤口愈合定义为"信号与反应的持续系列"，他呼吁应尽快完成由形态概念向细胞分子事件概念的过渡。否则，人类伤口愈合研究将徘徊在机遇之门之外。骨折愈合也是间断事件的连续组合,传统形态学概念及分期已远远不能适应临床及科研的需要,甚至在某种程度上束缚了人们的思维。

二、骨折固定的四维空间事件

爱因斯坦的广义相对论认为,宇宙是三维空间和时间组成的"四维空间"。生命过程也完成于这个"四维空间",我们将时间称为生命过程的第四维空间。骨折的固定方式和手术操作对骨折愈合的最终结局将产生十分重要的影响,但有关骨折愈合的不良结局是手术操作与其后伴发的一系列四维空间事件共同作用的结果。对骨折愈合过程四维空间事件的探讨将为骨折治疗及康复提供基本的思维逻辑。

(一)骨折及骨折内固定术后的血运潮汐

正常骨骼中的微循环具有独立于心脏的自主节律,像潮汐一样脉冲式开放,这是中国学者修瑞娟提出的第二心脏理论,绝大多数哈弗氏管内只走行一条毛细血管,只有间断脉冲式血流才能最有利于各种物质交换。这种生理性微循环的血供脉冲具有短周期、高频率的特点。骨骼还具有中周期和长周期的血运潮汐,骨骼在承受超负荷应力时,会诱发应力-血管生成-骨再生的偶联效应,涉及蛋白合成、组织识别、干细胞分化向特定组织再生等复杂的过程,表现为局部持续性充血,一般持续2周左右。这种中周期是人体最重要的生命周期,与初次免疫应答及子宫内膜的增殖周期高度吻合。这种中周期血运潮汐可能是骨骼塑形机制的内在基础。因为骨骼承受应力的不均匀性,中周期血运潮汐分布也不均匀,所以可能会导致低应力部位缺血性骨吸收,而高应力部位发生骨再生强化,这或许是Wolff定律的内在基础。当骨骼发生创伤骨折时,骨折局部的血运损失会在48小时内被代偿,在内固定2周后发生2~3倍的超代偿,这种超代偿血运潮汐可以持续3个月以上(Rand JA等,1981)。这种长周期的血运潮汐可能是创伤后多种因素共同作用的结果,包括中周期血运潮汐的持续启动和叠加。这种长周期的血运潮汐或许是胫骨横向搬移术治疗缺血性疾病的理论基础。总之,长骨骨折后极少发生缺血现象。

（二）力学脉冲与生物学脉冲

在非运动状态下，活体骨骼一般也承受肌肉张力、人体重力等所产生的背景应力，但这些背景应力一般强度较低，不足以刺激骨改建及骨再生。在运动状态及强化锻炼过程中，人体骨骼会受到超负荷脉冲式力学刺激，进而诱发一波2周左右的骨再生生物学脉冲。这个时间周期被McKibbin的老鼠截肢实验及Rooney的微孔弥散室体内培养异位骨化实验所证实。由于力学脉冲可以短期内不规则地重复出现，其诱导的生物学修复脉冲可能叠加重合为一个连续的过程，因此骨再生的生物学事件具有规则的时间周期和不规则的脉冲样节律，但在临床上我们只能观察到一个连续的过程。骨折间隙是天然的应力集中部位，骨痂又是脆弱的组织，极小的应力就可以诱发骨折间隙的修复效应。当骨折愈合出现问题时，一定是由力学脉冲向生物学脉冲的转化过程出现了问题。

（三）硬组织小间隙在四维空间上的磨盘效应

骨折间隙最符合骨再生的力学和生物学条件，那么为什么会出现骨折愈合的不良事件呢？徐莘香教授曾指出"骨断端和骨折片间的吸收，间隙增宽，周围无连续外骨痂形成是骨折固定不牢和肢体活动量过大最早出现的征象"。AO学者证实了在钢板固定条件下活体骨骼会发生磨损性微骨折，在此基础上，我们提出硬组织小间隙在四维空间上会发生磨盘效应进而发生骨吸收，骨折间隙的磨盘效应是骨折愈合不良事件的重要原因。磨盘效应是骨折固定不稳定的表现：一方面表现为再损伤，包括微骨折和骨痂挫灭；另一方面表现为骨折周边血运超代偿，而骨折间隙血管挫灭，无法进行有效连通，即间隙内缺血。这种现象被Rhinelander等的微血管造影图片很好地记录了下来（图1-2-11）。

骨折固定不稳定导致的磨盘效应可以导致骨痂破坏和间隙内缺血，其是骨折愈合不良事件最重要的基础原因之一。由此可以得出许多被临床事实证实且有意义的推论。

推论一：不稳定可以导致骨不连，通常情况下不存在稳定性骨不连。

推论二：在钢板固定未失效的前提下，磨损性骨吸收具有时间和空间上的自限性（图4-1-2）。

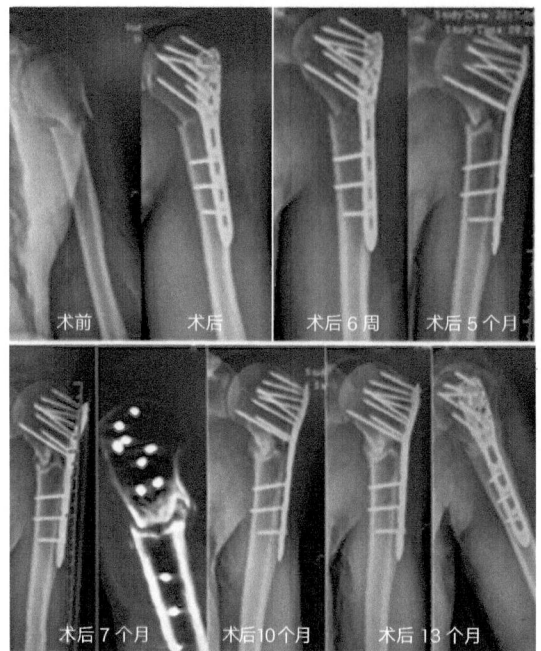

患者男性，63 岁。术后 6 周轻度骨吸收，该患者术后 6 周开始擅自参与体力劳动，到术后 5 个月复查发现骨痂吸收并出现断端硬化；术后 7 个月复查，并建议患者进一步行植骨术，患者拒绝；术后 10 个月之后可见内侧连续骨痂形成，术后 13 个月基本临床愈合。

图 4-1-2　典型的磨损性骨吸收案例

推论三：将髓内钉动力化可导致磨损丧失时间和空间的自限性，甚至致灾难性的肢体骨短缩，无论早期动力化还是晚期动力化在理论上意义都不大，甚至适得其反。

推论四：骨不连可以通过增加稳定性而不植骨加以治疗，如功能支具、髓内钉附加外固定架或钢板；增加稳定性也有利于骨折愈合，早在20世纪70年代初就有报道髓内钉附加钢板治疗股骨干骨折取得优良效果（Burwell HN等，1971）。

推论五：骨不连可以通过自我保护减少活动降低磨损自行愈合。

推论六：截肢患者的同一肢体骨折因受力减少，磨损降低将更容易愈合，笔者观察到1例小腿截肢股骨钛板内固定的成年男性患者，愈合顺利，无磨损吸收现象。

推论七：牵拉成骨早期小间隙的稳定性至关重要，早期的不稳定导致的磨盘效应会产生间隙缺血，可能是牵拉成骨后期成骨不良的重要原因，而一旦牵开间隙将能耐受更大的不稳定性，这是因为磨损效应基本消失。

推论八：根据公式刚度=应力/应变，理想的初期固定刚度应接近所固定骨骼的刚度才不会在一般日常应力下发生显著的应变磨损。对于特定骨骼一定存在一个最佳的初始固定刚度，夏和桃教授将之称为骨折固定的适应性刚度。随着骨折愈合，理想的适应性固定刚度应该逐步降低。

推论九：与医用不锈钢钢板相比，钛钢板因剪切强度不够，更容易发生磨损性骨吸收。

刚度是反映材料抗形变能力的指标，对于细弱的骨骼，应该采用低刚度固定，而对于粗壮的骨骼，应该采用高刚度固定。因此，将适合狗和兔子的固定材料用在成年人身上在理论上并不成立。从目前的实验和临床数据分析，钛板也许更适合小动物、儿童和残疾肢体。在成年人身上我们则看到大量的磨损延迟愈合现象（图4-1-2），提示钛板的抗剪切刚度不够，而只有通过增加厚度才能够满足适应性刚度需求。可以推论，医用不锈钢仍然是值得怀念的理想固定材料：一方面可以降低横截面积来满足临床需求；另一方面可以减少术后保护而更加适合日常生活。遗憾的是钛板做不到上述两点，因此我们怀念钢板的徐莘香时代，他通过改变钢板的几何形状来降低不锈钢板的固定刚度，主张少量骨痂形成而没有磨损骨吸收的第三种骨折愈合方式，这种愈合形态也是那个时代理论大师的基本共识。我们有理由重温充满浪漫主义情怀的AO四原则：解剖复位，坚固内固定，微创操作，早期无痛功能锻炼。只要再加上一条，可见少量骨痂形成而没有磨损吸收，骨折内固定将达到一个完美的状态。实验结果提示在合适条件下，钢板固定骨折同样可以得到100%的愈合率。

推论十：当固定材料达到足够刚度后，磨盘效应将消失而不发生骨吸收，比如传统的骨折一期愈合现象。上海市第六人民医院回顾研究提示，股骨强弱组合的双钢板固定可以取得和带锁髓内钉相近的效果。

推论十一：在不稳定状态下，多维多钉锁定髓内钉将提供更加可靠的愈合率。

（四）骨折固定的应力遮挡效应

传递应力是活体骨骼的基本功能，应力是活体骨骼的灵魂。穿骨金属材料固定骨骼后必然改变骨骼的应力传导，分流骨骼所承受的应力，这种固定材料对骨骼的应力分流称为固定材料对骨骼的应力遮挡。固定材料正是通过应力分流起到稳定骨骼的作用，因此应力遮挡在一定限度范围内对骨折愈合起到重要的保障作用，其负面效应并不明显。传统工程力学对应力遮挡是这样定义的：当不同弹性模量的成分并联承担载荷时，较高弹性模量的成分承担较多的载荷，即对低弹性模量成分起到应力、应变遮挡作用。这个定义附加诸多的前提条件，如材料应是完整的、形状和体积要适配的，但在骨折模型中根本不适用，已经被证伪。问题的关键不在于材料的弹性模量，而在于固定材料究竟分担了多少骨骼的应力。这是因为固定材料对骨骼的力学分流还与固定材料的空间构型、横截面积、肢体的功能状态等相关。

临床上所说的骨折固定的应力遮挡效应通常是指过于坚强的固定材料对骨折愈合所产生的不良效应。坚强固定对骨骼产生轴向和剪切方向的应力剥夺，根据应力-骨再生的偶联效应可以得出如下三个推论。

推论一：在钢板分担轴向应力条件下，骨折愈合因达不到正常骨骼强度而停止，称为骨折的非坚固愈合状态，非坚固愈合随时间改善不明显，是取钢板后再骨折的基本原因，而且再骨折大多经原骨折线。

推论二：钢板固定条件下从钢板侧到钢板对侧骨折间隙存在弹性梯度，必然导致骨折间隙的愈合存在强度梯度，钢板侧最弱，这个推论已经被远皮质锁定钢板实验所证实。

推论三：当固定材料过于坚强甚至剥夺了骨骼的剪切应力时，不但会导致愈合障碍，还会影响骨骼的增粗机制，产生长骨萎缩变细（Uhthoff HK 等，1971）。

当骨折固定刚度不够时，常会发生磨损性骨吸收，如固定刚度过强时，又会发生骨折非坚固愈合导致拆除固定后发生再骨折。近年来，河南省洛阳正骨医院的宋文超博士利用弹簧原理设计了应力可调式外固定架，随骨折愈合而降低外架的应力遮挡率，取得了良好的效果。

（五）内固定物的四维空间漂移

骨骼依靠动力形变（dynamic deformation）来维持骨骼的质量和结构。当骨骼发生穿骨固定后，骨骼与固定装置共同承担应力，这会在四维空间上导致一系列形态变化,包括骨骼的形态和内固定的相对位置都会有所改变。我们将内固定物与骨骼相对位置发生的缓慢变化称为内固定物的四维空间漂移。常见漂移现象如下。

(1)儿童骨折的内固定物的生长漂移:由于儿童骨骺的迅速生长塑形,内固定的钢板螺钉会发生相对位置变化,钢板向骨干移位,干骺端螺钉会发生穿出现象(May C等,2013)。

(2)钢板的横向漂移:钢板分担了固定侧皮质的剪切应力,干扰了外骨膜成骨,会导致钢板下皮质变薄,钢板会不同程度陷入骨皮质。这种凹进可能与钢板的强度结构有一定关系。

(3)螺钉的轴向漂移:螺钉在股骨头部位发生漂移切割及退钉现象较常见。但股骨干骨折钢板固定后螺钉的轴向漂移现象并未引起足够重视。在20世纪中叶由于普遍采用低强度钢板而发生磨损失效,人们注意到圆形螺钉孔会妨碍骨折端相互靠近,因而设计了曾经广泛使用的Egger滑槽钢板,其后Bagby和Janes于1958年设计了著名的动力加压钢板。AO学者在实验中发现在加压钢板固定过程中,螺钉对钢板会发生定向侵蚀现象。说明螺钉和钢板之间存在力学微动(Stoffel K等,2000)。这种力学现象会使骨折线相互靠近产生微小短缩位移,而螺钉在反作用力作用下会产生逆向漂移切割(图4-1-3)。

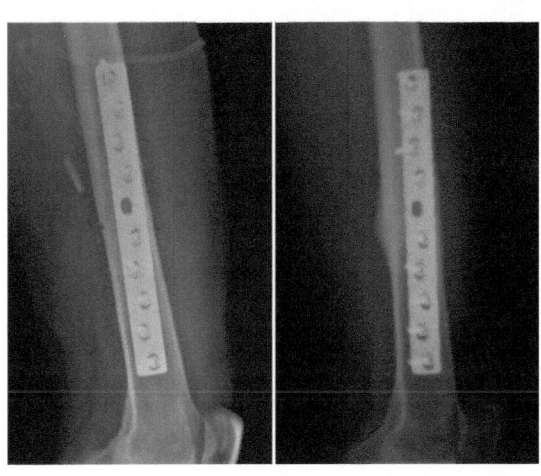

左侧为术后X线片,右侧为6个月后愈合的X线片,可见骨折愈合后螺钉钉孔靠近骨折线一侧的间隙减小消失,而外侧间隙增宽明显,说明螺钉位置相对钢板发生了轴向漂移。

图4-1-3 加压钢板固定股骨骨折

这种钢板固定螺钉的微小轴向漂移具有重要的理论意义，钢板分担的应力并非固定不变的，而是随着骨折的坚固程度逐步降低，这种微小轴向漂移具有"智能性"轴向动力化效应，即恰好而自止，可以降低钢板的轴向应力遮挡。可以推论锁定钢板严重地妨碍这种轴向漂移趋势，理论上更容易发生取钢板后的再骨折，好在钛质钢板的剪切强度较弱恰好可以代偿这种趋势。

（六）骨折间隙的四维空间调控

人类已经进入了一个对骨折愈合和骨再生的可调控时代，科学地解释骨折愈合的力学和生物机制已经露出了希望的曙光。骨折术后采取保护措施本身就是对骨折间隙的力学状态进行调控，包括石膏固定、支具保护、扶拐及助行器、限制体力劳动等。在保护措施下循序渐进的负重或功能锻炼仍是骨折术后的主要康复原则。根据适应性刚度原理，逐步增加肢体负荷或适当降低固定刚度是骨折间隙四维空间调控的主要手段。

1. 牵拉成骨的四维空间调控

牵拉成骨是对骨折间隙的脉冲式应力调控，牵拉成骨与牵张应力大小无关，在同等位移情况下，成骨效率与每天牵拉次数正相关。牵拉成骨一般在截骨后需要等待数日再开始缓慢牵拉，这个时间段称为延迟期。延迟期在临床上具有重要的意义，延迟期骨折间隙最小，必须高度稳定以防磨损效应。此外，延迟期可以修复骨膜包壳封闭骨折空间，延迟期为血管再生连通提供基本时间，延迟期内骨折间隙发生一系列细胞生物学事件，这些骨再生事件为后续牵拉再生培育了高浓度的"种子"。骨再生的基本时间周期为7～14天，因此理想的延迟期大概也在这个范围。

有关牵拉成骨，Ilizarov曾提出中央区的生长带（growth zone）假说，按生长带学说推论，牵拉间隙骨痂应该出现梯度密度特征，中间弱两边高。但大量反证据临床事实包括Ilizarov本人的实验并不支持这一推论。生长带假说并没有给出有意义的临床推论。假设牵拉间隙具有均匀的蠕变能力，我们可以推论牵拉间隙的每一寸空间都具备牵拉成骨能力。这个原理称为牵拉成骨的全方位成骨原理。全方位成骨原理成立的基本条件是血运重建要充分，牵拉间隙应具备蠕变弹性，不发生断裂效应。由此可以得出以下基本推论。

推论一：维持X线低密度牵拉是合理的，高密度容易产生断裂效应从而产生非弹性牵拉。

推论二：单次小剂量牵拉容易达到蠕变效应，小剂量多次牵拉具有极高的成骨效率已经被Ilizarov的实验所证实。

推论三：如果牵拉间隙的长度为L，每天新增加的长度为ΔL，$\Delta L/L$简称为牵拉比值，牵拉比值反映了牵拉间隙的成骨潜力。随着牵拉间隙L的增大，每天的牵拉速度ΔL也可以逐步增大。根据牵拉比值推论牵拉成骨的牵拉速度可能远远超过传统的实验数据。

为了验证推论三，笔者在2条成年狗股骨上设计了变加速快速骨搬移实验。分别摘除4.2 cm及5.1 cm股骨骨段造成大段骨缺损，截骨后10天开始骨搬移，单次搬移剂量均为0.25 mm。每天牵拉2次共4天，每天4次共2天，然后维持牵拉比值≤0.5，逐步增加牵拉次数。第一条狗最快牵拉速度达到每天6 mm（牵拉24次），持续4天；第二条狗达到每天8 mm（牵拉32次）维持3.5天，均观察到完美成骨（参见第五章第五节）。

在延迟期及牵拉早期，骨折间隙较小，需要较高的稳定性防止磨盘效应，一旦牵开间隙，磨盘效应消失，理论上在牵拉中后期牵拉间隙可以耐受较大的不稳定，可以一次性纠正30°以内的旋转及成角畸形。在停止牵拉的固化期，可适当增加肢体负重及酌情降低外固定剪切刚度来促进骨皮质的形成（快速牵拉并不适合肢体延长，主要原因是快速肢体延长可能会产生严重的淋巴性肢体水肿和疼痛）。

2. 钢板内固定的四维空间调控

锁定钢板在空间构型上很难进行适应性刚度调控。改进之一是远皮质锁定钢板，近端皮质无螺纹，可以很好地促进钢板侧的骨痂形成；改进之二是动力化锁定螺钉，原理与远皮质锁定钢板类似；改进之三是主动锁定钢板，采用可降解材料，类似一个不稳定的滑槽。从实验观察得知，骨痂形成过量，且有明显的磨损吸收痕迹，唇样骨痂有断裂征象类似肥大性骨不连，而且这种结果是在石膏固定情况下得到的，提示该种钢板具有明显的不稳定性，笔者认为还是伴有少量连续骨痂的加压钢板结果更好。需要反思一个问题，在骨干骨折中为什么要用锁定钢板？锁定钢板治疗简单骨折曾被权威的国际骨科顶级期刊 *JBJS* 列为禁忌证，其先天缺欠是明显的。

回顾历史，有些改进未免画蛇添足。从生物力学的角度分析，固定材料的剪切刚度刚好接近所固定骨骼，而轴向刚度略低于所固定骨骼的刚度则能满足骨再生的基本要求，塞尔维亚学者设计了一款自动力股骨内固定器取得了理想的临床效果（Mitkovic M 等，2012），在 726 例随访患者样本中，愈合率高达 99.1%，平均愈合时间 3.9 个月。这样的结果会让人忘记什么是股骨骨折治疗的"金标准"，毕竟骨髓腔是人体的一个重要器官，也是长骨血供的主要来源。从图片分析看，该固定器得到的骨痂形态十分优美，没有骨吸收，没有肥大现象，恰到好处。该固定器采用医用不锈钢材料，设计简洁，利用了螺钉的轴向漂移达到自动动力化效应，而不影响固定的稳定性。Bagby 设计的动力加压钢板也是简洁设计的历史杰作，椭圆孔可以在某种程度上顺应螺钉的轴向漂移，笔者在此基础上稍加改进设计了加压滑槽螺孔，可以更好地顺应螺钉的四维空间漂移，达到自动动力化的效果（专利号 ZL 201720161734.5），并建议采用不锈钢材料来防止剪切磨损（图 4-1-4）。

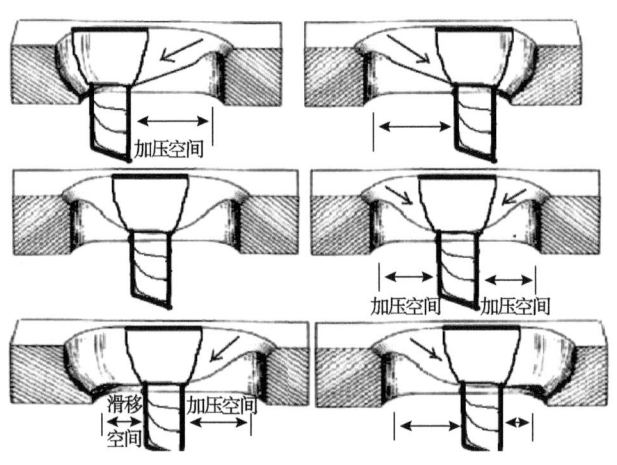

传统加压螺孔的设计只具有加压空间，而不具备滑移空间。

图 4-1-4　加压滑槽螺孔

(七) 小结

通过对骨折愈合四维空间事件的深入探讨,我们可以理性地推导骨折愈合及骨再生的各种临床现象,进而对骨折愈合及牵拉成骨现象进行某种程度的人工调控。通过骨痂的形态现象我们可以倒推骨折间隙的力学合理性,进而判断固定方式及功能锻炼的合理性。骨折固定的初始适应性刚度应该接近所固定骨骼的刚度,以刚好不发生磨盘效应为宜,成年人和儿童应该采用不同刚度的固定材料。持续加压和持续骨牵引本身都没有促进骨再生的作用,甚至会妨害骨再生,但加压固定提高了骨折的稳定性,降低了固定材料的应力遮挡率,有利于生理应力的骨传导,也有利于防止磨盘效应的发生。从目前的资料判断,固定材料的抗剪切刚度似乎比加压与否更加重要,因为骨骼作为生物活性材料具有四维空间的改建适应能力,外来一次性加压和牵拉应力都将被中和。如果我们不采用锁定的固定方式,固定钢板的螺钉会通过漂移的方式完成自动生物学"加压"。不锈钢材料在抗剪切刚度上优于钛合金材料,可以通过几何形状及厚度的调节来达到合适的刚度。牵拉成骨提供了一个无磨损效应的应力环境,最佳地适应了骨折愈合的细胞学原理,牵拉成骨的全方位成骨原理显示了活体骨骼具有核能量般的再生潜力。尊重组织再生的自然法则,充分利用四维空间的再生调控原理,被秦泗河教授概括为"自然重建,时空一体"。

三、发表"骨折固定的四维空间事件"[①]一文过程中的学术交流

在向期刊投稿发表本文时,编辑部发来审稿专家意见,并指出需要笔者逐条答辩,这种情况并不多见,在此将交流过程做简述。

1. 与审稿专家1交流过程

意见:

本文在论述中提出太多推论,而证据又显得不足;文章内容缺少聚焦。另外参考文献过于陈旧,2000年以前的文献占一半左右。

---

① 刘振东,秦泗河.骨折固定的四维空间事件[J].中国组织工程研究,2020,24(6):8.DOI:10.3969/j.issn.2095-4344.2452.

（1）对引言的意见：提出四维空间，缺少参考文献。

（2）对材料与方法的意见：部分内容陈旧。

（3）对结果的意见：推论太多。

（4）对参考文献的意见：参考文献陈旧。

笔者答辩：

（1）关于四维空间的提法源于爱因斯坦的观点，宇宙存在于三维空间和时间组成的四维空间，这个概念同样适用于生命现象，所有生命现象都是四维空间事件，这个描述恰当而简洁，逻辑通顺，本文也有明确的定义，我个人认为没有不妥。

（2）证据是否充足，我个人认为有如下几点判断标准：首先看是否有反证据，只要有一条反证据，逻辑就可以被否定。其次看证据是否符合逻辑的主流观点，目前学术界普遍认同的观点是可以作为支持证据的。再次就是看逻辑是否通畅正确，逻辑正确、现实可行。如是，证据即可视为充足。我希望专家老师具体指出我的哪条证据不符合逻辑，不符合主流观点，最好附有参考文献支持，任何年代的都可以。

（3）推论太多本身并不是缺点，只有强大的逻辑才能有足够多的推论，没有推论的理论逻辑毫无实际意义。

（4）关于参考文献陈旧，我是这样认为的，骨折固定生物力学研究最辉煌的时期是20世纪中叶到20世纪末，这一时期学说林立，百花齐放。知名大师包括加拿大的Uhthoff、AO组织，中国的徐莘香、李起鸿等。那一时期做了大量有价值的实验和临床工作，可以说是骨折愈合理论研究中最富有的金矿，其历史价值不可估量。没有这些前辈的积淀，我们的理论思想将空洞无物。正如理论物理学最辉煌的时代是以普朗克和爱因斯坦为代表的历史时期，我个人不认同用年代来评价文献的价值，而应该用科学逻辑来评价文献的价值。只要是事实，就具有永恒的证据价值。例如，虽然目前仅有Uhthoff的实验证实了坚强钢板固定能导致骨骼进行性变细，但这就是真实存在的证据，具有永恒的价值。正因为在那个时代有大量有价值的研究，现今很少有人再重复那个时代的工作。

2. 与审稿专家2交流过程

意见：

（1）按目前教科书的观念：影响骨折愈合的局部因素有血供、断面的接触、固定与运动、感染、损伤的程度（有无骨缺损）。该文作者对其中血供这块没有仔细分析，引用几个很早的文献说明局部在术后中后期不缺血；在"力学脉冲"内容中又质疑了"血运潮汐"中的观念，也未展开论述，这是其不足之处。血供是骨折愈合因素中最关键之处，抛开血供谈固定、生物力学等都是"耍流氓"。例如，股骨转子间骨折，由于血供丰富，即便是保守治疗骨牵引也能很好愈合，牵引明显在控制骨折稳定性上不如钢板，也存在文中作者分析的间隙磨盘效应。另外，文中作者对锁定钢板的质疑，是从力学方面探讨的，个人理解锁定钢板的优势在于固定复杂骨折，一是可以减少对骨外膜血运的破坏，甚至可以做到零接触固定，另外可以减少钢板的固定长度，防止螺钉脱出。所以骨折愈合如果全面分析就绕不开血供，不管是骨骼本身解剖上的血供特点，还是损伤造成的血供干扰，甚或是医生手术过程或固定材料选择带来的血供干扰。

（2）题目太大，虽然内容也较多，但并不能全面分析骨折后的所有事件，是否可以建议把题目调整下，集中在力学和生理学方面。其主要内容还是从生物力学（钢板材料，断端间隙，固定物漂移等）来分析及推论。

（3）文中佐证其观点的具体病例比较特殊，不一定是普遍现象，不一定能让人信服。

笔者答辩：

（1）我个人认为教科书不能作为讨论问题的依据，否则大家都看教科书，杂志就没有意义了。相反，专业杂志的主要意义恰恰是不断提出可以修正教科书的新观点。我认真地复习了近百年的经典文献，到目前为止还没有一篇有价值的文献说明血液供应损失多少将导致骨折不愈合，反证据俯拾皆是。引用如下：

"毫无疑问，血液供应对骨再生至关重要。但在评价骨折愈合的过程中，血供因素经常被过度夸大了。到目前为止，没有任何实验事实证实骨折断端的血液供应丧失多少将导致骨不连。死骨也可能逐步恢复一定的血供，大段异体骨植入固定也可以获得77%～91%的愈合率。长骨的血供主要来源于髓内，扩髓可以严重影响皮质骨血供，但扩髓对血供的影响可以在2天内被完全代偿，骨折内固定术后2周局部血供超代偿可达正常的3～5倍，而剥离骨膜对局部血供几乎没有影响。扩髓换钉和皮质骨剥脱术虽然影响血运，但都可以作为治疗骨不连的有效方法。到目前为止，力学因素是导致骨折不愈合的主要因素，股骨颈骨折可以通过改变局部力学条件不植骨得到愈合，功能支具对骨不连也有很好的治疗效果。有文献证实缺血性骨不连并不缺血，大样本资料证实切开复位和闭合复位髓内钉固定愈合率并无差异。骨折部位的血液供应是动态变化的并具备超代偿的特性，因此几乎不存在缺血性骨不连，过分强调血供对骨折愈合的影响可能会掩盖影响骨折愈合的力学真相。"（此处省略列举的12篇参考文献题目）

我个人完全不同意"抛开血供谈固定都是耍流氓"，大段同种异体骨没有血供，植入人体仍然有80%的愈合率。对于股骨颈骨不连，不植骨、外展截骨的治疗方式已有大量临床报道。扩髓换钉破坏血供，皮质骨剥脱破坏血供，髓内钉加板破坏血供，这些都是成熟的临床范例。难道还有比上述破坏血供情况更严重的例子吗？请专家老师举证。

（2）关于牵引环境的生物力学我个人无法举证分析，相关文献较少，其磨损效应与内固定不具备可比性。

（3）同意专家意见，锁定钢板有其优点，锁定钢板在骨干骨折固定上也有力学缺欠。也同意专家意见，本文不能分析骨折后的所有事件，而是对重点事件加以讨论。

（4）文中病例是典型的磨损性骨吸收病例。我也与同行有较多的交流，徐莘香教授最早指出"骨断端和骨折片间的吸收，间隙增宽，周围无连续外骨痂形成是骨折固定不牢和肢体活动量过大的最早出现的征象"，我发表过《骨折断端磨损性骨吸收的证据分析》专文仅供参考。[①]

[①] 参见第四章第三节"骨折断端磨损性骨吸收的证据分析"。

3. 与审稿专家3交流过程

意见：

作者对骨折的愈合过程进行四维度分析超出了目前人类的可接受范围。

笔者答辩：

请允许我引用普朗克科学定律作为回答："在思维条件不变的情况下，传统人类将永远无法得出或接受新的结论，直到他们无奈地老去，接受新思维的年轻一代成长起来，真理的阳光才能普照大地。"为了解释这个定律，需要引用我5000字的文章加以说明。[①]

四、骨改建是否会导致骨质疏松的探讨

目前为止，骨质疏松症的细胞学机制尚未有统一论述。有一种观点是骨改建的活跃导致了骨质疏松症。证据：每当我们发现骨骼高度脆弱的时候，总能发现骨改建增强，而当使用抗骨吸收药物后，我们会发现骨骼强度增强，同时伴有骨改建减弱。但这个证据并不充分，如果再加上所有骨改建活跃的时候，骨骼强度都降低，这样才可以断定是骨改建导致了骨质疏松症。但事实完全不是这样，如运动员在强化训练后都存在骨改建增强，而骨骼强度却可增加；哺乳动物的幼儿期，骨改建的强度是极高的，骨骼强度也是越来越高。那为什么骨骼脆弱时，骨改建也会增高呢？因骨改建的作用就是强化骨骼，所以在骨骼最坚强和最脆弱的地方都需要这种机制。

生命需要相对稳定的环境，维持生命内环境相对稳定的机制称为内稳机制。这种内稳机制是靠一种叫作负反馈的机制来维持的。如人呼吸太慢的时候，体内的二氧化碳就会积聚，反过来就会刺激呼吸加快。同样道理，当呼吸太快的时候，体内的二氧化碳排出过多，浓度降低，又会刺激呼吸减慢，这样人的呼吸就维持在相对稳定的节律。骨改建就是维持骨骼内稳机制的最基本机制，当骨吸收明显（骨质疏松、骨骼脆弱）时，骨改建要增强，当应用抗吸收药物骨

[①] 具体内容省略，参见第三章第三节"骨再生模糊论"。

骼脆性减低时，骨改建会减弱。

笔者查阅到的文献均承认骨改建具有修复骨骼微损伤的作用，这与"骨改建削弱骨骼"的论点十分矛盾。笔者尚未查到有学者从骨骼内稳机制的角度来分析问题，如果骨改建是骨骼内环境稳定的主要机制，那骨改建的主要作用就是强化骨骼；如果否认骨改建的内稳作用，在骨骼中除了骨细胞，我们再也找不到其他的角色，而骨细胞已经丧失了分裂能力，不具备成骨修复能力。

全世界每年不知要投入多少科研资源来研究骨质疏松问题。而这些研究很多是从一个基本的前提出发，即破骨细胞介导的骨改建是骨质疏松的基本机制。但这个多年前公认的结论在笔者看来可能并不准确，有待后世学者研究来更新认识。

五、骨折血肿内为什么含有成骨因子？可以采集骨折血肿回注吗？[①]

骨折血肿中含有大量的成骨因子，这是举世公认的事实。2006年12月的《中国骨伤》杂志上刊登了"骨折血肿采集回注在骨折手术中的应用"一文，报道20例治疗结果"满意"，方法是"与一般骨科手术无太大区别，软组织切开后找到骨折血肿，注意不要用吸引器吸取，用50 mL空针采集骨折周围陈旧性出血30～50 mL（不用血凝块，尽量用液性血肿，后期部分病例又在液性血肿中加入骨肽）……骨折固定缝合骨膜后将采集的陈旧性血液回注在骨折周围。术后不用引流，仅加压包扎。"但文章没有提到患者从受伤到手术的平均时间。

这是一个很有趣的设计和设想，但仔细分析起来却疑问颇多。首先一个问题是，从骨折部位流出的血液和全身其他部位流动的血液有什么不同吗？很显然，骨折部位最初流出的血液和流动在其他组织中的血液没有什么不同，该文作者恰恰忽略了这个问题。其次，骨折血肿内为什么会含有成骨因子？显然是骨折后发生的一系列病理生理变化造成的，这种成骨因子的形成需要一个时间过程。至于骨折后几天血肿内为什么会含有成骨因子，目前还缺乏准确的实验报道，但我们可以从2个实验来大致推断成骨因子形成的时间。

---

① 本文作于2007年4月20日。

第一个实验是英国人McKibbin于1978年描述的老鼠截肢残端的修复现象，老鼠截肢后的骨残端也发生修复性骨痂反应，即初始骨痂反应，历时约2周。初始骨痂反应概念的提出是骨折愈合理论研究的一个里程碑。第二个实验是Rooney的跟腱异位骨化实验，将老鼠的跟腱切断后进行隔离培养，只有切断时间在1周以后的组织才能培养出异位骨化现象。综合起来判断，成骨因子的形成大约需要1周。从成骨因子形成到组织修复还需要1周，共计2周。

这个时间周期也是抗原-抗体反应的时间周期，蕴含着极为深刻的生命原理。目前认为组织修复是人体内多能干细胞的功能，多能干细胞在平时处于休眠状态，它的启动需要一个激发的过程，而且这种激发必须具备组织特异性，即何种组织损伤将修复何种组织，否则在肝脏中长出骨头或在骨头的部位长出肝细胞都会导致混乱，这样一个复杂的过程必须耗费一定的时间。首先必须存在一种损伤识别机制，然后才能产生特异性修复信息。人体内恰恰有现成的抗原识别细胞，即巨噬细胞，已经证明通过巨噬细胞的特异性识别并产生抗原递呈作用的时间大约需要1周。由此可见，组织修复也是一个免疫学过程。

即使骨折血肿已经含有大量成骨因子，对骨折愈合也不起决定性的作用。这是因为骨折愈合需要不断重复产生初始骨痂反应，固定方法的科学性而不是血肿的存在与否将决定骨折愈合的成败。单从方法设计上来分析也有颇多漏洞：其一是血肿回注违反外科引流原则，有诱发感染的嫌疑；其二是液体血肿是用针缝不住的，有多少会留在原位呢？其三是凡是手术都有继发出血，有什么证据表明继发血肿就不含成骨因子呢？如果说原作者的血肿回注还有一定理论依据，但"后期部分病例又在液性血肿加入骨肽"的论点未免欠妥，在此不再赘述。

回过头来分析原作的参考文献，"郭洪旺等利用凝血性血肿与肉芽性血肿置入骨折间隙周围治疗手法复位或牵引复位失败的96例长骨骨折取得了较好的效果"，手术设计的科学性和可行性都要更好一些。笔者个人认为该文的手术创意过于简单随意，不宜继续使用，更不宜在"基层医院推广应用"。

六、长骨骨干的增粗机制及其临床意义

骨骼随生长发育而增粗对增加和维持骨骼的强度至关重要,但长骨的增粗机制一直以来并未引起足够的理论关注。骨骼的增粗机制包括两个方面:骨骺部位的增粗主要由遗传和骨骺发育决定,而骨干部位的增粗主要由力学环境主导。遗传基因的影响主要体现在对骨骺发育的程序化设计,但遗传基因对骨干部位不具备部位识别能力(site blind)。骨干部位的增粗很可能通过体重和肌肉力量等综合的力学因素发挥作用。很明显的例子是,腓骨移植到股骨或胫骨后会发生明显的适应性肥大增粗,切除猪的尺骨3个月后,桡骨就会增粗到尺骨和桡骨加起来那样粗。可见骨干部位适应力学环境而强化增粗的反应是迅速而有效的。随着矫形外科的发展,固定材料的广泛使用明显改变了骨骼的应力分布状态,因影响骨骼增粗机制带来的不良后果,已经成为一个值得关注的临床问题。

(一)长骨骨干增粗的超负荷原理与外骨膜原位成骨

已经证实,实验动物骨骼承受疲劳应力后的第一天,在外骨膜区就有 VEGF 及 BMP 基因的高表达,几乎同时诱发血管生成与外骨膜新骨形成反应,如果使用血管生成抑制剂也将抑制新骨生成,提示应力-血管生成-新骨生成存在时间和空间的因果关系,可称为应力-血管生成-新骨生成的偶联效应。这种由超生理负荷诱发的新骨生成现象,称为骨再生的超负荷原理。超负荷原理提示骨骼的强度要与骨骼的力学环境相适应,骨骼增粗是对体重和肌肉力量增长的自然反应,前面提到的腓骨移植及猪的尺骨切除实验都很好地演示了超负荷原理的效率。

骨骼在承受弯曲应力时,其内部应力分布是不均匀的(图4-1-5)。外骨膜区总是承受最大应力,而内骨膜区应力最小,因此超负荷区域主要分布在外骨膜区。外骨膜原位成骨(periosteal apposition)也是骨骼增粗的主要病理变化。所以长骨干部的增粗不是由内向外的膨胀生长,而是外骨膜区的新骨埋旧骨,髓腔区吸收扩大。轴向应力在骨骼的横断面上分布相对均匀,临床实验已经证明外固定架的轴向动力化对骨骼的增粗贡献不大。因此可以粗略地推论弯曲应力决定骨骼的粗细。

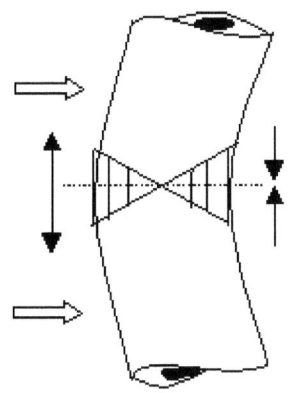

骨骼在弯曲应力作用下，一侧外骨膜承受最大张力，对侧承受最大压力，内骨膜承受最小应力。

图 4-1-5　骨骼在承受弯曲应力时受力分布

（二）长骨外骨膜区持续性骨吸收的存在

通常情况下，长骨骨骺部位的增粗要早于骨干部位的增粗，形成干骺端粗大的形态。但骨骺在增粗的同时也在进行长度生长，干骺端发生向骨干的移行。这个时候干骺端发生由松质骨向皮质骨的形态转化，同时直径变细。根据受力分析，骨骼的两端承受的弯曲应力较小，因此弯曲应力可能有利于皮质骨的形成，解剖学的例证是股骨颈的股骨距形成皮质增厚。

长骨干骺端在发育过程中发生生理性骨骼变细需要外骨膜区持续性骨吸收。这种骨吸收的具体机制尚不清楚，但可能与长骨所承受的应力分布有关（May C等，2013）。在干骺端外骨膜区骨骼承受较小弯曲应力，骨骼的外形从骨骺线到骨干中部符合连续顺滑曲线形态。根据应力-血管生成-新骨生成的偶联效应，应力分布状态可能直接影响骨骼的血供分布状态，这或许是干骺端外骨膜骨吸收塑形的潜在原因。

因此长骨骨骼的直径粗细直接取决于其所承受的弯曲应力环境，处于外骨膜成骨和外骨膜骨吸收的动态平衡之中。临床上我们观察到单侧脊髓灰质炎或髋关节发育不良患者的下肢骨骼常有明显的萎缩变细现象，即可佐证上述观点。如果固定材料明显影响了骨骼的正常的应力环境，就会出现骨骼的增粗机制异常，甚至发生骨萎缩。

(三)临床病例

病例一:患者,女,11岁,因股骨骨折钢板内固定术后感染采用坚固外固定器固定,14个月后出现萎缩性骨不连伴有骨骼萎缩变细(图4-1-6)。

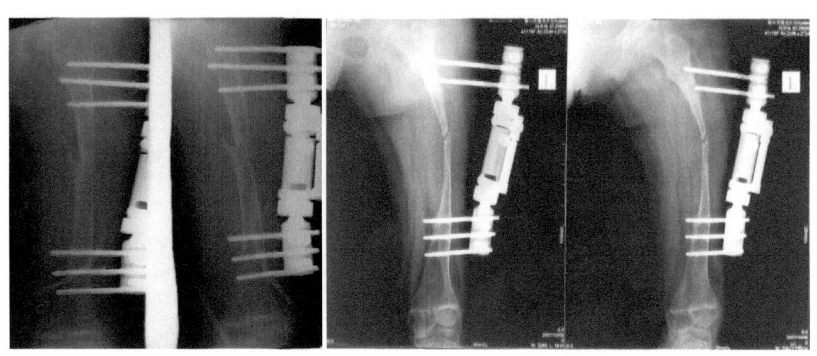

图 4-1-6　儿童股骨骨折坚固外固定器固定术后

(图片来源:由苏桂有医生提供)

病例二:青少年软骨发育不全症,股骨中段截骨单边外固定架延长,部分病例会出现延长区骨痂萎缩接近或超过截骨部位直径50%的情况。请注意双股骨内侧骨痂凹陷可能与单边外固定器固定导致的受力情况有关(图4-1-7)。

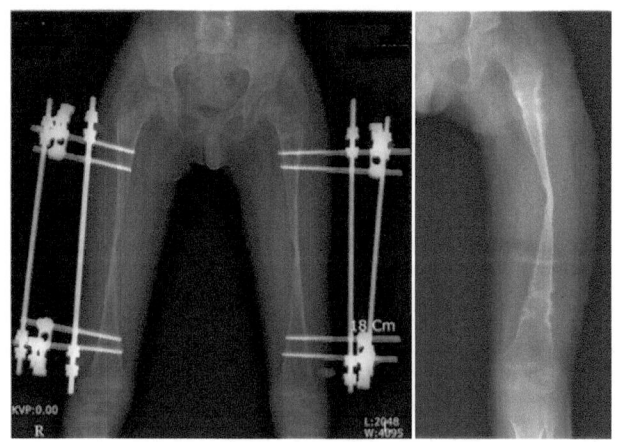

图 4-1-7　青少年软骨发育不全症股骨截骨延长术后

(图片来源:由韩国肢体矫形外科专家宋海龙教授提供)

病例三:患者,女,26岁,同时进行股骨和同侧胫骨延长术后160天和410天的X线表现,术后第410天的X线片可见明显骨骼萎缩变细(根据中间两个针间距离测量出相对比例来计算)伴愈合不良(图4-1-8)。

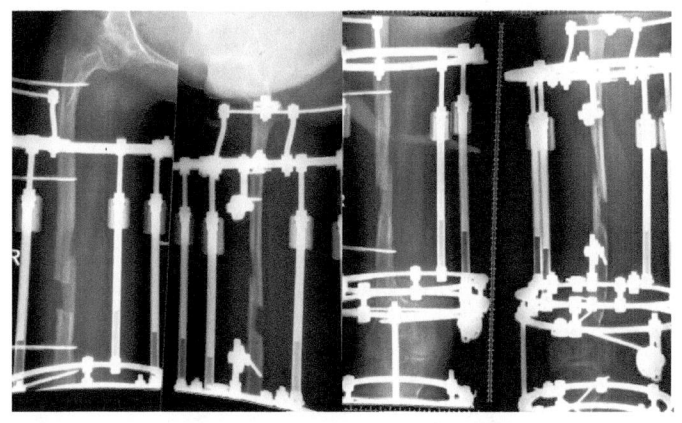

图 4-1-8 股骨和胫骨同时延长出现股骨萎缩及愈合不良

病例四：患者，女，32岁，锁骨骨折锁定钢板内固定，可见钢板并未贴压骨膜，符合"生物学"固定。14个月拆钢板前可见骨折部位萎缩变细，术后3天无外伤再骨折可见明显断端萎缩。从X线片上看钢板偏厚重，并非锁骨专用钢板（图4-1-9）。

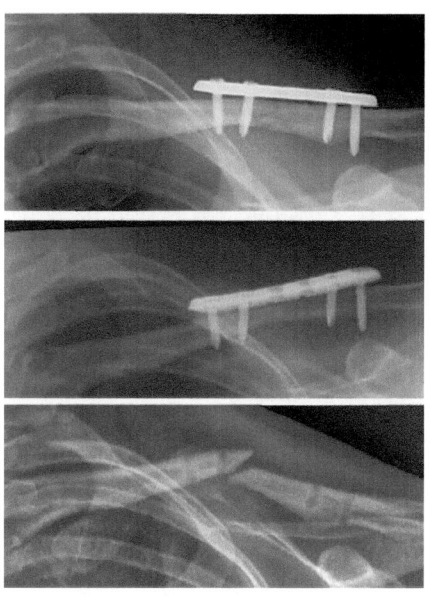

图 4-1-9 锁骨锁定钢板固定术后的再骨折及骨萎缩

（图片来源：https://www.dxy.cn/bbs/newweb/pc/post/30644703#30644703）

病例五：患者，男，12岁，因外伤致左股骨干骨折，给予切开复位锁定接骨板内固定术，术中拍片位置良好，术后石膏外固定。术后1个月复查显示：骨折位置良好，无明显骨吸收，继续给予夹板联合石膏外固定；术后2个月断端略有吸收，继续给予上述外固定并嘱患者锻炼股四头肌；术后4个月断端明显吸收，术后5个月X线片示断端进一步吸收，其间多次复查血常规、C-反应蛋白、红细胞沉降率均无异常（图4-1-10）。

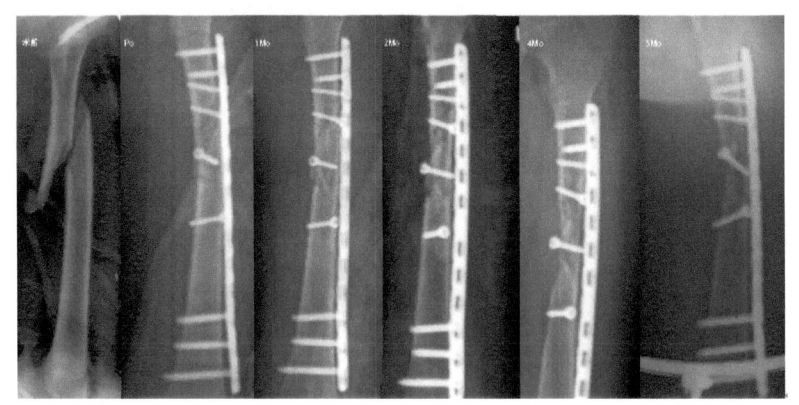

图4-1-10　术前、术后、术后1个月、2个月、4个月、5个月X线片对比

（图片来源：https://www.dxy.cn/bbs/newweb/pc/post/24443112#24443112）

（四）讨论

人体长骨骨干的外骨膜原位成骨是一个持续终生的过程，对维持骨骼的强度发挥重要的作用。而外骨膜成骨高度依赖弯曲应力环境，从力学的角度分析，由于髓腔是天然的低应力区，髓内固定对骨骼的增粗机制影响较小，髓外固定对骨骼的增粗机制影响较大。因此当髓外固定过于坚强，常会影响骨骼的增粗机制。

骨再生与骨骼的力学环境具有明确的因果关系，常用的固定材料已经被临床证明对骨骼的增粗机制影响不大。但每一型号的固定材料都有一定的适用范围，如果把成年人的固定材料用于儿童（病例一），或者把厚重的非锁骨专用钢板用于锁骨（病例四），就会出现很大的问题。

还有两种情况也明显地改变了肢体的力学环境：一是胫骨和股骨同时外固定延长势必影响肢体的功能锻炼；二是本来对儿童已经十分坚固的钢板固定再辅助可靠的石膏外固定（病例三和病例五）。这两种情况都可以降低所固定骨骼的弯曲应力。

Nakamura K等于1998年通过临床实验报道,外固定架的轴向动力化对恢复骨骼的直径增粗作用不大。Devmurari KN等于2010年报道了一组回顾性病例对照研究,将软骨发育不全症股骨中段截骨延长患者分为拆架后骨折组和非骨折组,骨折组平均延长9.4 cm,非骨折组平均延长9.1 cm,这个差异并不明显。但骨折组的延长长度却占了原骨骼长度的41%(30%～55%),而非骨折组的延长长度仅占原骨骼长度的30%(28%～32%)。如果股骨的长度与体重正相关,显然骨折组都是较矮的低体重患者。如果都采用相同的外固定器材和手术方法,显然骨折组的骨骼被遮挡了更大比例的应力。换一句话说,对力量较弱的低体重患者,应该适当考虑降低固定的刚度。

以往人们常将临床上观察到的骨萎缩现象想当然地归因于手术造成的血运破坏,但用血运因素远远解释不了诸多的临床现象。长骨的血液供应以髓内血供为主,因此髓内钉固定对血供的影响远远超过外固定架,但临床上并未观察到髓内固定对骨骼增粗机制有明显影响。而外固定架对血运的干扰很小。

降低长骨骨骼的弯曲应力对骨骼直径的影响在2个月就开始发生,4个月表现明显,也可缓慢发生。2010年Devmurari KN等报道软骨发育不全症,股骨中段截骨单边外固定架延长,骨痂萎缩发生在术后3～4个月,并逐步加重。但不论何时发生,骨萎缩一旦发生,都是一种十分严重的值得警惕的临床现象,因为骨萎缩多伴有骨折愈合不良或骨不连,临床上几乎看不到骨痂生成。

理论上外固定架固定的刚度与固定针的直径及数量正相关,而与固定针的有效长度反相关,即力臂越长,影响越小。在一般情况下,直径4.5～5.5 mm的螺纹半针是合适的。骨骼的受力可以随肢体的功能情况而发生脉冲性变化,即肢体的功能状态可以改变骨骼的力学环境。根据骨再生与骨骼应力环境具有因果关系的原理,骨萎缩和骨痂萎缩是骨骼严重去负荷的表现,是值得高度警惕的临床信号,应该考虑适当降低固定强度,增加肢体功能负荷等积极的干预措施,否则不良趋势很难逆转。骨折固定术后3～4个月,是很好的反思骨骼固定治疗逻辑的时间窗口。

第二节　骨折固定的应力遮挡效应

一、应力遮挡效应——寻找丢失的钥匙

骨科学界对应力遮挡效应问题讨论了几十年，到目前为止仍然面临很大的困惑。由于骨折愈合机制尚不明确，应力遮挡的理论和实验研究受到很大的制约。一方面表现为可检索查新的相关文献很少，另一方面则表现为概念的混乱和歧义。最初的应力遮挡效应被用以解释坚强内固定物所致的不良结局，如延迟愈合、不愈合及去除内固定后的再骨折现象等。而最近的某些观点认为应力遮挡效应并不明显，甚至早期还有一定益处。因此，有必要对一些历史概念进行反思和重新定义。以下是有关应力遮挡力学概念的两个定义。

定义1：当不同弹性模量的成分并联承担载荷时，较高弹性模量的成分承担较多的载荷，即对低弹性模量成分起到应力、应变遮挡作用。

定义2：两种或两种以上材料组成一个机械系统时，弹性模量较大的材料承担更多的负荷。

上述两个定义大同小异，但隐含了两个前提条件：一是不同弹性模量的材料应该是完整的，如果其中一种材料发生不规则断裂，其应力分担情况则视断裂部位的接触情况而改变；二是两种材料的形状、体积相当。若把一根铁丝和一根木桩并联在一起，谁来承担更多的负荷是显而易见的。而骨干和各种固定材料的形状、体积有显著差别。在实验中，无论是钢板还是外固定架，其应力遮挡率均小于50%，体外测定单臂外固定架的应力遮挡率仅为6.1%，即骨折固定材料在多数情况下并非承担较多的负荷。

综上所述，不能把应力遮挡的传统定义简单地引入骨折治疗领域。我们可以把固定材料对骨骼生理应力的分流现象称为固定材料对骨骼的应力遮挡。新的定义一方面抛开了弹性模量概念的束缚，以往曾试图寻找低弹性模量材料来降低应力遮挡效应，几十年的事实已证明并无多大的实际应用价值；另一方面兼顾了串联和并联两种情况，既可以反映稳定的静力系统，又可以反映不稳定

的动力性系统，也不论固定材料分担了多少应力。因此，新的定义涵盖范围更广。

新的定义明确了减少固定材料的应力分流来降低对骨骼的应力遮挡效应的思想。近几十年的临床研究与实践已经证明，改变固定材料的几何形状设计是降低应力遮挡效应的有效途径。尽管AO学派倾向于否定应力遮挡效应，其由坚强内固定到稳固内固定的思想转变是通过降低钢板的厚度、改变钢板的几何形状设计来实现的。有资料表明用高强度钢板固定前臂骨折，取钢板后的再骨折率显著增高。

应力遮挡效应是指由于固定材料的力学分流对骨骼造成强度降低及愈合延迟等生物学影响。应力遮挡与应力遮挡效应有着密切的联系，但二者不能混为一谈。固定材料的坚强与否是相对于被固定骨骼而言，同一种固定材料的小动物实验结果和人体临床应用结果差别巨大，是因为固定材料相对于动物的骨骼来说是过于坚强了。同理可推，同一固定材料用于儿童的应力遮挡效应将比用于成年人更显著。尽管少年儿童的骨折易于愈合，但发生于少年儿童的再骨折现象并非少见。

下面回顾一个有关骨折愈合的重要概念。McKibbin注意到这样一位患者，一侧小腿骨折保守治疗，另一侧小腿创伤性截肢。6周后，保守治疗的骨折端产生了丰富的骨痂，而形成鲜明对照的是，截肢的骨残端几乎没有反应（图4-2-1）。于是他用老鼠做实验，老鼠截肢后的骨残端也发生修复性骨痂反应，但由于缺乏远端的应力刺激，2周后这种骨痂反应即停止生长而发生退化。他把这种短时一次性的骨痂反应称为初始骨痂反应。

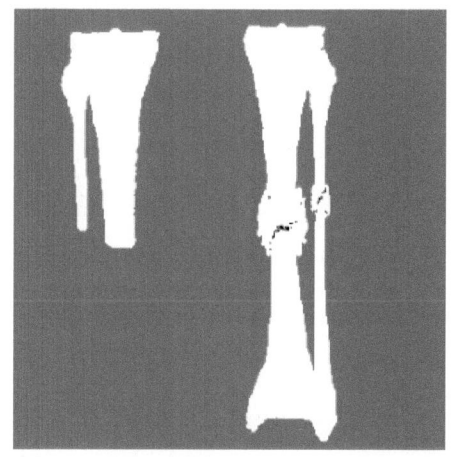

图 4-2-1　截肢残端无可见骨痂（模拟图）

初始骨痂反应远远不能解释临床骨折愈合所需要的漫长时间，因此有人推论，骨折愈合需要一个长期依赖于骨折远端存在的继发动力。但骨折远端并不能持续提供新的物质。对此最合理的解释是，骨折近远端的相互作用只不过是复制了损伤反应，进而多次重复了初始骨痂反应。因此，所谓依赖于骨折远端的继发动力在本质上与初始骨痂反应是一致的。假设每一次微损伤产生一次修复性初始骨痂反应，那么整个骨折愈合过程就是无数次初始骨痂反应的积累。在这个前提下，初始骨痂反应应具备饱和性、平衡点和不应期三个特性。①

重复与复制是生命现象最基本的规律。从蛋白质到核酸，从组织到器官以至更复杂的生命现象，重复最能体现生命的稳定性和高效率。初始骨痂反应的概念是骨折愈合研究领域的一个里程碑，因为它概括了骨折愈合过程的基本事件，和普通伤口愈合一样历时约两周。初始骨痂反应是骨折一期愈合、二期愈合及骨延长愈合的共同基础。尽管有学者认为骨延长的骨生成机制与骨折愈合不同，但二者具有相同的细胞分子基础显而易见，其起点和终点亦相同。Kenwright曾精辟地指出，上述所谓的不同愈合方式是由固定装置决定的，并不能反映肌体内在的愈合机制。

Turner在 *Bone* 杂志上讲述了一个小故事，大意是在某个晚上，一个醉汉在街灯下耐心地跪爬着寻找东西，原来他丢失了汽车钥匙。问他在哪里丢的，他指向远处很黑的地方说："在那边。"又问他："为什么在这儿找？"醉汉回答道："这里有光亮。"

科学史上也有这样的情况，人们时常徘徊在错误的地方去寻找正确的答案。以往一直认为钢板下的皮质骨疏松是应力遮挡效应的主要表现，但AO组织的实验工作有力地否定了这一观点。如果简单地用骨质疏松来解释应力遮挡效应，那么取钢板后的再骨折理应发生在应力集中的钉孔部位，但在两组前臂取钢板术后发生再骨折的报告中仅有1例经过钉孔，10例经过原骨折线，3例经过骨折线延伸过钉孔。用钢板下皮质骨缺血也能解释再骨折问题，但很难解释完全的不愈合及外固定架带来的问题。Miner等报道一组用外固定架治疗儿童股骨干骨折的病例，再骨折率高达20%。

---

① 参见第四章第一节"骨折愈合的基本事件"相关内容。

那么，应力遮挡还有其他的生物学效应吗？事实太过明显以至于被人们熟视无睹。早在20世纪40年代，AO组织就注意到坚强内固定的直接生物学效应就是抑制了骨痂形成，但认为骨痂是保守治疗的产物，甚至是不必要的病理结构。由于AO组织在骨折治疗方面取得了巨大成功，伴随其直接愈合理论而忽视骨痂作用的观念影响至今。已经有学者提出重新重视和评价骨痂的作用。骨痂是机体对骨组织损伤的正常生理性修复反应，忽视骨痂的生理作用就等于把解释应力遮挡问题的钥匙丢进了黑暗之中。

为方便讨论问题，此处引入一个新的概念，把因应力分流而受到遮挡的骨折间隙称为应力保护空间。应力遮挡效应主要发生在应力保护空间内，其主要机制是抑制了骨痂形成反应。骨折断端间力的传导可造成微损伤效应，是骨痂形成反应得以重复和延续的基本条件。即使在没有介入性固定的时候也可以发生应力遮挡效应。主要有两种情况：非解剖复位本身即可降低骨折间隙的弹性而产生遮挡。双骨折中先愈合的一方可以妨碍另一方的愈合，如腓骨遮挡，腓骨切断术仍为治疗胫骨骨不连可以选择的术式之一。可以把这两种情况称为自身应力遮挡（self-stress-protection），参见图2-2-2。

综上所述，应力遮挡效应是影响骨折愈合最重要的负面因素之一。应力遮挡效应的大小不但取决于固定材料的应力分流，更加取决于骨折断端间的应力传导。在同样固定条件下，骨折断端所受到的应力刺激随肢体功能状态而改变。保护下的负重锻炼有助于增加骨折断端间的应力传导，从而减少应力遮挡效应，促进骨折愈合。非解剖复位，间隙过大或缺损状态下的钢板固定是手术失败的重要原因。应力遮挡效应不但与固定材料的强度有关，也与临床医生对骨折愈合的理解，以及术后对患者功能锻炼的指导等密切相关。

二、锁定钢板的应力遮挡效应

骨折固定是20世纪骨科进展的里程碑之一。骨折固定器材不断改进，其中包括髓内固定、多种类型的钢板固定及外固定架固定等。患者的治疗效果明显改善，伤残率降低，康复时间缩短，手术成功率明显提高，一般长骨骨折的愈合率均可达到90%以上。骨折愈合的生物学理论研究也取得了长足的进展，科学地解释骨折愈合的生物学机制已经露出了曙光。

在钢板应用与改进的过程中，由于骨折愈合的生物学机制尚不清楚，内固定钢板的设计与改进常常并非在成熟理论的指导之下完成，临床实践常常走在理论研究的前面。在21世纪，这种局面必将发生根本性改变，骨折愈合生物学理论的研究将为各种骨折固定器材的研究提供充分的逻辑依据，使骨折固定器材的设计更加符合骨折愈合的生物学原理。

有关钢板固定引起的应力遮挡效应问题是伴随钢板设计理念演变的最著名的理论焦点，至今仍然是反思钢板设计理念的重要依据。随着锁定钢板在临床应用的增多，其负面报道也在增加。本文将回顾钢板设计的历史逻辑及有关应力遮挡效应的理论争议，并对锁定钢板的理论依据及临床应用进行初步分析。

（一）钢板内固定的历史演变

骨折最早的钢板固定始于1895年，由Lane设计。其基本形状细长而薄，钢板螺孔之间呈葫芦样缩窄，又称葫芦钢板。其螺孔呈圆形，与螺钉直径相仿，没有锁定螺纹，但固定后对螺钉仍具有轴向限制作用。由于没有加压作用，钢板固定后，骨折线会因吸收现象而增宽，骨折断端不易靠近而产生不愈合、钢板折弯甚至断裂。1948年Egger设计了带单侧滑槽螺孔的钢板，曾得到广泛应用。滑槽钢板的问世带来了最早的钢板设计理念，即骨折断端间应该形成有效靠近接触。早期的滑槽钢板由于固定不够稳定而逐步被淘汰。这段历史说明，非锁定的圆形螺孔会妨碍骨折断端间的轴向微动和靠近。

加压钢板的设计延续了滑槽钢板使骨折断端相互靠近的理念，但固定更加牢固可靠。1949年Danis提出了骨折加压固定的概念，带椭圆形动力加压孔的钢板由Bagby和Janes于1958年设计提出，其成为现今动力加压钢板的原型基础。Müller于1965年设计了一款厚重钢板，厚度达4.5 mm，需要配加压器使用。早期的Müller钢板没有加压孔，或者仅带有2个加压孔，这种宁折不弯的厚钢板在20世纪90年代引入中国，由于中国医生很少使用加压器，导致了大量钢板断裂和固定失效的病例，某些医院经常同时收治数名钢板断裂的患者，在当时的新闻媒体时有报道。

由于厚重钢板的坚强固定导致了皮质骨疏松、钢板断裂、延迟愈合及拆除固定后的再骨折等问题，骨折固定的应力遮挡效应问题得到了深入研究和持久讨论。早在20世纪70年代，已经开始实验探索降低钢板固定的强度，加拿大的Uhthoff于1981年较早报道了钛合金材料接骨板优于不锈钢材料的实验结果。值得一提的是，中国的徐莘香教授于1989年提出了伴有少量骨痂形成的第三种愈合方式，并设计了中间厚两边薄的梯形加压钢板。

应力遮挡效应问题的深入讨论把钢板设计引入如下几个方向：一是采用相对轻便、弹性模量较低而生物相容性更好的金属材料，目前常用的是钛合金；二是减少钢板与骨骼的接触面积，如有限接触和点接触钢板，不接触的内固定支架是锁定钢板的重要理论基础；三是降低钢板的厚度和改变钢板的几何形状设计。钉孔的设计是钢板设计演变的基本内容之一，最早是圆形孔，有过滑槽孔，椭圆加压孔是钢板设计的精华之作。锁定孔的设计又回到了圆形孔，而且没有丝毫的活动空间，这究竟是一种进步还是倒退呢？

20世纪90年代，BO的概念在欧洲悄然形成。锁定钢板的最初设想只不过是一种内固定支架，即放在皮下的外固定架。主要目的是防止手术固定对骨折部位及其周围软组织的血运干扰，保护骨折血肿的生物学环境。也许是历史的巧合，早在1929年，Dukes CA就发明了一种外用的锁定钢板，其治疗效果良好。2000年前后在应用的早期锁定钢板病例中尚可以看出Dukes设计的影子。钢板上的螺纹孔配合螺钉末端的螺纹使锁定钢板成为一种角度稳定装置，不再依赖钢板与骨骼的摩擦力来稳定骨折，这是锁定钢板的核心设计。

锁定钢板最初被用于关节周围干骺端骨折的微创经皮钢板接骨术，最早的LISS系统在美国的商业应用始于20世纪末，锁定加压钢板2001年开始使用，因结合了锁定和加压两项技术，被誉为革命性的设计。股骨近端锁定加压钢板2007年投入使用。锁定钢板于2001年引入中国，根据中国知网检索相关资料得知，2003年11月深圳的巫伟东医生的"锁定钢板治疗肱骨近端复杂骨折"是最早的报道。2007年相关报道文章31篇，应用部位主要集中在肱骨近端、桡骨远端及胫骨平台等部位。2008年相关报道文章爆发式增长，达111篇，并由江苏扬中市的刘鸿飞医生首先报道了6例锁定钢板断裂的病例，标志着锁定钢板在中国开始普及应用。总体上看，锁定钢板在中国的普及应用则是2008年以后。

（二）锁定钢板及生物学接骨术的理论基础

AO学派最重要的理论基础是建立在钢板加压固定基础之上的骨折一期愈合理论，该学说排斥骨痂的作用，认为骨痂是毫无意义的病理结构，是固定不稳定的产物。但随着髓内钉及外固定架尤其是Ilizarov牵拉成骨技术在骨折治疗上取得巨大的成功，弹性固定原则逐步得到公认。AO学派寻求理论转折已经成为发展的必然选择。BO概念的提出重新确立了骨痂在骨修复过程中的重要作用，认为"骨痂是骨折愈合的重要自然过程"，这是人类对自然规律的臣服。

BO理论放弃了加压固定与骨折一期愈合理论，否定应力遮挡效应，采用间接复位与不接触技术，强调保护骨膜血运、骨折血肿及其软组织环境。但微创和保护血运并不是新的理论观念，BO观念也不是完善和系统的理论。为了弥补理论上的缺陷，Perren被迫拾起了一个提出于1970年的应变理论（strain theory）。其假设是组织或细胞不能在超过其断裂强度的张力下再生或生存，结论是要避免在小间隙中产生大的应变。代表应变大小的相对形变 $\varepsilon = \delta_L/L$，δ_L是骨折间隙的形变位移量，L是骨折间隙的宽度。这就会得出这样的结论：假设在生理应力下骨折间隙的形变位移量δ_L相对恒定，骨折间隙越大，相对形变就越小，从而有利于骨折愈合。对于简单骨折的钢板固定，最好保留较大的骨折间隙。这被解释为非解剖复位治疗粉碎性骨折的理论基础。

这种理论到目前为止还是一种未被实验证实的假设，没有任何的量化标准，如对于简单的骨折，多大的骨折间隙是理想的骨折间隙？至少从临床的角度分析，保留较大骨折间隙的结论是荒唐的。

（三）骨折固定的应力遮挡效应，回顾与争议

应力遮挡作为力学概念有严格的定义，但并不适合临床医生来理解骨折愈合。最简单明了的临床定义是固定材料对骨骼的应力分流，即固定材料对骨骼的应力遮挡。这样一个定义不会有太多的争议，但应力遮挡究竟会引起何种生物学效应却引起了长达几十年的讨论和争议。

在这场有关应力遮挡效应的跨世纪学术争论中，正方代表是加拿大的Uhthoff教授，他1953年在德国完成住院医师培训后到加拿大工作，1976年任加拿大渥太华大学教授兼渥太华总医院矫形外科主任，毕生致力于骨折愈合研究，是探索应力遮挡效应的先驱人物之一；反方代表是瑞士的Perren教授，他是AO组织的核心成员，其观点代表着AO组织几十年研究的精华。

争论的主题是坚强固定导致的钢板下孔隙增加是否是应力遮挡效应。这里需要区别一下概念，孔隙增加和骨质疏松是不同的概念，孔隙增加由骨改建引起，而骨质疏松不能用骨改建来解释。AO学派以充足的实验证据论证了钢板对接触部位骨皮质的压迫可以产生钢板下骨缺血、骨坏死及钢板下改建性孔隙增加。这一点也得到与之有学术争议的学者Uhthoff的承认。AO学派的推论是所谓钢板下的孔隙增加是因为钢板与骨骼接触造成血运障碍而产生的，与应力遮挡效应无关。通过测量人体胫骨取钢板后的骨密度，得出的结论是钢板固定后骨骼密度反而比对侧增加。2006年Uhthoff报道中的实验资料也支持钢板固定后可诱发骨改建成骨，其强度不是减弱，而是增加了。根据这些结果，也由于AO组织的强大影响力，在21世纪初，讨论和争议了几十年的应力遮挡效应问题突然间似乎消失了。

Uhthoff教授不能相信几十年的学术争议竟然是一个幻觉，直到2006年还坚持认为钢板坚强固定后引起的孔隙增加并非局限于钢板下，不能仅仅用缺血来解释，也包括皮质骨变薄等，这些现象只能用应力遮挡效应来解释。但讨论问题的落脚点已经悄然转移到坚强固定抑制骨痂形成。骨骼是活着的复杂生命系统，人类探索未知的领域就好比盲人摸象，摸着不同的部位，就会有不同的描述甚至争论。就局部而言，正方和反方的感受可能都是正确的。

在正反方之外，有关骨折固定的应力遮挡效应又出现了第三种声音：影响骨折愈合的并非钢板下的孔隙增加，而是坚强固定直接妨碍了骨折间隙骨痂的生成机制。坚强固定妨碍骨痂形成的现象很早就被AO学派的先驱们所注意，但当时认为骨痂几乎毫无意义。现在已经可以毫无争议地认定，骨痂是骨折愈合的重要自然过程，妨碍骨痂形成就是妨碍骨折愈合，这也是取钢板后发生再骨折的根本原因。应力遮挡效应直接妨碍骨痂形成的观点正被越来越多学者所接受。历史就是这样一个轮回，关于骨痂的作用，经历了肯定到否定再到肯定的过程，骨折固定的应力遮挡效应也是如此。

（四）锁定钢板的应力遮挡效应

锁定钢板通过微创技术治疗较为复杂的粉碎性骨折收到了良好的疗效。但加压锁定钢板的出现打破了BO理论的基本逻辑。加压势必造成钢板与骨膜的接触，实际上等于放弃了不接触骨膜及保护骨膜血运的理念。加压本身也与Perren的应变理论相矛盾，实际上是放弃了应变理论。

BO理论又提出了绝对稳定和相对稳定的概念。简单骨折通过加压固定达到"绝对稳定"，粉碎性骨折通过桥接固定达到"相对稳定"。按照Perren的提法，不加压就可达到弹性固定，因此相对稳定就是弹性固定。这个逻辑值得推敲，因为作为内固定支架的锁定钢板，其力臂与外固定架差别巨大，其轴向强度是外固定架的数倍以上。有报道称儿童股骨干骨折外固定架拆架后再骨折率高达20%，锁定钢板这种坚强的内固定支架又怎么能算得上是弹性固定呢？只要不加压，再坚强的固定也叫相对稳定，这本身就是一个严重的逻辑错误。由于锁定钢板远远比外固定架坚强，用"相对稳定"的概念来关联弹性固定概念实际上是混淆是非的概念偷换。

锁定钢板的角度稳定作用被大多数生物力学实验证实具有较高的轴向强度，这种强度可能妨碍骨折间的轴向微动，进而抑制骨痂形成。经历了早期的成功报道之后，随着锁定钢板应用的增加，失败的临床报告也逐步增加。值得注意的是，某些失败是不能用医生操作失误来解释的灾难性失败。由于没有加压作用，锁定钢板固定股骨颈骨折的失败率高达36%。在股骨近端也有较高的失败率，股骨远端骨折不愈合率高达20%，因并发症再手术率甚至高达43%，简单骨折被权威的*JBJS*杂志列为锁定钢板的禁忌证，锁定钢板拆除后仍有较高的再骨折率。

锁定钢板的设计实际上锁定了钢板侧螺钉之间的距离，从而抑制钢板侧骨折断端的相互靠近和微动。这势必需要依靠钢板的弹性弯曲来达到骨折间隙微动的目的，因此锁定钢板要求少螺钉长跨度，否则就会增加钢板断裂和骨折不愈合的风险。但依靠钢板弯曲弹性并不会改变钢板侧骨折间隙的距离，因此锁定钢板会形成非对称性骨折间隙闭合，导致钢板侧骨痂形成欠缺。远皮质锁定钢板是对锁钉钢板设计的一种修正，其螺钉近端没有螺纹，对钢板下骨皮质没有把持力，在动物实验上已经证明比普通锁定钢板更能促进骨痂形成。另一个改进方式是动力化锁定螺钉。

减轻钢板固定的应力遮挡效应大致有以下几种途径：①改变钢板的几何形状设计，如降低钢板的厚度，徐莘香教授设计的中间厚两边薄的梯形加压钢板很好地分散了应力；②改变钉孔的设计，如滑槽孔，椭圆孔；③通过加压增加骨折断端的有效接触；④增加邻近骨折端的螺钉之间的跨度来增加钢板的弹性，锁定钢板的应用指南也基于此；⑤发挥活体骨骼在第四维空间的适应性和可变能力，如椭圆孔本身就允许螺钉在第四维空间上产生微动位移，也可以采用可降解材料改变螺孔的力学状态。

通过微创手段桥接高度粉碎性骨折是锁定钢板的主要适应证。目前的循证医学证据不支持扩大锁定钢板的适应证，尤其不适宜应用于骨干部位的简单骨折，不适宜骨干粉碎性骨折切开复位内固定。

三、钢板固定后骨折的非坚固愈合状态

长期以来，拆除内固定后的再骨折问题一直困扰着骨科医生，这个问题曾经促成了对应力遮挡效应问题的深入研究和热烈讨论，进而促进了内固定设计的改进和骨折治疗理论的进步。但拆除内固定后的再骨折问题并没有因此就消失了，它仍然是困扰骨科界的重要问题之一。为什么会发生再骨折呢？有同行指出大多数再骨折患者在取内固定时的X线片上可以发现低密度影像，即存在愈合瑕疵。那么延长固定时间就能避免再骨折吗？有报道股骨下段骨折在钢板固定平均26个月时取内固定仍有10%的再骨折发生率，这个时间已经是足够长的观察时间，一般推荐的取内固定时间为18～24个月。

因此，再骨折问题并不能简单地归因于对愈合的判断失误或临床固定时间

不足。我们对取钢板术后再骨折病例及骨折钢板固定后的瑕疵愈合现象进行了回顾分析。临床资料中的病例为不完全统计的非连续资料，纳入标准为钢板固定的四肢长骨骨折，固定时间超过14个月，取钢板后在无严重创伤情况下发生再骨折，或者已有明确的骨痂通过骨折线，但仍存在愈合瑕疵，如部分骨折线不消失，或者局部密度不均、骨小梁紊乱等。

本组共计13例，男性12例，女性1例，其中1例股骨固定14个月取钢板后再骨折为14岁少年，其余年龄在23～64岁。其中股骨取钢板再骨折5例，均为股骨中段或中下段单纯横断或短斜型骨折，发生时间均在取钢板术后4周以内，所有再骨折均通过原骨折线。固定时间14个月1例，18个月2例，22个月1例，4年1例。股骨钢板固定愈合瑕疵3例，其中植骨愈合1例，2例取钢板后采用支具及扶拐保护未发生再骨折。肱骨取钢板术中再骨折1例，愈合瑕疵1例为门诊病例。胫骨再骨折1例，为中下段单纯短斜型骨折，术后18个月取钢板，取钢板术后4周发生经原骨折线的再骨折，胫骨愈合瑕疵2例为门诊病例。

回顾再骨折病例术前的X线片可以发现其中4例存在一定程度的愈合瑕疵，其中1例存在延迟愈合病史，1例复位不良，间隙稍大。门诊随访的骨折愈合瑕疵经3～6个月观察，改善不明显（图4-2-2）。

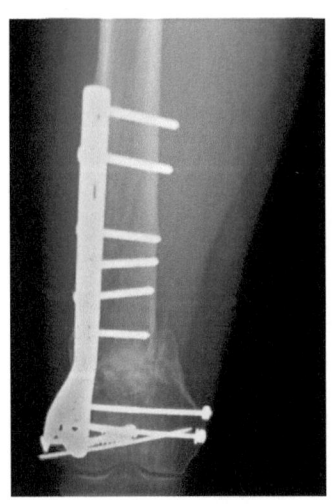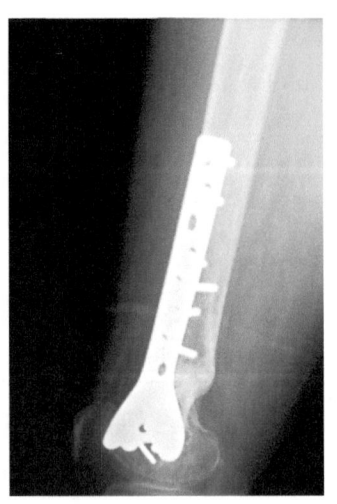

图4-2-2　股骨远端骨折术后3年的瑕疵愈合现象

讨论：通过临床观察我们发现，在固定时间超过1年后，钢板固定后的瑕疵愈合状态随固定时间延长很难得到改善，愈合通常发生在钢板的对侧，而钢板下的骨折线部位常存在愈合瑕疵（图4-2-3），患者完全没有临床症状，不能诊断为骨不连。

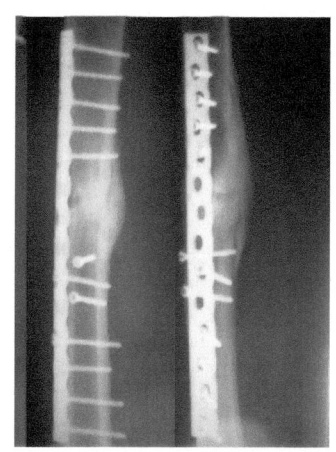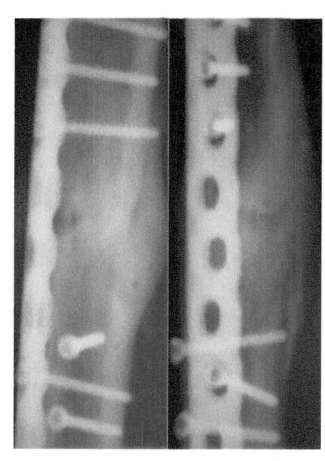

图4-2-3　股骨骨折术后22个月的瑕疵愈合及局部放大

为什么这种钢板固定后的瑕疵愈合状态很难随固定时间延长而改善？这就牵涉到一个理论问题，骨折愈合怎样或在什么条件下结束。根据骨折愈合一元论学说，在钢板固定条件下，骨折间隙的愈合强度会存在梯度变化，远离钢板的部位，即钢板对侧愈合强度最佳，而钢板下部位由于缺乏弹性而愈合最弱。当骨折愈合达到一定的强度，即能够承受正常生理活动的强度时，骨折愈合的动力就消失了。由于钢板分担了部分生理应力，骨折愈合通常难以达到正常的生理强度，这就是产生瑕疵愈合的原因。但同时骨折愈合是一个放大的过修复过程，临床上可以在X线片上看到的瑕疵愈合现象并不常见，其发生可能是多种不利因素共同作用的结果。

钢板的应力遮挡效应是产生这种瑕疵愈合的主要原因。由于固定材料分担了部分骨骼应力而导致骨折愈合强度低于正常骨骼的现象，可以称为骨折的非坚固愈合状态，这种非坚固愈合在理论上是不随固定时间的延长而有所改善的，是导致取内固定后再骨折的主要原因。理论上延长固定时间并不能避免再骨折的发生。

把骨折的非坚固愈合状态作为一个区别于骨折延迟愈合的独立概念提出来，

既具有理论意义，又具有实践指导意义。延迟愈合是指骨折愈合尚在进行中，而非坚固愈合状态的骨折愈合过程基本停止。在临床上，这个概念可以很好地解释再骨折的发生。在骨折一期愈合状态下，判断骨折愈合会存在一定困难，因此取钢板后的再骨折并不总是术前判断失误的问题，无论术前的X线上有无愈合瑕疵，都可能存在不可靠的愈合状态。

再骨折主要发生在拆除钢板或外固定架固定术后，而极少发生在髓内钉固定术后。髓内钉的锁钉抗旋转作用较强，而轴向应力遮挡效应相对较小。可能的原因包括髓内钉的锁钉相对较细，锁钉与主钉间为非紧密接触，而主钉上的4个孔中至少1个孔为动力孔。在文献报道中，绝大多数再骨折经过原骨折线，非坚固愈合状态理论可以很好地解释这个现象。钢板下的骨质疏松并不是再骨折的主要原因，否则钉孔会成为再骨折的主要部位。

骨折的非坚固愈合状态理论还有助于揭示再骨折的风险因素：①固定材料相对于骨骼的强度。钢板过于厚重坚强，或者是特殊的几何形状的钢板（如"L"形钢板）应力遮挡效应就比较明显。"L"形钢板的短臂几乎没有弹性，不会产生位移，如果是螺钉会在应力下产生一定的切割位移或屈服位移。目前角钢板已经基本被使用螺钉的解剖钢板取代。同样的固定材料在小动物上会产生明显的应力遮挡效应，但在人体上则可不明显。同样道理，相同的钢板或外固定架用在儿童会比用在成年人身上产生更大的应力遮挡效应，发生在儿童的再骨折并不罕见。②非解剖复位、骨折间隙过大。非解剖复位本身会产生一种自身应力遮挡效应而延迟骨折愈合。③有明显的延迟愈合史。延迟愈合本身已经说明了骨折愈合存在一定的问题。④粉碎性骨折、钢板对侧缺乏支撑。⑤接触面积相对较小的横断或短斜型骨折。⑥解剖部位。股骨中下段及前臂骨干双骨折是再骨折的高发部位。股骨中下段是皮质骨与松质骨交界部位，骨皮质菲薄，不容易形成有效接触，容易在受力后塌陷变形。前臂骨干骨折多为横断或短斜型骨折，骨骼又相对细弱，固定材料的尺寸相对于前臂骨骼可能过于坚强了。值得注意的是，股骨取钢板后的再骨折多发生在术后6周以内，而前臂取钢板后的再骨折发生时间明显延迟，多发生在术后6周到半年，甚至是术后40周。⑦X

线上有愈合瑕疵。主要表现为骨折部位可见模糊的骨折线，或者骨折线虽消失，但骨折部位骨小梁紊乱，或密度不均，存在云雾样改变或少许低密度斑点等。⑧固定时间不足或者术后缺乏保护。主要骨干骨折钢板固定时间不应少于12个月，推荐固定时间为18个月以上。

根据以上分析，在取出钢板内固定前，应参考早期手术前后的X线片，以评价再骨折风险。至少在取内固定术后6周以内应常规采用保护措施，如限制活动、夹板保护或扶拐等。特殊情况下应该延长保护时间到12周以上，定期复查X线片，并对患者做出明确的警示。

第三节 骨不连的定义与骨折间隙的磨盘效应

一、骨不连的界定与分类治疗

（一）骨不连的界定

目前，骨不连还没有一个被普遍接受的定义，而定义的不确定性可能导致对骨不连的诊断和治疗在一定程度上存在随意性，甚至可能引发医疗行为的道德风险。近年来，医疗行为的道德风险已经引起越来越多的重视，在骨不连的诊断上，一定存在着没有解决的问题，否则形成统一的定义就不存在困难了。骨不连又称为骨折不愈合，骨折不愈合的机制和骨折愈合的机制是同一个问题的两个方面，有关骨不连的困惑实际上就是对骨折愈合机制的困惑。如果不讨论骨折愈合的机制，就很难对骨不连的定义进行有效讨论。

McKibbin在1978年提出了骨折愈合领域一个里程碑性的概念。他发现人体截肢的骨残端几乎不生长骨痂，于是用老鼠做实验。老鼠截肢后的骨残端也发生修复性骨痂反应，但由于缺乏远端的应力刺激，两周后这种骨痂反应即停止生长而发生退化。他把这种短时的一次性的骨痂反应称为初始骨痂反应。初始骨痂反应远远不能解释临床骨折愈合所需要的漫长时间，因此有人推论，骨折愈合需要一个长期依赖于骨折远端存在的继发动力。很显然，骨折远端并不能提供新的物质，最合理的解释是，骨折近远端的相互作用只不过是复制了损伤反应，进而多次重复了初始骨痂反应。

在此基础上笔者提出了"骨折愈合一元论"，主要包括两个方面内容：一是骨折愈合过程一元论，即初始骨痂反应是骨折愈合的基本事件，骨折愈合是初始骨痂反应不断重复和积累的过程，初始骨痂反应具有饱和性、平衡点及不应期三个特点，在合适的应力条件下，初始骨痂反应具有放大的成骨效应，其产生的过修复剩余是骨折愈合的源泉（图3-3-1）；二是病理生理一元论，骨折愈合过程实际上是借用了骨骼生长发育的细胞学机制，即Frost提出的BMU理论。也就是说骨折愈合的细胞学机制每时每刻都在人体中发挥着作用。骨改建同样具有放大的成骨效应，是骨骼适应力学机制进行成骨的物质基础，对骨吸收作用具有反馈性保护作用，这个结论与以往对骨改建的认识恰恰相反。

"骨折愈合一元论"对骨病理生理学的许多重大理论问题给出了合理的解释，如应力遮挡效应问题、骨延长机制等。在理论上第一次把力学作用对骨骼产生的生物学效应在时间和空间上有机地结合了起来，也第一次解释了在不同的力学环境下，骨折愈合具有不同的效率。也解释了骨折愈合的效率原理，从而在理论上证明了微动有利于骨折愈合，而缓慢牵拉延长具有极高的愈合效率，令人信服地解释了骨延长愈合现象。

根据骨折愈合一元论学说，引起骨不连的局部因素主要有三点：一是不能重复有效的初始骨痂反应，如骨缺损、过度牵引、应力遮挡等；二是识别障碍，如软组织介入、纤维组织形成、滑液形成等；三是不应期再损伤，如固定不可靠、过量异常活动。

第一个因素很容易理解，骨折断端的有效接触是初始骨痂反应产生、重复和延续的基本条件之一。第二个因素需要解释一下，骨折愈合是一个特异性识别和修复的过程，其他组织的介入会导致修复信号的错乱从而妨碍骨折愈合。不应期是指在一次微损伤之后，即刻的再次损伤将不产生或只产生微弱的初始骨痂反应。不应期再损伤是指频繁的异常活动会导致骨修复量小于骨损伤量。

在此介绍一下目前临床常见的骨不连定义。

定义1：骨不连是指骨折在治疗1年后还没有愈合或者需要再次手术来达到愈合。

定义2：骨折在6～8个月愈合失败通常可诊断为骨不连。

定义3：骨不连可以定义为骨折部位存在疼痛和异常活动，X线片上持续存在透光带，在治疗第12周后每6周复查拍片，连续3次复查骨痂形成无进展。

从上述定义可以看出，目前我们对骨不连的判断包括三个基本要素，即时间、症状和放射学表现。在这三个要素中，最难判断的是症状，这是因为在内固定的条件下，临床症状随功能而变化，在轻度活动时大多数患者可能没有症状，而强力活动又不符合骨折愈合的康复逻辑。因此，许多医生仅凭时间和X线片来判断骨不连，并且不区分骨不连和骨折延迟愈合，容易造成误诊。

此外，上述定义没有从病因上阐明骨不连的原因，给临床应用带来一些问题。第一个问题是骨不连是骨折已经停止愈合了吗？传统观念认为骨不连就是骨折愈合的终止，但其无法解释为什么功能支具的非手术疗法可以治疗骨不连，也解释不了不植骨而附加固定可以治疗骨不连，如髓内钉附加钢板或外固定架。这些疗法都可以不处理骨折部位，也证明了骨不连并非骨折愈合完全停止。第二个问题是骨不连都需要植骨手术吗？事实上显然不是，但难以解释的是，为什么在髓内钉固定的条件下，不更换内固定单纯植骨具有极高的手术失败率。第三个问题是几乎每一位资历较深的医生都有这样的经历，按照传统定义来诊断的骨不连，某些患者拒绝手术治疗，经过简单的保护，其中少数患者在术后1.5年，甚至2年时竟然愈合了。对这样的患者进行手术是否属于过度治疗呢？由此可见，不成熟的定义完全可能引发诱导医疗行为从而引发医疗道德风险。

根据骨折愈合一元论学说，骨折愈合过程是骨折间隙损伤与修复的不断重复过程，当损伤强度大于修复强度时，就会产生骨不连，骨折断端的接触是骨折愈合的重要基础，当骨折断端脱离接触后，就可能发生骨痂退化，愈合停止。从这个角度讲，上述问题很容易得到解释。首先，骨不连是骨折愈合的相对静止，但并非骨折愈合绝对停止，如肥大性骨不连，采取适当的稳定措施即可以降低局部的损伤强度而促进骨折愈合，完全可以不植骨，不处理骨折断端，实验也证明骨不连部位并不缺乏BMP信号表达与激活。其次，即使植骨，如忽视重建骨折间隙的稳定性，也可能导致手术失败。最后，对骨折愈合毫无概念的患者当得知自己愈合前景不佳时，采取更为谨慎的态度和保护措施也有可能不经过手术治疗而得到愈合。

综上可知，笔者倾向更为谨慎地界定骨不连。骨不连是骨折愈合的停止或者相对静止，即骨折间隙的修复强度小于再损伤强度。不稳定或骨缺损及应力遮挡是导致骨不连的最重要原因。在诊断上应满足至少4个条件：①从术后12周开始，经过至少6个月连续观察，骨折愈合无进展；有明显骨缺损或者内固定松动移位迹象者不受时间限制。②有临床症状，骨折部位有疼痛或功能受限、异常活动。应慎重使用无症状骨不连的诊断，持久的无症状就可以判断为骨折临床愈合。③X线表现为骨折间隙持续存在，断端萎缩、硬化或缺损及髓腔封闭等。④经过正规的术后康复指导，即采取辅助外固定，如夹板或支具固定，以及限制功能活动等，如扶拐仍然无效者。根据这样一个定义，临床诊断时只要患者没有症状，或者X线片证实骨折愈合有进展，不管多长时间，即使超过1年，也只能诊断为骨折延迟愈合。

上述条件②、④应该是不能缺少的，那种仅凭影像检查图片和计算日历来诊断骨不连是不负责任的。骨科前辈张光铂教授曾讲述过业内的一个笑谈："年轻医生只看片子，不检查患者；中年医生先看片子，后看患者；老医生先看患者，后看片子。"语重心长，寓意深刻。不过问患者的康复过程，不采取适当的保护措施，许多患者当然落入这样的怪圈："术后9个月拍片比术后6个月时没有什么进展，再次手术也就顺理成章了"，这是医患双方的悲剧，也是定义不够严谨、不够完善所导致的。

（二）骨不连的分类与治疗

骨不连的分类理念与治疗息息相关。传统的分类一般将骨不连分为肥大性骨不连和萎缩性骨不连，后者又称为缺血性骨不连。把骨不连与血运联系在一起是根深蒂固的传统观念。最经典的教科书例证认为胫骨中下1/3部位骨折后因血供薄弱容易形成骨不连，但在最新的大宗病例回顾中并未得到证实。死骨也可能逐步恢复一定的血供，大段异体骨植入固定也可以获得77%～91%的愈合率。已经有实验证明缺血性骨不连并不缺血。在最容易缺血的股骨颈部位，力学因素也被认为是产生骨不连的重要原因，并且不植骨而单纯做转子部位的外翻截骨对股骨颈的骨不连具有满意的治疗效果。到目前为止，有关骨不连的治疗，从力学的角度制定治疗措施比从血运的角度更具有可操作性。实验也证明，不良的血运仅是骨不连的伴生结果而非原因，复位不良和间隙过大都直接影响局部的血管生成，因此，根据形态学表现来推定缺血是骨不连的成因是不科学的伪命题，对实践指导意义不大。

从力学的角度分析，可将骨不连分为接触性骨不连和分离缺损性骨不连，大致对应于肥大性骨不连和萎缩性骨不连。骨不连和骨折愈合是同一个问题的两个方面，骨不连的治疗原则和新鲜骨折具有极大相似性，它们的共同原则就是建立骨折断端间持续稳定的接触，为了达到这个目的，对某些复杂的新鲜骨折进行植骨同样符合逻辑。接触性骨不连的主要原因是固定的不稳定，因此可以不植骨而采取稳定措施，如功能支具保护，扩髓后更换较粗的髓内钉，或者稍微极端的措施，保留原来的髓内钉而附加钢板或使用外固定架固定等。分离缺损性骨不连指骨折断端接触不足或者明显分离，一般接触部位小于骨干周径的1/2，通常伴有骨缺损，治疗的方法包括断端加压，变分离为接触，或者通过植骨，骨骼截骨转运延长等方法重建有效的力学结构。分离缺损性骨不连在多数情况下需要植骨促进愈合。

稳定是至关重要的，骨折愈合过程就是由不稳定到稳定的过程。植骨的目的是通过机体的生物学过程，达到一定的愈合强度，从而获得生物学的稳定性。从这个角度分析，根据不同的情况，可以采用不同的植骨策略。一般地讲，跨过骨折线的髓内植骨，要优于皮质外植骨。因为髓内植骨处于骨折间隙的力学环境之中，其愈合具有更高的生物学效率。还有一种植骨方法，就是直接进行结构植骨，植骨块具有一定的力学强度，可以是自体或异体皮质骨、腓骨、自体带皮质髂骨等，植骨块跨过骨折线，直接参与骨折间隙受力。如自体皮质骨滑槽植骨、腓骨髓内植骨、跨过骨折线开槽植骨等，都具有极高的愈合效率。结构植骨的方法本身可以提供新的稳定性，是治疗骨不连的可靠方法。颗粒植骨不能提供力学稳定性，可靠的固定是必要的，如果是钢板则需要足够的跨度。颗粒植骨最大的优点是可以迅速再血管化，愈合速度快，抗感染能力强，颗粒大小以 0.5 cm 以下为宜。

应该强调的是骨不连的预防，许多治疗失败的根源并不是手术本身，而是术后的康复指导没有跟上。对于主要骨干的粉碎性骨折，应该采用谨慎的康复策略，过早地恢复功能活动可能导致早期形成的骨痂被吸收。即使是简单骨折，如果固定得并不可靠，如相对细的髓内钉固定，同样可能导致治疗失败。在条件有限的情况下，一旦我们判断或发现术中固定得并不可靠，应该辅助可靠的外固定，并且建议延迟负重，或者延迟解除外固定。骨不连预防的关键时期是术后早期的 3 个月，或者 3～6 个月，因为骨折一旦形成愈合或者不愈合的趋势，都将很难逆转。

骨不连的治疗方法还包括电刺激、超声波、冲击波、高压氧治疗、自体骨髓移植、金葡菌素局部注射、骨形成蛋白局部注射留置等方法，这些无创或微创治疗的共同特点是都不能立刻改变骨折间隙的力学状态，不能提供新的稳定性，因此辅助固定和谨慎的康复指导尤为重要。其中，冲击波疗法在骨不连的治疗上显示了良好的前景，在理论上也可以推论冲击波可以最有效地启动初始骨痂反应。

二、骨折不愈合是否需要进行断端清理

陈旧性骨不愈合，如果断端接触不良，需进行断端处理，清除断端的纤维瘢痕组织，增加断端的接触，对促进骨愈合有很重要的作用。一方面清除断端的纤维瘢痕组织，使骨质外露，能激活断端成骨细胞活性，刺激局部微循环重建；另一方面修整两断端，使断端骨面直接接触，避免新生纤维瘢痕组织长入断端，影响新生骨痂的桥接。骨不连患者如果不清理断端，单纯采用 Ilizarov 技

术缓慢牵拉的方法，仍然不会骨愈合。(参考第五章第五节"股骨骨不连清创植骨直接牵拉延长"相关内容)

分享病例：患者女，46岁，10年前车祸外伤右股骨干骨折，其后历经4次手术，首次钢板固定，第二次植骨再钢板固定，第三次改换带锁髓内针固定，第四次取近端锁钉动力化。此次为第四次手术后2年：入院时X线片，提示股骨骨不连合并短缩畸形（图4-3-1A）；手术取出股骨髓内钉并安装Ilizarov外固定器，未进行断端清理，术后复查X线片，可见股骨断端向后成角（图4-3-1B）；更换外固定架螺纹杆，安装铰链，逐渐矫正成角畸形（图4-3-1C）；复查X线片，可见成角畸形已经大部分矫正（图4-3-1D）；畸形矫正后，缓慢牵开股骨断端，X线片可见骨不连处牵开间隙（图4-3-1E）；术后8个月复查，股骨骨痂生长不良（图4-3-1F）；二次手术，修整断端，使断端充分接触（图4-3-1G）；二次术后22个月骨愈合，拆除外固定架（图4-3-1H）。

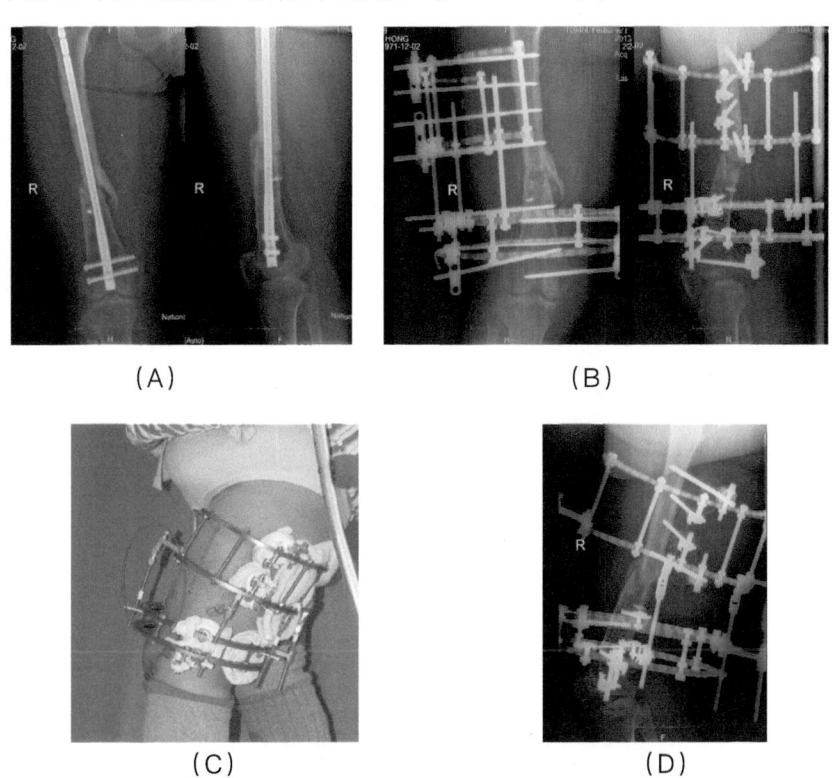

(A)　　　　　　　　　　(B)

(C)　　　　　　　　　　(D)

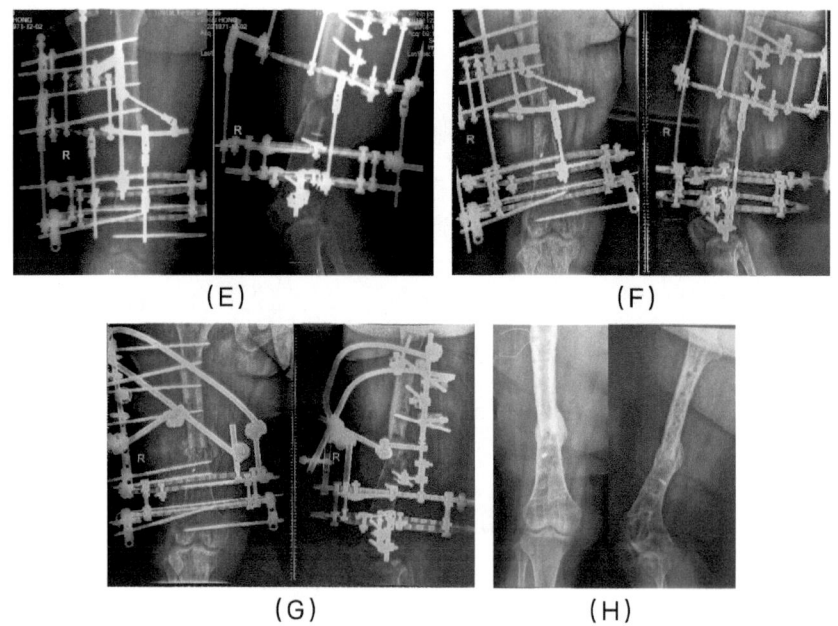

图 4-3-1 典型病例（1）

陈旧肥大型骨不连，如果断端接触良好，无骨缺失，则不必过度清理断端，如果有内固定，清除内固定物后，安装环形外固定架，对断端进行持续加压固定，则断端纤维瘢痕组织可能在强大的压力下坏死吸收，两断端骨组织接触后，破骨细胞和成骨细胞同时激活，在断端逐渐形成桥接性骨痂，并最终形成骨性愈合。

分享病例：患者男，50岁，肱骨骨折内固定术后23年，骨折不愈合，内固定松动，部分螺钉断裂。入院时X线片提示右肱骨骨不连，断端成角畸形（图4-3-2A）；手术取出钢板螺钉，安装Taylor架，未进行断端清理，术后外观（图4-3-2B）；利用Taylor架进行断端畸形矫正和加压（图4-3-2C）；术后13.5个月，骨愈合，拆除外固定架（图4-3-2D）。

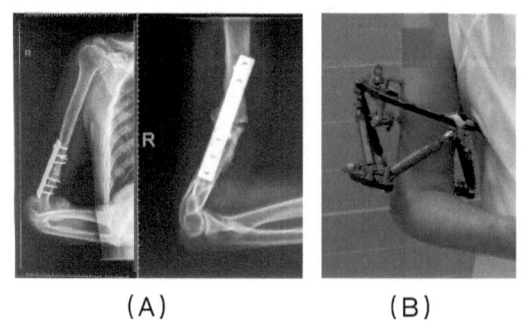

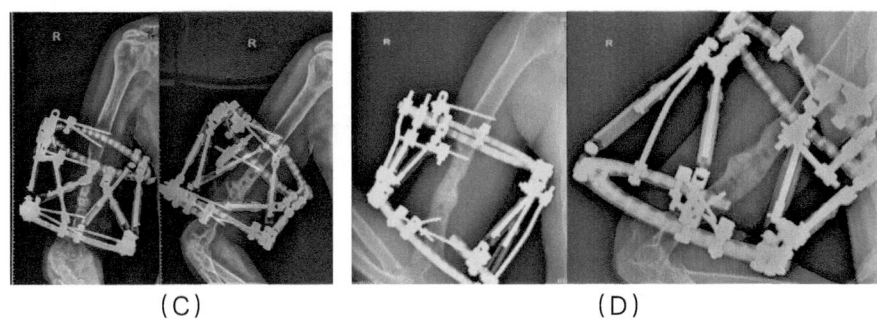

(C)　　　　　　　　　　(D)

图 4-3-2　典型病例（2）

（焦绍锋）

三、骨折断端磨损性骨吸收的证据分析

骨折断端出现骨吸收是临床上较为常见的现象，如隐匿性股骨颈骨折经过一段时间后骨折线就会因骨吸收而变为显性骨折甚至发生骨折移位，骨吸收现象也可见于腕舟状骨骨折。断端骨吸收在钢板固定后较为常见，是骨折不愈合甚至内固定失效的重要原因（图4-3-3）。因此，研究骨折断端骨吸收的成因具有重要的临床意义。那么造成骨折后断端骨吸收的原因是什么呢？

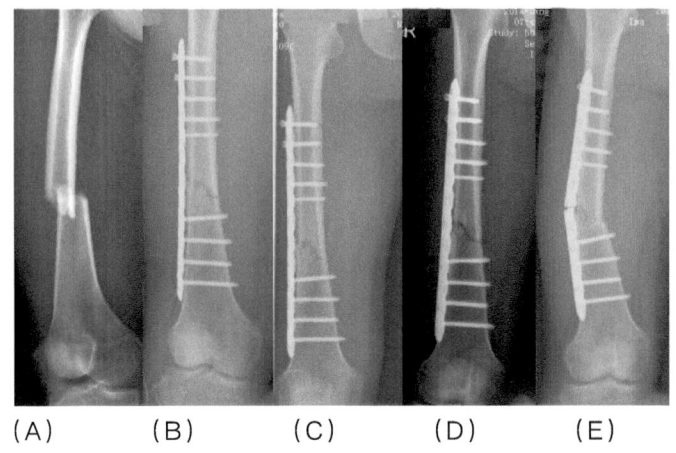

(A)　　(B)　　(C)　　(D)　　(E)

A. 股骨简单骨折；B. LCP内固定术后显示有无移位隐匿性粉碎骨折片；C. 术后1个月，骨折间隙轻度吸收；D. 术后2个月，骨折线明显吸收，隐匿性骨折片吸收游离；E. 术后3个月零6天，钢板折断。

图 4-3-3　典型案例（3）

（图片来源：https://www.dxy.cn/bbs/newweb/pc/post/31384442）

（一）证伪分析方法是理论医学的主要思维方法

循证医学手段是医学证据分析的基础。传统的循证医学将证据的效力进行分级，如最高级别的1级证据是随机对照实验的Meta分析，而非对照的临床研究报告均属于3级证据。但这种证据分析侧重于解决临床治疗问题，而不是诊断问题，也不是理论问题。例如，我们无须进行Meta分析单凭X线片就足以诊断显性骨折；对于"人是用肺呼吸来维持生命"这样一个理论命题，也不需要用解剖学穷举法来进行举证，以及随机对照甚至Meta分析。

传统的循证医学方法侧重于比较不同治疗方法的有效性，而理论医学则侧重于判断医学理论的科学性，其属于科学划界的范畴。对于科学理论的判断，采用证伪分析的方法往往比实证的方法更具有说服力，相反的事实证据对理论命题具有一票否决权或者是限定了理论适用的范围。根据证据的可重复性可将临床或实验证据划分为孤证和铁证，孤证是指没有被充分重复证明的证据，铁证是指被公认的可重复的事实证据。也可将证据划分为逻辑证据和反证据，逻辑证据是指符合理论命题逻辑的事实证据，反证据是指与理论命题相冲突的事实证据。一个理论的逻辑证据越多，越能够组成一个合理的证据链条，而没有明显的反证据，这个理论就是相对科学的理论，也就是说，只要有一个公认的反证据，这个理论就存有较大疑问，或者需要修正。除了具有逻辑性，科学理论常常具有简单性特征，即逻辑上简洁明了。理论医学更倾向于采信简单有效的证据，一般不会复杂到需要进行Meta分析。循证医学崇尚大样本的随机对照研究，而理论医学不排斥简单明了的短篇报告甚至个案报告。正如一颗原子弹爆炸已经足以揭示原子核所蕴含的能量，小概率发生的事实也蕴含着同样重要的理论逻辑。个案报告并没有随循证医学的发展而消失，近年来正在逐步被重视，个案因其细节的完整性可以完美地演示逻辑，为理论逻辑提供实证或反证。

（二）骨折断端骨吸收的证据分析

对于骨折断端的骨吸收，首先要考虑的理论命题是，骨折后的断端缺血导致了断端骨吸收。骨折可以造成骨折断端几毫米的血运障碍，但这种血运破坏很快就会被增生的血管代偿。骨折后断端缺血造成骨吸收这个命题有一个几乎公认的反证据，长骨干骨折后在良好复位和加压固定的情况下会产生骨折一期愈合现象，并不产生明显的骨吸收，这是一个被病理切片证实且广为接受的结论。此外，失血运皮质骨的再血管化是通过爬行替代以"再管道化"的方式完成的，骨骼内部哈弗氏管发生骨吸收同时原位成骨，形成了活骨与死骨并存的局面，可以增加骨骼的孔隙率但并不明显改变骨骼的外形。由此可知，血运障碍不是导致断端骨吸收的主要原因。

应力因素是影响骨折愈合及骨代谢的最重要因素。许多学者已经注意到骨折固定的不稳定可能是导致骨折间隙骨吸收的重要原因，大量的证据支持这一推断。对于未经固定的股骨颈骨折、腕舟状骨骨折，剪切方向的不稳定可以导致骨折间隙吸收扩大甚至移位。对于伴有骨吸收的腕舟状骨骨不连，可以通过经皮螺钉固定而无须植骨即可得到理想的愈合（Capo JT等，2012），这反过来也可以证明不稳定是导致骨折间隙骨吸收的主要原因，而增加稳定性可以促进愈合。由一期愈合的事实也可以推论，在没有微动的绝对稳定状态下，骨折间隙不会产生骨吸收。

Perren将骨折的稳定性定义为负荷导致的骨折界面相对移位程度。从这个角度来说，在一定负荷下没有移位是稳定的，而微动就是不稳定的。如果说微动导致了骨吸收并妨碍骨折愈合也有大量近乎铁证的反证据。最确切的反证据是，骨骼延长术每天都在微动但形成了完美的成骨。轴向微动有利于骨折愈合几乎是20世纪形成的共识，当然这种微动需要限定在一定的范围。实验表明剪切微动可以明显妨碍骨折愈合，骨痂量减少，与轴向刺激相比，在术后8周时愈合强度相差3倍之多。

没有证据表明人体细胞能够辨别力的方向，Ilizarov的横向搬移成骨实验很好地说明了剪切方向的牵拉也可以完美成骨，剪切应力也是重要的生理应力，对维持骨骼的直径增粗具有重要的作用。剪切应力不等于剪切位移，在稳定状态下，剪切应力不会造成剪切位移。一旦出现剪切位移，常会产生骨折界面的摩擦效应。那么，是否可以认为骨折界面的摩擦效应而不是力的方向导致了骨吸收呢？这个推论很好地解释了绝大多数事实。首先，轴向微动产生分离-挤压应力，不形成摩擦应力,虽有微动,但不会形成磨损性骨吸收。其次,牵拉成骨无论轴向牵拉还是横向牵拉都不会产生摩擦应力,而只要产生骨折界面的相对剪切位移,哪怕是很小的应力,也会产生骨折界面的骨吸收。骨折断面呈犬牙交错的形态,反复的剪切位移容易造成明显的磨损;同理,旋转位移也可以造成磨损。

骨折间隙骨吸收在钢板固定后较为常见,而髓内钉固定较为少见。这是因为钢板的偏心固定对剪切应力高度不稳定。髓内钉比钢板有两点优势可以防止剪切位移,其一是轴心固定比偏心固定对剪切应力更稳定,其二是髓内钉比钢板在抗弯性能上要更强。因此,髓内钉抗剪切移位能力更好,断钉机会较少。但如果髓内钉偏细或固定不稳定,同样会出现骨吸收和骨不连甚至断钉。股骨骨折髓内钉固定的延迟愈合再动力化后大约有21%的概率出现超过2cm的短缩,这也进一步说明不稳定造成的磨损是导致骨吸收的主要原因。因此,对于髓内钉固定产生的骨不连,有两种方法都是合乎逻辑的选择:其一是扩髓后更换更粗的髓内钉;其二是保留髓内钉而附加钢板或外固定架固定等。这些方法都可以不通过植骨而取得成功。

钢板固定长骨骨折所造成的骨吸收,复位不佳和加压不良是其中的重要原因,其中一个很重要的表现就是隐匿骨折片的显性化,简单骨折骨吸收后会变成粉碎性骨折(图4-3-4),活体实验研究表明,在不稳定的情况下,钢板固定后骨折断端会形成新的裂纹和微骨折,而增加固定的稳定性则可减少裂纹和微

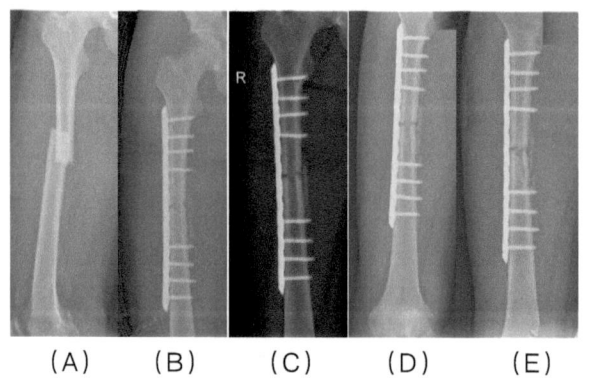

(A) (B) (C) (D) (E)

患者男,25岁。A.股骨中上段简单骨折;B.锁定钢板内固定术后;C.术后1个月显示轻度骨吸收;D.术后3个月显示隐匿性骨折片显性化;E.术后4.5个月,简单骨折演变成粉碎性骨折。

图4-3-4 典型案例

(图片来源:http://www.dxy.cn/bbs/topic/28592589)

骨折形成。这种隐匿骨折片在良好复位加压和稳定状态下应该迅速愈合，频繁的剪切摩擦微动可能是造成简单骨折粉碎化的原因。这种临床表现在锁定钢板切开复位固定长骨骨折时较为常见。根据骨折间隙的应变理论，加大骨折间隙可以减少骨折间隙的应变，但由于骨折断端是不规则的，轻度地加大骨折间隙并不能减轻骨折间的摩擦，甚至会加重剪切不稳定。因此有学者把长骨干的简单骨折列为锁定钢板的禁忌证。

（三）钢板固定条件下骨吸收的转归

在钢板固定的条件下，骨折断端的骨吸收形态一般呈泪滴状，或喇叭口状。其临床表现还应具备两个特征，即骨吸收范围具有自限性，时间上具有极限性。这是因为在钢板固定的条件下，磨损的范围必然受到钢板固定的限制，达到极限范围将不再扩大。这种骨吸收范围的自限性决定了骨吸收在时间上具有一定的极限性，不会无限期延长。尽管会受到康复措施及个体差异的影响，在钢板没有失效的前提下，对于锁定钛钢板固定的股骨干骨折，我们观察的骨吸收的极限时间在6个月左右（图4-3-5，图4-3-6）。而对于完全动力化的髓内钉固定，在固定不稳定的情况下，磨损性骨吸收将失去空间和时间的限制，有可能产生大于2 cm的骨骼短缩。

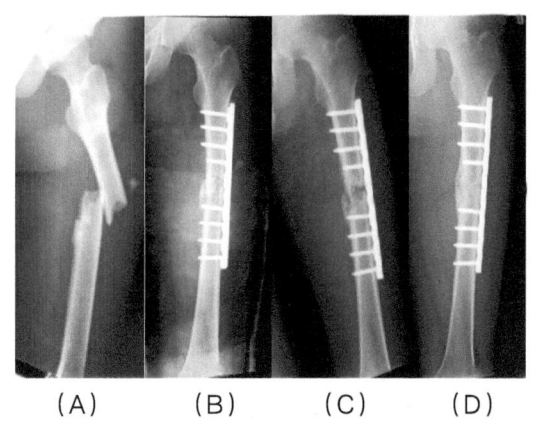

(A)　　(B)　　(C)　　(D)

患者男，18岁。A. 左股骨中上段粉碎性骨折；B. 术后2个月采用石膏外固定；C. 术后6个月显示骨吸收呈泪滴样或喇叭口样，骨折线模糊；D. 术后10个月骨折初步愈合。

图 4-3-5　典型案例

（图片来源：http://www.dxy.cn/bbs/topic/28592589）

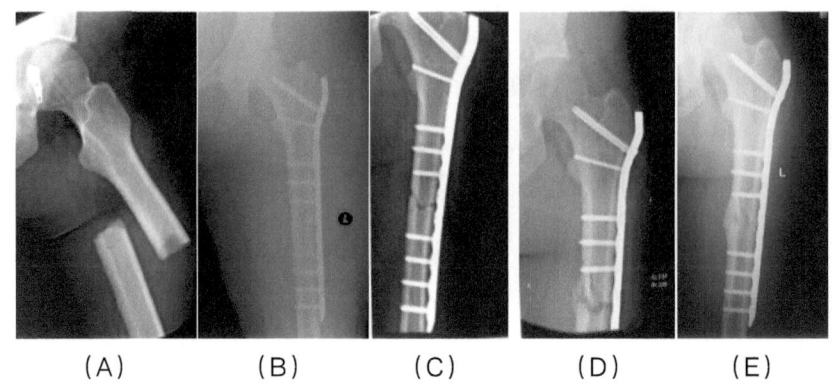

患者男，32岁。A. 股骨上段简单骨折术前；B. 术后2周；C. 术后7周出现断端骨吸收伴内上隐匿性骨折片显性化；D. 24周时可见简单骨折变为粉碎性骨折，内侧形成少量连续骨痂提示骨吸收接近尾声；E. 术后1年基本愈合。

图 4-3-6 典型案例

（图片来源：http://www.dxy.cn/bbs/topic/28592589）

骨吸收一旦出现意味着剪切方向的不稳定。如不采取保护措施，会出现内固定断裂失效。在采取保护措施后，即使是较为明显的骨吸收间隙，也能得到愈合（参考图4-3-5、图4-3-6病例）。从病理学的角度分析，骨折断面磨损产生的骨骼微粒应该具有植骨效应，在合适的应变（strain）环境中，会逐步由软骨痂骨化为硬骨痂。至少从理论上，增加预防剪切方向不稳定的措施，包括功能支具、限制活动等都可阻断骨吸收的进程，促进骨折愈合。Sarmiento单独采用功能支具不植骨治疗胫骨骨不连就是很好的佐证。

（四）磨损性骨吸收机制的临床启示

磨损性骨吸收是剪切方向及旋转不稳定的重要标志，是骨折延迟愈合及内固定失效断裂的重要原因。在骨折内固定治疗上，要注意预防剪切方向的不稳定。经骨折片的拉力螺钉可以很好地预防剪切方向的不稳定，同时极大地降低钢板的应力遮挡率。新近的临床报告对胫骨远端骨折采用拉力螺钉具有促进骨折愈合作用，但要注意拉力螺钉不要靠骨折线太近，否则一旦失效进入骨折线就会妨碍骨折愈合。可以推论的是，即使用一根或两根克氏针代替拉力螺钉，也会增加剪切方向的稳定性。

增加剪切方向稳定性的措施有很多，其中限制负重是最简单的措施，保护下负重是下肢骨折术后康复的基本原则。传承近百年的措施包括内固定术后辅助外固定，如石膏、夹板、功能支具等，在内固定不够可靠的情况下外固定则尤为必要。对于髓内钉固定后的骨不连，保留髓内钉而附加钢板固定或者外固定架固定也是近些年的发展方向。还有一个颇具争议的治疗方法，就是双钢板固定治疗骨折。双钢板固定可以显著增加剪切方向及旋转方向的稳定性，对于特定部位的骨折，如肱骨远端近关节部位的骨折，双钢板固定已经成为广为接受且标准的手术选择。也有报道对22例肱骨远端关节外骨折采用2～3枚拉力螺钉辅助单钢板固定，骨折远端固定2枚4皮质螺钉，结果全部愈合。这个问题的关键是，骨折的形态要允许固定足够多的骨折片间拉力螺钉来增加剪切方向的稳定性。这也给了我们很大的启示，实际临床中需要的仅是几枚拉力螺钉即可增加剪切方向的稳定性。对于非双骨部位的长骨干骨折，主要指股骨和肱骨，剪切方向的稳定性十分重要，而有时又不便打拉力螺钉，也许增加一块小钢板固定4～6枚螺钉就足够了。强弱联合是双钢板固定骨干骨折的基本原则，或两块中等强度的钢板，但两块较强钢板联合应用可能过于坚强而导致瑕疵愈合，甚至出现取钢板后的再骨折现象。

此外，在内固定设计上，徐莘香教授根据等张力原理设计的中间厚两边薄的梯形钢板比等厚钢板具有更好的抗剪力性能，取得了优异的临床疗效。近些年，偏心固定的轨道式棒板也取得了优异的临床疗效，其设计具有良好的抗剪切性能，同时允许一定的轴向微动（Mitkovic M等，2012）。

四、骨折断端磨损性骨吸收证据分析的答疑

对于前文所述的磨损性骨吸收机制，有同行在网络论坛上留言质疑，以下是笔者与该同行的交流过程。

同行网友：这么大的问题，需要一些基础的铺垫，否则将陷入无休止的争论中。首先，明确如果磨损性吸收存在，那断端就没有任何组织存在，不可能存在纤维组织，也就是说骨头有磨损，纤维却"独善其身"；其次，断端出现磨损说明断端不稳，如果稳定了怎么磨损？磨损性骨吸收与肥大性骨不连怎么解

释？个人直率建议，这类问题需要钻研综合性基础理论，几篇文献支撑不起这么大的论文。再说论文可能存在耦合性的错误，几个耦合性错误结论，可推演出一篇类似于"皇帝新装"式的新论文。方式可以无限地创新，唯独理论不能轻易破旧！

笔者回答：多谢指教，您说得很对，磨损性骨吸收就是断端不稳定的标志，磨损性骨吸收是磨损与再生并存的局面，这并不矛盾，对于肥大性骨不连，在骨折线内是磨损，周边是增生。因此治疗逻辑很简单，增加固定的稳定性，完全可以不植骨，如使用功能支具保留原来固定、联合钢板或外固定架等，这样的文献报道很多，足以证实理论逻辑（一个理论能够提供临床治疗逻辑是非常重要的，不能提供临床治疗逻辑的理论其存在的意义就值得怀疑）。

但不能同意"有磨损断端就不能存在任何组织"，这话太武断了，不能作为讨论的前提，也不符合事实。骨折固定的磨损是间断脉冲式的，也是缓慢的，以月为计算单位的过程。睡眠时就没有多少磨损，小心一点磨损就少一点，放肆一点就重一点。我是农村山里人，在巨大的石头下面也可以长出草来，生命是顽强的。这当然是因为巨石下的压力是不均匀的，同样道理，骨折间隙犬牙交错，其磨损也是不均匀的。至于这个论文是否"皇帝的新装"，大家会有公论。

"皇帝的新装"故事是丹麦童话作家安徒生的作品，说的是爱穿新衣的皇帝被骗穿上了只有聪明的人才能看见的华丽新装，而事实上皇帝身上什么都没穿。这个故事的翻版的确在中国上演，科学骗局都有一个共同的特点，就是声称只有聪明的人才能听懂，才能理解。骨折愈合理论经过近百年的基础研究和论证，推陈出新已经是时代发展的必然。AO组织的活体实验已经证实，不稳定的加压固定可以导致骨折端的裂纹和微骨折增加，这是磨损存在的确实证据。[①]

---

① Stoffel K, Klaue K, Perren SM.Functional load of plates in fracture fixation in vivo and its correlate in bone healing[J]. Injury. 2000;31 Suppl 2：S-B37-50.

第五章
牵拉成骨的骨再生愈合原理

世间万物无独有偶,牵拉成骨原理具有内在的、系统的因果逻辑。概念是构成理论框架的节点和基础,在本章中,我们将全面温习这一领域的基本概念,并提出了一系列全新的概念,如牵拉比值、全方位成骨、低密度牵拉、变加速快速牵拉、可变位移、弹性位移等。科学的理论可以很好地兼容和解释历史现象,同时可以预见未来。

第一节 引言与历史回顾

一、引言

科学的理论来源于前辈和同行的实践探索,也来源于在实践中产生的对既有理论的质疑。任何理论的正确性不会超过事实本身,当理论与事实相冲突的时候,往往预示着理论而不是事实需要修正。

Ilizarov在大量临床及动物实验的基础上于1969年提出张力-应力法则,大意是在缓慢的牵伸刺激下,骨组织和其他组织可以维持活跃的组织再生修复。由此导致的新骨形成即牵拉成骨,新生软组织称为牵拉成组织。张力-应力法则的提出是组织再生医学史上的重要里程碑,对矫形外科的发展产生了深远的影响。人体组织的再生修复是一种自然现象和过程,但牵拉成骨却是一种由人工操作导致的自然现象,张力-应力法则的提出开启了人类对组织再生自然过程进行调控的崭新时代,因此"调控"二字必然成为这一理论和相关实践的关键词。牵拉成骨与传统骨折愈合具有明显的条件差异,牵拉成骨间隙的宽度远远超出骨折愈合间隙的宽度，在牵拉期开始后，硬组织小间隙的磨盘效应迅速消失。牵拉成骨间隙在固化之前具有较大的黏弹性，不易折断，因此牵拉成骨间隙比窄小的骨折间隙能够耐受更大的不稳定性，这是牵拉成骨调控的基本前提和思维基础。

20世纪，人类对骨折愈合机制进行了卓有成效的探索，牵拉成骨的理论与实践对传统的骨折愈合理论产生了强烈的冲击。但真理的框架恰恰形成于反复去伪存真的证伪过程。牵拉成骨理论的诞生为骨再生研究打开了新的理论大门，从新的角度揭示了骨再生的基本事实和真相。一个大统一的骨再生理论，即骨再生一元论学说，将在这一领域形成一个完整而优美的逻辑闭环！

二、牵拉成骨的历史回顾

1903年意大利学者A Codivilla因用胫骨斜形截骨加跟骨牵引延长小腿，被认为是现代骨延长技术的先驱者。美国学者LC Abbott对肢体延长手术做出了杰出贡献。1939年，他报告了73例下肢肢体延长手术经验及相关并发症。他观察到，牵拉具有刺激骨痂形成的作用，而延迟2周牵拉骨痂形成更好，他设计的器械已经具有环式外固定架的初步构型。但Abbott时代的肢体延长手术创伤巨大，需要进行广泛的软组织松解，手术分两次完成。在20世纪60年代，德国学者H Wagner应用单边外固定架进行股骨延长术，手术同样做广泛软组织松解，采用摆锯截骨（现很少采用），松解离断骨膜，术中即刻延长接近1cm，文章中没有记载延迟期，但根据6周延长6cm、每天1.5mm的数据分析，术后大概经历了7天的延迟期。他发现在部分股骨中段截骨病例中，可以观察到自发性骨愈合而不需要植骨。

第二次世界大战后期，因大量骨折伤员需要救治，苏联的Ilizarov教授设计了环形外固定架治疗骨折。在偶然观察到牵拉骨折间隙可以促进骨再生后，他从1951年开始致力于牵拉成骨的临床实践及相关基础研究。Ilizarov采用的牵拉成骨技术可不做广泛软组织松解，使肢体延长手术几乎成为一种微创手术，其在临床上创造了许多奇迹。Ilizarov的技术方法于20世纪70年代在苏联引起了轰动和重视。该技术首先传入意大利，1982年意大利成立了第一个Ilizarov方法研究与推广学会。1989年美国著名骨科杂志 *CLIN ORTHOP* 连载了Ilizarov的文章"The tension-stress effect on the genesis and growth of tissues（张应力对组织发生和生长的影响）"，这标志着Ilizarov理论得到了全世界的公认和推广。截至2013年已经有超过41个国家成立了国际Ilizarov方法研究应用学会（the association for the study and application of methods of Ilizarov, ASAMI）。中国ASAMI成立于2007年，秦泗河教授被推选为首届主任委员。学术组织的成立极大地促进了相关技术的普及、规范和学术探讨。李起鸿教授于1992年出版了《骨外固定原理与临床应用》，对外固定及牵拉成骨技术在中国的推广起到了早期启蒙作用。夏和桃教授团队在肢体延长领域做了大量的工作，并于2013年出版了《实用骨外固定学》一书。

第二节 牵拉成骨的骨再生愈合原理

牵拉成骨与骨折愈合具有不同的外因力学条件，由此也会产生多种细节上的不同表现。但这并不等于牵拉成骨与骨折愈合具有不同的机制，牵拉成骨本质上就是骨折愈合，二者的参与细胞大致相同，起点和终点也基本相同。

一、干细胞的来源及其在牵拉成骨骨再生过程中的核心地位

骨再生与骨愈合概念相近，骨愈合是骨再生的结果。干细胞在骨再生过程中的核心地位已经得到确立，即所有的骨再生导致的新骨形成均源于干细胞。

越来越多的证据显示，干细胞伴血管而生，其是一种血管旁细胞。临床上比较常见的肉芽组织形成就是干细胞再生的结果。这种血肿机化过程也是骨折愈合的早期过程，血管生成效应始终伴随牵拉成骨过程。牵拉成骨的截骨区早期也经历了与骨折愈合相同的血肿机化过程，通过非特异性炎症反应招募各种细胞，包括干细胞到达截骨部位，进而发生特异性修复反应。通过巨噬细胞（破骨细胞）介导干细胞向成骨细胞转化目前已有大量文献报道。这个过程就是生理性骨改建破骨-成骨偶联的翻版。[①]

---

① 参见第一章第二节"骨再生的形态学基础"相关内容。

二、血管组织是应力和损伤信号的感受器,对启动骨再生发挥主导作用

应力-血管生成-新骨生成的偶联效应是牵拉成骨的基本病理变化。在牵拉期,牵拉间隙的新生组织具有高度的黏弹性,其内的血管对牵张位移高度敏感,这也是牵拉成骨具有高效成骨能力的基本原因。①

三、骨组织本身提供了骨再生的种子

血管内皮细胞感受应力启动的是非特异性炎症反应,包括血管增生、细胞招募等。但必须有骨组织存在才能促进骨再生。人体免疫系统具有识别自我组织损伤和外来异物入侵的功能。这个功能通过抗原递呈细胞来完成,巨噬细胞是经典的抗原递呈细胞,而破骨细胞与巨噬细胞具有相同的来源。实验表明破骨细胞活化后可表达并分泌BMP,因此破骨细胞可能是骨特异性再生的关键环节,是干细胞向骨组织定向分化的扳机。骨再生的骨痂形成时间是7~14天,与经典的初次免疫应答抗原抗体反应的形成时间吻合,实际上组织再生过程本身就是对自身组织进行识别的免疫学过程。因此牵拉成骨要求牵拉区域维持一定浓度的骨组织信息以便识别和放大,这对解读牵拉成骨的延迟期很重要。

四、牵拉成骨需要延迟期的理论依据

牵拉成骨需要在截骨后进行,通常分为延迟期(latency period)、牵拉期和固化期3个阶段。延迟期是指骨骼截骨后不立即牵拉,而是稳定固定一段时间,一般5天以上,然后再牵拉,这段截骨后到牵拉开始的时间间隔称为延迟期。1939年,Abbott首先观察到延迟2周牵拉会形成更多的新生骨痂。

延迟期实际上是为高效牵拉成骨做物质和条件上的准备。一是修复骨膜,形成相对封闭空间,有文献报道骨膜可在12天左右完全修复。相对封闭的空间有利于聚集和提高成骨因子的浓度,提升骨再生的效率。利用人工膜性管道桥

---

① 参考第一章第二节、第三节相关内容。

接骨缺损区产生的骨再生被称为引导性骨再生，曾经是基础研究的热点。修复骨膜可以发挥最好的引导性骨再生作用。二是截骨区域需要修复血管损伤和血管再通，大概也需要3～7天的时间。因为血管组织是骨再生的感受器，所以血管网络的修复是牵拉成骨的基本前提条件。如果血管网络没有修复，相当于对缺血坏死区进行牵拉。三是截骨间隙需要高浓度的骨组织信息，而骨痂形成的基本时间是7～14天。

理论上牵拉成骨最佳的延迟期应该是10～12天，由于修复过程可以与缓慢牵伸过程同步完成，延迟期可适当缩短，如5～7天。James Aronson曾报道，在动物实验中，采用细针环架，无延迟期和7天延迟期结果并无差异。但从牵拉的长度分析，由于使用细针，最终的牵拉长度比预计少4 mm，实际上相当于4天的延迟期。阿根廷医生Arenas-Miquelez等于2021年报道了一组27例双肱骨延长的病例，术后第2天开始延长，每次0.5 mm，每天2次，平均延长8.82 cm，延长率54%，所有病例均获得了骨性愈合，其中2例成骨不良拆架后需要附加髓内钉固定但不需要植骨。Wagner时代，在手术当天直接牵开1 cm，也有自发愈合现象，只能惊叹骨再生机制实在是太惊人了，但不能据此认为延迟期毫无必要。

五、牵拉期的病理变化与全方位成骨原理

在牵拉成骨的牵拉期，牵拉间隙可以因不同条件表现为极低密度、低密度和中等密度等状态，随着骨痂的密度增加，牵拉区的弹性减小而脆性增大，延展性也随之减小。在极低密度状态下，牵拉区呈现为弹性很好的胶状体。牵拉间隙内进行着活跃的血管组织和骨组织再生，牵拉参数、固定方式及实验动物等条件的不同致使病理切片的表现存在较大差异，在此不做细述。

从牵拉开始的第一天到最后一天，其成骨原理在逻辑上是一致的，这称为牵拉成骨的逻辑一致性原理。这个模糊论原理是牵拉成骨调控的基本理论基础。牵拉成骨起始于低密度的软骨痂期，因此维持低密度牵拉在逻辑上是合理的。在临床上，笔者也遇到过在牵开4 cm后几乎在X线片上看不到骨痂的情况，但用数码相机仔细调节对比度可以观察到平行于骨骼牵拉方向的少量丝状骨痂，其对最后的愈合无影响。有文献根据骨痂密度过低判断为成骨不良，进行手风

琴压伸操作，笔者对此持质疑态度，近年来这种报道已很少见，原因是大家对牵拉成骨的自然过程的了解越来越多。

Hulth认为，牵拉成骨是对初始骨痂持续不断的微骨折作用。这样理解有一定道理，但并不准确。血管组织感受应力的阈值可以远远低于骨折的应力阈值。牵拉区的病理学特征是一个弹性很好的胶状体，可以不存在所谓的微骨折。在理论上，牵拉成骨可以是牵拉区的均匀延长导致的立体性全方位成骨，而不是断面再生，也就是说牵拉区并不存在所谓的"生长带"。这个理论称为全方位成骨理论。临床上，我们几乎很难看到牵拉区存在密度梯度变化，这是牵拉区全方位成骨理论的最佳佐证。牵拉区全方位成骨还有另外一个原因，血管承受应力后启动骨再生不是起源于一个点，而是激活了一段血管，在一段血管周围同时进行骨再生，通过四环素荧光标记的血管印度墨汁造影可以佐证这一点（图1-2-9）。

全方位成骨最能体现牵拉成骨的潜力和效率，在X线片上表现为均匀低密度的影像（图5-2-1）。全方位成骨需要几个前提条件：①维持低密度牵拉；②小剂量多频率，每次剂量以0.25 mm为宜；③适当的延迟期和稳定的延迟期力学固定。延迟期过短导致截骨间隙成骨因子浓度较低，在牵拉过程中可导致中央区成骨因子缺乏，而靠近骨折部位不断释放成骨因子导致牵拉区两端密度增大。理论上要求延迟期适当长一点，延迟期需要有可靠的稳定性，否则会发生小间隙的磨盘效应而影响成骨。

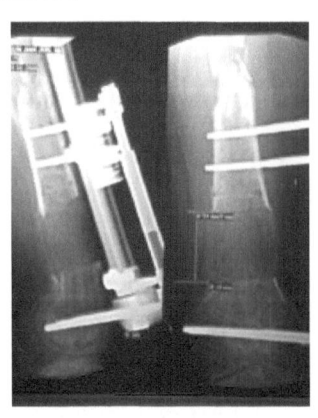

股骨髁上截骨延迟期14天，每天1 mm分4次搬移延长，牵拉54天约5.4 cm；可见骨痂密度均匀，无明显中央断裂透光，这种现象虽在临床上极为常见，但无法用"生长带"理论来解释。

图5-2-1　全方位成骨

根据牵拉间隙全方位成骨理论，可以将每天的牵拉变量与牵拉区长度的比值（ΔL/L）称为牵拉比值。牵拉比值反映了牵拉间隙的成骨潜力。随着牵拉间隙的增大，固定的牵拉速度将明显降低牵拉比值。因此理论上，可以逐步加快牵拉速度，在动物实验中可以做到每天6～8 mm的牵拉速度。这也是笔者质疑根据牵拉间隙骨密度判断成骨不良的一个原因。当然，快速牵拉成骨不适宜做肢体延长，有时会产生剧烈的疼痛和淋巴性水肿。对于成年人，每天超过1 mm的肢体延长速度应该十分慎重。变加速快速牵拉成骨在理论上和实验上是可行的，为解释自然之谜打开了理论上的想象空间。

六、固化期的病理变化——牵拉区的髓腔再通与再皮质化

牵拉停止到牵拉区愈合接近正常强度即可以拆除内、外固定的时间段称为固化期（consolidation period），俄罗斯称其为固定期（fixation period）。牵拉期不应发生髓腔形成和皮质骨形成，否则就无法牵拉开了。髓腔和皮质骨形成这两种形态是固化期的主要病理变化。

牵拉间隙在应力作用下可产生两种位移变化，一种是可变位移，另一种是弹性位移。弹性位移是指位移后会恢复原来位置。在固化期，牵拉间隙承受应力导致的位移主要为弹性位移。根据骨骼的增粗机制，弯曲应力导致的弹性位移是髓腔形成和皮质形成的主要原因，其主要机制是外骨膜区成骨。因此剪切应力对牵拉成骨也至关重要。力学环境决定再生新骨的表现形式及空间分布。最终是松质骨还是皮质骨完全取决于该部位的力学环境。牵拉成骨要在功能锻炼的基础上完成，James Aronson在动物实验中发现，两例成骨不良均发生在患肢不负重的情况下。

根据Ilizarov的实验，在没有牵拉应力，用人工膜保护骨髓及骨缺损区条件下，皮质骨可以在3周内迅速形成。Ilizarov（1989）的经典实验采用犬的胫骨模型，延迟期5～7天，每天延长0.5 mm，分4次进行，每次0.125 mm，28天共延长1.4 cm。牵拉停止后6周即可拆除外固定架。Ilizarov中心的Popkov（2017）改进了实验参数，每天1 mm分4次延长，延迟期为5天，延长4周共2.8 cm，固化期为30～63天，其中半数动物在6周内拆架。在有弹性髓内针存

在的情况下，固化期仅为 2～4 周。这就带来一个问题：固化期和牵拉区的长度有关系吗？为什么 1.4 cm 可以 6 周拆架，而 2.8 cm 也可以 6 周拆架？

根据全方位成骨理论，固化期的长短与牵拉区的长度没有太大关系，而与局部的力学环境相关。实验表明牵拉期结束后的 2～3 周是成骨最快的时期，在合适的条件下会迅速出现皮质化现象。因为牵拉期时间较为固定，临床上最能影响佩戴外固定架时间的阶段就是固化期，研究缩短固化期时间是牵拉成骨调控的主要方向之一。目前常用的外固定架，如环式架、Orthofix 单臂外固定架都具有强大的剪切刚度，因此其具有显著的剪切方向应力遮挡效应。如何降低剪切固定刚度可能是减少外架佩戴时间的关键。低应力螺纹杆可以显著降低环式外架的剪切刚度，本章第五节的病例报告将有所描述。

七、骨改建在牵拉成骨机制中的作用

Yang S（2022）等注意到延迟期形成的软骨骨痂在牵拉期会被吸收，那么在牵拉期形成的软骨痂会不会被吸收呢？也是会的，这就是牵拉区可以维持较长时间低密度的原因。否则一般骨痂会在 3 周左右明显钙化显影，而事实并非如此。许多文献已经注意到牵拉成骨伴随着活跃的骨改建，事实上牵拉成骨过程本身就是持续不断的骨改建，多次重复成骨-吸收-再成骨过程。这也解释了为什么大段的牵拉成骨在牵拉期可以全节段不钙化显影。每一次骨改建都是一个放大的新骨形成过程，骨改建的细胞机制是普通骨折愈合和牵拉成骨的共同生理学基础和遗传学基础，这就是骨折愈合一元论学说的主要内容。其可以通畅地解释各种临床现象。牵拉间隙提供了具有高度黏弹性的力学环境，最有利于血管组织感受应力变化而不受硬组织碾挫损伤（无磨盘效应），可以启动牵拉间隙的全方位成骨，进而显示了核能量般的骨再生潜力！

八、脉冲性力学刺激对牵拉成骨的重要性

已经证实相对稳定不变的力学环境很难诱导骨修复发生。历史的经验也证明，简单地持续牵拉，如胫骨骨折持续骨牵引并不能促进骨修复，牵开骨折间隙就容易导致延迟愈合或不愈合。这说明稳定的牵拉力并非牵拉成骨的主要因

素。从Ilizarov的经典实验来分析，间断脉冲性力学刺激是导致修复反应的重要因素，脉冲信号越多，骨修复越完美。胫骨骨折卧床牵引与牵拉成骨的重要区别之一是牵拉成骨经受的是脉冲性牵拉刺激，其也是在负重锻炼下完成的，负重锻炼也可以提供脉冲性力学刺激信号。没有截骨，持续的骨牵引并不会导致牵拉成骨，可见牵拉力的大小与持续与否都不是问题的关键，问题的关键在于牵拉间隙是否存在脉冲式可变位移。

脉冲现象是生命活动的基本规律之一，如心跳和呼吸。对应有效的力学脉冲，骨修复的生物学反应也是间断脉冲性的，骨折愈合是间断的脉冲事件，其是一个不断重复和积累的过程，牵拉成骨利用了骨修复的放大效应和脉冲原理，顺应了骨修复的自然原理。因此，牵拉成骨在临床上具有高度的确定性，手术成功率极高，按原则进行手术鲜有愈合失败的病例。

第三节　牵拉成骨的X线表现与评估

在2015年前后，笔者前往桂林参加一个外固定会议，与国内某知名医院的一位资深医生合住一个房间，他给笔者看了一张胫骨远端牵拉成骨的X线片，这是国内另一家知名骨科医院无法处理转去他那里会诊的患者影像资料，牵拉区类似图5-2-1所示。令笔者震惊的是，这位医生也认为是手术出了问题，但说不出是哪里的问题。这个事例说明，那时绝大多数的中国骨科医生无法读懂牵拉成骨的X线片。据笔者对所在丹东地区的了解，至今大多数骨科医生仍对牵拉成骨的X线表现及相关原理并不熟悉。

一、牵拉区骨痂的密度分型

Ru L等（2005）将骨痂的X线密度分为3种：低密度、中等密度和正常密度。这个分类显然过于粗糙，无法满足临床需求。在牵拉成骨的早期，有一段时间X线片上几乎看不到骨痂显影，此时可以称为极低密度期。极低密度期具有重要的理论意义，因为牵拉成骨起始于极低密度期，根据牵拉成骨的逻辑一致性原理，维持极低密度牵拉在逻辑上是合理的。后面提到的变加速快速牵拉成骨就是在极低密度下完成的。因此在牵拉期，我们不能因为骨痂密度极低，就判断预后不良。

骨痂密度的分型定义：①极低密度骨痂，定义为几乎看不到骨痂，或偶有丝状骨痂痕迹。②低密度骨痂，定义为可见明确骨痂，但密度较低，较少融合连片。③中等密度骨痂，可见明确骨痂，密度中等，出现明显连片骨痂，不伴有髓腔及皮质骨形成。④中高密度骨痂，骨痂连片，密度接近甚至超过邻近非牵拉区域，可伴有皮质骨及髓腔形成。⑤正常密度骨痂，骨痂形态密度接近邻近正常骨质骨，伴有髓腔和皮质骨形成。

上述骨痂形态可以在同一张X线片中混合出现，一般均匀骨痂形态愈合良好。理论上，中等密度、中高密度骨痂最常见于固化期，如果出现于牵拉期则说明牵拉间隙密度弹性不均匀，发生断裂性牵拉而不是蠕变牵拉。常见于牵拉速度过慢，单次牵拉剂量过大。

二、牵拉成骨骨痂的形态学分型

英国的Ru L（2005）等对牵拉成骨的X线表现进行了系统回顾与分类研究。其样本来源于92例骨延长患者的6000余张X线片，平均延长的长度为6.5 cm。根据牵拉区新生骨痂的形状将骨痂分成5种形态：膨胀型、柱型、凹陷型、侧方型和中央型（图5-3-1）。该文没有交代手术方式、截骨后延迟期及牵拉速度等细节问题，也没有对骨痂形态的成因做出分析。牵拉区新生骨痂的形态分型详见表5-3-1。

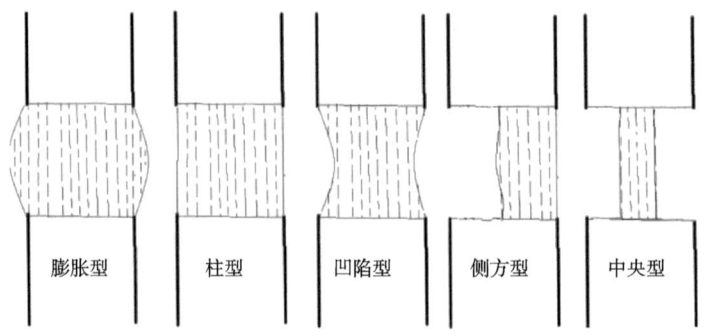

图5-3-1 骨痂形态分型示意

表 5-3-1　牵拉区新生骨痂的形态分型

形状	描述
膨胀型	牵拉区新生骨痂宽度超过原截骨部位宽度，呈膨隆形态
柱型	牵拉区骨痂宽度与原截骨部位宽度相同
凹陷型	牵拉区骨痂凹陷缩窄
侧方型	牵拉区骨痂位于一侧，对侧缺损
中央型	牵拉区骨痂呈一细柱位于中央

骨痂的形态分型简洁明了，较为实用，被广为接受。一般膨胀型和柱型新生骨痂结局良好。凹陷型和侧方型可能与剪切方向应力遮挡有关。中央型较为难以解释，推测其与截骨间隙成骨因子匮乏有关，比如早期固定不稳定、截骨方式欠妥，或采用摆锯截骨导致局部热损伤等。

牵拉成骨骨痂的形态是与其力学环境相适应的。但骨痂的形态是处于动态变化之中的，膨胀型骨痂也会演变成凹陷型骨痂。在牵拉成骨的牵拉期，可变位移是决定骨痂形成的主要因素，因此绝大多数情况都可以形成柱状或膨胀型骨痂。Devmurari KN（2010）等报道软骨发育不全，股骨中段截骨单边外固定架延长，采用7天延迟期，在术后4周时，骨痂形态100%为柱型或膨胀型。其中取架后再骨折患者组中，术后12周骨痂宽度降低20%，术后16周时几乎100%发生骨痂缩窄凹陷。对于特定的治疗方法，骨痂形态的演变具有高度的一致性和确定性，多与不能坚持功能锻炼、固定架强度过高导致的剪切方形应力遮挡效应有关。一旦发现骨痂变细的情况和趋势，则应该高度重视，否则趋势会持续恶化，应适当降低固定强度，如减针、减杆，或者加强功能锻炼。

骨痂形成的宽度指标比密度指标更加重要，膨胀型骨痂无论密度高低，都是力学环境友好、进程顺利的标志。一旦发生缩窄，无论密度怎样，都应该高度警惕。

三、牵拉过慢导致的非均匀成骨现象

日本的Kojimoto（1988）发表了兔胫骨牵拉成骨实验成果。实验采用10天延迟期，以每天2次，每次0.25 mm的速度进行牵拉（图5-3-2）[1]，这种夹心三明治骨痂形态没有在Ilizarov的实验中出现，也很少在临床上出现，究其原因主要是牵拉参数不同。在Ilizarov的实验中，由于采用细针环架，类似牵拉参数导致大部分动物的牵拉区早期愈合。而Kojimoto采用足够坚强的外固定架，牵拉力导致中央区骨痂断裂。牵拉速度过慢和牵拉频率过低可能导致骨痂断裂而产生非均匀拉伸，进而导致非均匀成骨。因此牵拉早期可看到中等密度骨痂并非好事，如果看到明确的中等密度骨痂，说明牵拉速度过慢，甚至是牵拉区早期闭合的危险信号。

Ilizarov（1989）的经典实验采用每天0.5 mm分4次牵拉的实验参数，都会出现骨痂密度过高，中央区断裂的不均匀成骨图像。在全方位成骨均匀牵拉的情况下，低密度骨痂在停止牵拉后的3～6周迅速皮质化，而如果发生骨痂断裂，在牵拉区中央形成细窄X线透光区并不容易愈合，这是因为局部应力集中，容易形成小间隙的磨盘效应，导致固定时间延长。

用模糊论概括上述临床表现："看见骨痂未必是好事，看不见骨痂也未必是坏事。"要理解这句话，需要扎实的理论功底和丰富的临床经验。

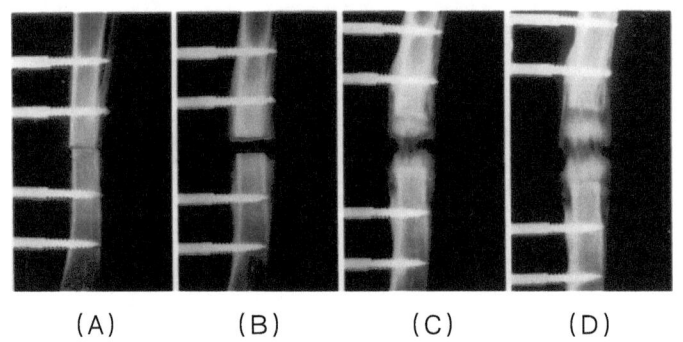

(A)　　　(B)　　　(C)　　　(D)

兔胫骨牵拉成骨实验，采用坚强单边外固定架，延迟期10天，每天0.5 mm分2次牵拉；A. 术后10天未牵拉；B. 术后牵拉1周；C. 术后2周；D. 术后牵拉4周。

图 5-3-2　兔胫骨牵拉成骨实验X线片

---

[1] Kojimoto H　Yasui N　Goto T et al.Bone lengthening in rabbits by callus distraction. The role of periosteum and endosteum[J].Journal of Bone & Joint Surgery-british Volume 1988 70(4)：543-549.DOI：10.1302/0301-620X.70B4.3403595.

四、两种特殊的牵拉方式

（一）斜拉骨搬运

斜拉骨搬运对皮肤切割相对较轻，调节相对灵活。其特殊之处在于搬移骨段的固定具有飘忽感，相对于半针固定，稳定性差别巨大。但斜拉骨搬运常常可形成良好的膨胀型骨痂，是否说明某种程度可控的不稳定恰恰有利于骨痂形成呢（图5-3-3）？在本章第五节中将通过具体相关病例进行探讨。

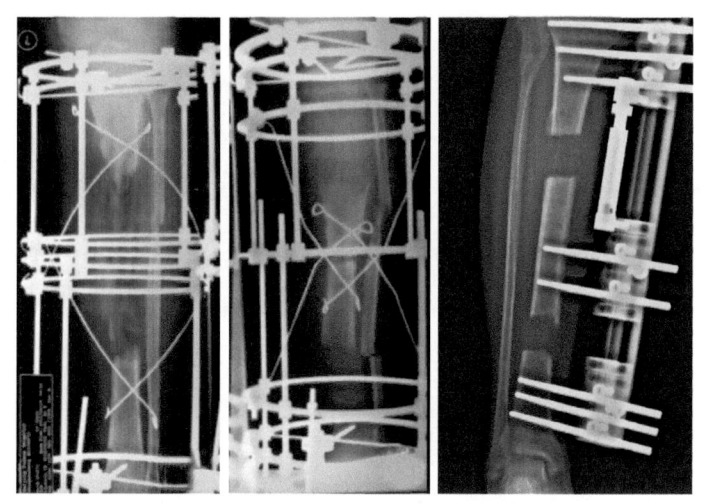

胫骨远近端两处截骨，上下骨段同时斜拉骨搬运，骨痂形态均匀良好；右侧单臂外架搬移骨段固定可靠。[①]

图 5-3-3　斜拉骨搬运——环式架

（二）髓内钉骨延长

髓内钉骨延长是牵拉成骨领域最引人注目的进展，目前已经可以通过磁力体外驱动髓内钉自动骨延长。这种骨延长方式具有高度的舒适性和可靠性，甚至有人惊呼环式外架时代即将结束（Barakat AH，2020）。

扩髓髓内钉骨延长几乎颠覆了我们对血供的认知，其与Ilizarov的传统观

---

① 章耀华，杨华清，李强，等. 微创截骨Ilizarov技术治疗胫骨大段感染性骨缺损[J]. 中国矫形外科杂志，2019，27（14）：3.DOI：10.3977/j.issn.1005-8478.2019.14.17.

念相冲突，但髓内钉骨延长的愈合指标却显著优于各种外固定架。Kimberly R.Powell等（2022）报道，在扩髓的情况下，股骨牵拉结束后的愈合时间（Maturation days）为64天，骨成熟指数（maturation index）为15 d/cm；胫骨骨成熟天数为84天，成熟指数为23 d/cm。这是一个惊人的愈合速度，这意味着股骨4 cm的延长区会在2个月内愈合，胫骨3.5 cm牵拉延长区会在不到3个月内临床愈合。这个愈合速度要快于普通骨折的愈合速度。胫骨的愈合速度慢于股骨可能与腓骨的应力遮挡有一定的关系。髓内钉位于髓腔内，剪切方向的应力遮挡最小，通过应力-血管生成-新骨生成的偶联效应（参考第一章第三节相关内容），最适合牵拉区的皮质骨形成并重建血液供应。有关髓腔应力分布的特殊性请参考第四章第一节中的"长骨骨干的增粗机制及其临床意义"。

由于髓内钉固定具有优良的生物力学特性，髓内钉固定也常作为牵拉区骨痂形成不良的重要解决方式（Arenas-Miquelez等，2021），甚至是终极解决方式。前提是要提前预判，髓腔可以插入髓内钉。理论上髓内钉固定应该可以改善骨痂的宽度，更容易得到膨胀型或柱型骨痂（Frommer A等，2022，图5-3-4）。

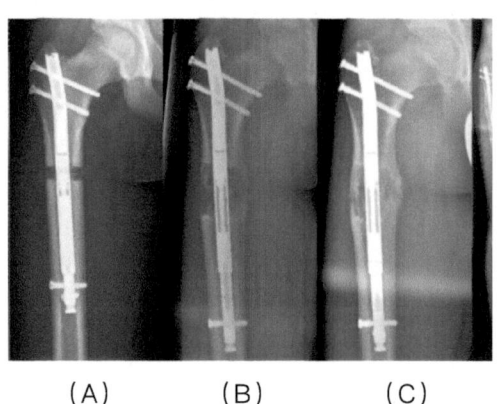

A.术后2周（10 mm）；B.术后4周（30 mm）；C.术后6周（40 mm）。请注意牵拉区膨胀型骨痂形成，在牵拉期结束1～2周可临床愈合，恢复速度惊人。①

图5-3-4　磁力髓内钉股骨延长

---

① Sabharwal S .CORR Insights (R)：What Are the Potential Benefits and Risks of Using Magnetically Driven Antegrade Intramedullary Lengthening Nails for Femoral Lengthening to Treat Leg Length Discrepancy？[J].Clinical Orthopaedics and Related Research，2022（4）：480. DOI：10.1097/CORR.0000000000002079.

第四节 牵拉成骨的技术细节与并发症

牵拉成骨临床适应证包括：①肢体延长，对骨骼而言则称为骨延长。②骨段搬移重建大段骨缺损，肢体长度则相对不变或变化不大，习惯上称为骨搬运或骨搬移。③矫正骨骼畸形，可以通过缓慢牵拉矫正简单的成角畸形，也可通过六轴支架的计算机算法纠正复杂的旋转三维畸形。④胫骨横向骨搬移重建下肢微循环，主要用于治疗糖尿病足及下肢缺血性疾病。

一、截骨与固定

牵拉成骨需要在截骨后进行，只有极特殊情况下，可不需截骨行骨骺直接牵开，一般在骨骺闭合前1～2年进行，目前则较少使用。截骨部位一般选择在血运丰富的干骺端部位，但只要方法得当，骨干部位牵拉成骨也愈合极佳。截骨方法有骨膜外截骨和骨膜内截骨。骨膜内截骨需要较大切口显露，截骨后缝合骨膜。目前多采用小切口微创截骨器骨膜外3.0 mm钻头钻孔，然后骨刀打断，适当的延迟期可使骨膜自行愈合。Ilizarov推荐皮质骨截骨，以保护髓腔血供。临床上也可用线锯截骨，但不提倡摆锯截骨，因其热损伤较大。不同截骨方式所带来的损伤都是暂时的，在可靠的固定条件下，局部血运会迅速修复并发生数倍于术前的超代偿。总之，截骨应尽可能遵循微创的原则，以减少对骨骼和周围环境的破坏和损伤。

牵拉成骨需要在稳定固定的环境中进行。常用的固定方式包括环式外固定架、单臂可延长外固定架、可延长髓内钉甚至可延长钢板等。国内以前两种为主，也有髓内钉辅助外固定架进行延长或搬移的方式。外固定延长到位后，为减少佩戴固定架的时间可改用髓内钉固定，但在某种程度上会增加感染的风险。Popkov（2017）的实验提示截骨后同时采用弹性髓内钉结合外固定架进行延长，可以促进成骨，甚至可显著缩短外固定架固定时间，其可用于儿童病例的治疗。

Ilizarov 的实验证实 4 环外固定架要比双环外固定架成骨效率更佳，因此应慎重使用双环结构。这个实验的前提是采用直径为 1.5 mm 或 1.8 mm 的细针完成。如果截骨一侧只能采用单环，可考虑应用加厚环，并增加螺纹半针以加强固定，固定在环上的克氏针全针需要进行拉张法固定。环式外架固定的可靠性不能仅仅以环的数量为依据，在一环双针的基础上附加一枚螺纹半针会极大地增加固定的稳定性。

比固定不稳定更为常见的问题是固定装置刚度过大、过于坚强。这种情况常见于将成年人的固定装置用于儿童或低体重患者，如成年人采用的四环结构能否适用于儿童？或将粗壮骨骼的固定装置用于细弱骨骼。固定过于坚强是骨痂变细或成骨不良的重要原因。夏和桃教授指出牵拉间隙的适应性固定刚度应随愈合强度的增加而逐步降低。

四环结构的环式架对低体重患者或者细弱的骨骼可能过于坚固，应考虑采用细针固定，而不是 2.5 mm 的克氏针。也应考虑降低环的厚度，减少连杆，或者减少环数。降低固定刚度也应兼顾固定的稳定性。对于单臂外固定器，采用合适直径的螺纹半针可以调节固定刚度，外固定架的体积质量最好也应与所固定的骨骼直径相适应。不应把适合股骨的单臂架应用于前臂。

二、延迟期的选择与注意事项

截骨和固定完成后，首先要考虑的就是延迟期时间的选择，通常为 5～10 天；其次如果对牵拉区成骨有所顾虑，应该适当增加延迟期，这取决于术者的经验。笔者倾向对不易愈合的骨干部位，延长期应增至 10～12 天，对血供丰富的干骺端部位采用 7 天左右的延迟期。中国人民解放军总医院张群教授一般采用 7 天延迟期，从第 8 天开始牵拉；北京积水潭医院黄雷教授则在截骨术后 10～14 天开始牵拉，每次 0.25 mm，6 小时 1 次，均获得满意疗效。可靠的延迟期将保证治疗行稳致远。

在延迟期和牵拉早期，固定的稳定性十分重要，否则会发生硬组织小间隙的磨盘效应。如果是环式外架带矫形关节器，容易导致固定不稳定，可考虑在带有关节器的上下环之间附加固定连杆以增加其稳定性。术后延迟期内以休息为主，同时可进行足踝背伸锻炼，预防血栓形成。

三、牵拉速度问题

在牵拉成骨过程中，牵张应力的大小并非决定牵拉成骨的关键因素，临床事实证明牵拉成骨对牵拉区域的位移变化和位移频率敏感，而不是对牵张应力的大小和方向敏感。

目前被普遍公认的合适参数为每天1 mm，分4次进行，每次0.25 mm。临床上牵拉速度超过每天1.5 mm，可能会产生严重的疼痛和肢体远端水肿。肢体的疼痛加重和远端水肿是肢体不能耐受牵拉速度的重要警示信号。有时疼痛甚至在停止牵拉后也难以缓解，因此要特别重视对疼痛信号的调节，控制牵拉速度，最好在无症状下完成牵拉。

一般在开始牵拉1周后拍片，观察骨骼轴线及牵拉间隙牵开情况，以后每2～3周复查拍片，注意观察骨痂形态及密度。从理论上分析，维持低密度甚至极低密度牵拉都是合理的。这种合理性的基础建立在微创截骨、稳定固定、合适的延迟期及规范牵拉剂量基础之上。如果骨痂形成明显，常提示牵拉速度过缓。这样骨痂的弹性降低，不易做到蠕变，可导致骨痂断裂，甚至影响成骨的均匀性。骨痂一旦断裂，成骨潜力将明显降低，全方位成骨转换为断面成骨。俄罗斯库尔干Ilizarov创伤与矫形科学研究中心的Popkov等曾指出：如果X线检查提示有潜在的矿化迹象，此时牵拉速度应适当加快。通常在牵拉过程中，不宜出现中等密度骨痂，或不应该看到明确骨痂，否则应该适当加快牵拉速度。

四、固化期调控与外固定架拆除指征

从理论上分析，固化期的时间长短和牵拉区长度关系不大，但其与局部力学环境相关。人体的固化期究竟需要多长时间呢？可不可以参考动物实验6～12周的时间呢？目前相关研究很少。程康等（2023）报告一组86例胫骨骨搬移病例，胫骨环式架固化期戴架时间与牵拉区骨痂形态明显相关，对应牵拉

区骨痂的3种形态：膨胀型、柱型和凹陷型，骨愈合指数分别为 (39.6±7.9) d/cm、(51.1±18.8) d/cm、(73.5±25.4) d/cm。凹陷型骨痂患者拆架后再骨折率高达21%（3/14），柱型骨痂组为12%（7/60），膨胀型骨痂组为0（0/12）。骨愈合指数（the healing index），指外固定戴架时间天数与骨延长厘米数的比值，单位是d/cm。骨愈合指数是一个具有迷惑性的指标，好像延长区长度每增加1 cm，其愈合时间就要相应地按照愈合指数增加，事实上远非如此。笔者在本章第五节中分享的病例，同一个胫骨的1 cm延长区和3 cm延长区几乎同时愈合。程康等的报告凹陷型骨痂组、柱型骨痂组和膨胀型骨痂组的延长长度分别为（82.2±33.1）mm、(85.9±33.4) mm和（90.2±36.4）mm。膨胀型骨痂组的延长长度甚至更长，但愈合时间却明显缩短。这也佐证了固化期时间长短和牵拉区长度关系不大，而是与固定力学环境相关的观点。骨痂的形态转化遵循Wolff定律，是局部力学环境的结果。应力遮挡效应是骨痂形成不良及戴架时间延长的主要原因。

拆架的X线标准包括三面皮质骨形成及出现骨髓腔，同时临床上应满足可弃拐行走6周以上。临床医生常在被动等待拆架条件的来临，而我们最需要探讨的是皮质骨形成的内在逻辑，才能积极地为牵拉区的再皮质化创造条件。从安全的角度出发，拆架后应通过石膏或支具保护4~6周，包括扶双拐、助行器等措施。

笔者有如下思考：首先，应做到低密度牵拉和全方位成骨，尽量不要出现断裂情况，请参考本章第二节中"牵拉期的病理变化与全方位成骨原理"。回顾Ilizarov（1989）的经典实验，其采用每天0.5 mm分4次牵拉的实验参数，在牵拉结束时X线片上表现为骨痂连片密度较高，这种情况也无法做到均匀牵拉和全方位成骨，必然会在X线片上出现低密度带，即所谓的"生长区"或"纤维组织区"，实际上是一种骨痂断裂现象。

其次，临床上最常见问题是固定外架的剪切强度太高导致骨痂变细，成骨预后不良。值得思考的问题是，是否可以在牵拉期结束时，立即降低固定刚度？是被动等待还是越早越好呢？过于坚强的固定将导致骨痂形成不良，延长区骨段变细，以及拆架后再骨折等不良事件。同时也是皮质骨形成缓慢，戴外固定架时间过长的主要原因。在均匀蠕变牵拉条件下，牵拉间隙具有高度的弹性，不易发生断裂，能够耐受较大的不稳定性，这是牵拉成骨完成后早期降低固定刚度的基本前提。

在文献报道中，有些病例很难等到"三面皮质骨形成"的拆架条件。最后的结果是不能再等，必须另辟思路。骨折愈合存在一种"非坚固愈合状态"，其不随时间延长而改善（参第四章第二节相关内容）。牵拉成骨同样可以存在非坚固愈合状态，也就是临床中永远无法等到想要的拆架条件来临，必须积极寻求改变牵拉区的力学固定条件。与其被动改变，何不主动预判求变呢。

因此，在固化期对初始外固定架进行精简或更换是合乎逻辑的治疗选择。能够进行牵拉的外固定架通常具有强大的刚度，牵拉期结束后即可进行适当精简。在等待毫无希望的情况下，如骨痂凹陷变细，拆除初始外固定架换髓内钉是常用的选择，更换外固定种类也较为常用，如用组合式外架换掉更加坚固的Orthofix单边外架，甚至采用石膏保护也是一种选择。问题的关键是，临床医生须对骨痂的进展演变具有可预见性，被动等待并不符合理论和临床逻辑。最好的逻辑是精简固定越早越好，牵拉期结束或是精简固定的理想时机。

髓内钉骨延长惊人的愈合速度实际上提示了外固定架的应力遮挡效应严重地妨碍了牵拉区的临床愈合，理论上通过降低固定刚度可以明显缩短外固定架的佩戴时间。

五、牵拉成骨的年龄问题

有关婴幼儿的牵拉成骨报道较为罕见。婴幼儿的骨骺生长活跃，患者很难配合治疗，找到适宜婴幼儿的固定器材也是一个难题。对矮小症患者，有5岁以后进行肢体延长的报道，Paley认为女孩应该等到7岁，男孩8岁以后进行。从骨骺发育的角度分析，11岁以后骨骺生长相对缓慢，该阶段是合适的手术年龄。秦泗河教授认为若出现明显关节发育畸形，应早期进行矫形手术，以矫形为主，可在2～3岁时进行手术。Liu Q等（2022）通过X线像素比值研究，得出青少年比成年人、男性比女性、股骨比胫骨更容易矿化的结论。但多篇文献也指出,年龄小于6岁是拆架后再骨折的独立风险因素。应力遮挡因素可能是影响低体重患者延长区矿化成骨的重要因素。采用强度较大的器材对婴幼儿进行牵拉成骨可能会导致灾难性的骨骼萎缩变细,这在同行交流中已有例证(其机制可参考第四章第一节相关内容)。笔者对5岁以下儿童进行牵拉成骨手术持慎重态度。Powell, K.P.等(2022)报道采用磁性髓内钉进行下肢骨延长,60~70岁的中老年人,与其他个各年龄组(统计分组依次为7~20岁,20~39岁,40~59岁)骨愈合时间没有显著差异。

六、骨搬运的若干问题

骨搬运一般用于治疗大段骨缺损,理论热点主要集中于减少戴架时间和接合部位(docking site)愈合问题。在软组织缺损较多的情况下可以采取先短缩固定后延长的办法来挽救肢体。当胫骨缺损较多时,也可以采用双截骨上下同时搬运会师的方法。Abuomira IE等(2016)报告6 cm以上骨搬运戴架时间在1年以上,接合部位60%需要植骨,并指出需要植骨应尽早执行。Rohilla R等(2016)指出在搬移骨段接触后6周,若没有明显X线愈合迹象,则应考虑接合部位清创植骨。Xiayimaierdan M(2021)报告在搬移完毕后立即拆除外固定,石膏固定2周后接合部位清创、植骨内固定,可以极大地减少戴架时间,改善肢体关节功能。Huang Q等(2022)提出了更加激进的方法,当骨缺损小于5 cm时即拆架停止搬移,1周后植骨内固定,平均戴架时间5个月,而对照的传统方法戴架时间平均18个月,可以减少1年的戴架时间。对2 cm以上的骨缺损进行植骨内固定本身面临一定不确定风险,但对接合部位早期清创植骨,无论是否更换内固定都值得认真探讨。

七、牵拉成骨的并发症

不同于一般外科手术,肢体延长术仅仅是治疗的开始,其引发的绝大多数问题是在其延长过程中发生的。Paley将治疗中遇到的问题归为三类:第一类是保守治疗不需要手术解决的问题;第二类是需要手术才能解决的问题;第三类是手术无法解决的后遗症。这些问题包括但不限于下述情况：小腿筋膜间隙综合征、肌肉挛缩、足下垂、足内翻、关节半脱位、轴线偏移、神经损伤、血管损伤、延长区提前愈合、延迟愈合、不愈合、再骨折、针道感染、深静脉血栓形成、固定失效、疼痛及入睡困难等。晚期并发症还包括长度回缩、弓形变形、关节僵硬等。

对并发症机制的理解和预防一般要经历一个逐步改善的学习曲线，需要一定的学习和培训。对股骨而言，最常见的并发症是膝关节僵直、活动受限，原因是穿针限制了阔筋膜和髂胫束的滑动，因此要在穿针时对针道进行充分的十字松解。术后加强功能锻炼也十分重要，在关节活动受限的早期也可进行再次松解。

疼痛和肢体水肿也是较为常见的并发症，其是牵拉速度过快的警示指标。一般发生于牵拉速度超过每天1 mm的情形，肢体水肿可能和淋巴回流受阻有一定的关系。无论是疼痛信号还是水肿信号，都应早期高度警惕，一旦发生须立即降低牵拉速度。可降为每天0.75 mm，分3次牵拉，对水肿的下肢采用垫高消肿。在症状消失后不要急于恢复牵拉速度，有些患者对疼痛极度敏感，会产生明显恐惧，甚至被迫放弃治疗。应该记住，在某个牵拉剂量下发生疼痛或淋巴水肿，再恢复这个牵拉剂量理论上是错误的，每天应该至少降低0.25 mm。

在笔者个人的治疗经历中，有两个关于小腿的并发症值得关注。其一是胫骨的大段骨缺损经常采用外固定架固定，在进行骨搬移时要重新穿针固定，在原来的螺纹半针针孔部位可形成贴骨瘢痕，该部位的贴骨瘢痕在搬运过程中会发生缺血坏死，甚至感染，因此应密切观察，必要时早期进行清创切除。其二是胫骨中段的水平穿针虽然处于安全通道，但在穿针过程中锐利的克氏针可穿过伸𧿹长肌肌腱，在搬移过程中造成肌腱固定和损伤。预防的方法是钝性分离通过套筒进针，可避免穿到肌腱。预防深静脉血栓形成也应得到充分的重视。

在截骨后的延迟期和牵拉早期，固定的稳定性可避免骨折间隙的磨盘效应。在截骨间隙牵开以后，在保护下进行负重锻炼则至关重要，肢体在锻炼中进行骨和软组织的适应性改建，可以促进愈合，并可减少并发症。

第五节 牵拉成骨临床病例解析

一、Abbott 1937年的牵拉成骨病例

Abbott医生于1924年成功地开展了他的第一例小腿延长手术。本例手术开展于1937年，病例情况如下。患者为男性，14岁，因2岁时髋关节结核导致左下肢短肢畸形，5个月前曾行左小腿肢体延长手术，延长约7.6 cm并行长腿石膏固定（提示：对延长区进行石膏固定是有效的历史方法）。患者因摔伤导致左股骨石膏上缘部位应力骨折再次入院。入院后给予Hoke牵引，7天后行广泛软组织松解，连同骨折断端骨膜一并离断松解。伤后第14天在全身麻醉下行股骨穿针即刻一次性延长约0.5英寸（1.27 cm），在此后的23天里又延长了1.5英寸（3.81 cm），相当于每天延长约1.66 mm（图5-5-1），患者股骨总计延长2.33英寸（5.9 cm)（图5-5-2）。[①]

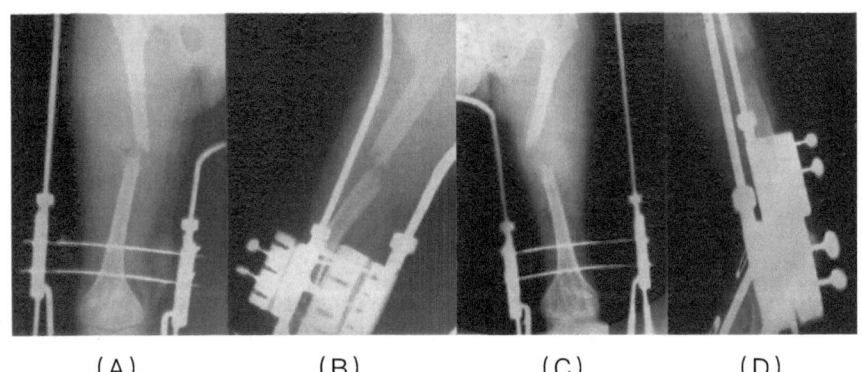

(A) (B) (C) (D)

骨折后第14天一次性牵拉1.27 cm，可见骨痂痕迹（A，B）；骨折后第20天，即牵拉后第6天，可见大量骨痂形成（C，D）。

图5-5-1 牵拉成骨病例（1）

---

① Abbott L C, Dec. M S J B .THE OPERATIVE LENGTHENING OF THE TIBIA AND FIBULA[J].Annals of Surgery, 1939, 9 (6)：961-991.DOI：10.1097/00000658-193912000-00001.

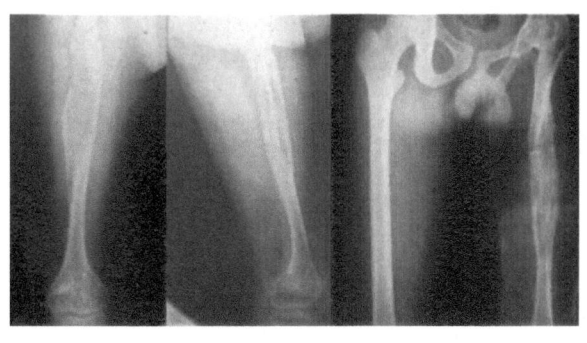

(A)　　　　(B)　　　　(C)

患者骨折后 5 个月（A，B）和 8 个月（C）的 X 线表现，股骨共计延长了 5.9 cm。

图 5-5-2　牵拉成骨病例（2）

病例点评：本病例是牵拉成骨研究历史上的经典病例，Abbott 首先提出了类似延迟期的问题，并猜测对幼稚的骨痂进行牵拉可能具有促进新骨生成的作用。这个病例没有现代牵拉成骨条条框框的限制，结果却是惊人的完美，并得到了理想的膨胀性骨痂形态。牵拉成骨是一种高度确定性的机制，这个病例的延迟期相当于 14 天，第 1 天一次性牵开 1.2 cm，以后每天以 1.6 mm 的速度进行牵拉，说明在这种延迟期的条件下，牵拉早期可以耐受相当快的牵拉速度。Wagner 也重复过早期一次性牵开 1 cm 进行股骨延长。第二个值得注意的问题是 Abbott 采用的牵拉装置稳定性极差，但并没有影响到骨痂形态，说明牵拉区实际上可以耐受很大的弹性。患者从 1937 年 5 月 18 日开始牵拉，至 1937 年 9 月 30 日，5.9 cm 的延长区仅在约 4.5 个月就达到了三面皮质骨形成的拆架标准，如果仅仅计算牵拉停止后的固化期，固化期大约 3.5 个月。我们现在很难做到这一点，笔者个人认为是由现在的外固定架过于坚固所致。根据 Abbott 的这个病例，在固化期一开始就精简构型，降低固定刚度是完全合理的选择。历史是学术灵感的重要来源，创新思想常常来源于非标准的探索实践，没有条条框框的束缚，思想才能走得更远。

二、胫骨远端骨关节缺损

患者为男性，42 岁。因右踝部被机器绳索绞伤入院，X 线片提示胫骨远端包括关节面大段骨缺损，软组织损伤伴内侧足踝皮肤缺损，经外固定架临时固定，反复清创，皮瓣转移修复创面，于2015年12月11日行胫骨中上段截骨环式外固定架固定，腓骨切开复位斯氏针内固定术。采用微创截骨器骨膜外钻孔截骨，术后第11天开始每天1 mm分4次向远端牵拉搬移，患者搬移第5天出现剧烈胸痛、咳血及呼吸困难症状，经肺动脉CTA诊断为肺栓塞，给予华法林抗凝等对症支持治疗。华法林抗凝疗程超过2个月。患者于2015年3月9日再次行踝关节植骨融合组合式外固定架固定术，伤口愈合于2016年3月24日并在当日出院，出院后继续行牵拉骨搬运1周。牵拉过程共计99天，实际牵拉长度大约7.5 cm，平均每天0.758 mm，X线片如图5-5-3所示，最后随访日期2016年7月5日。患者拆架时间不详，最后牵拉区及踝关节融合愈合良好。

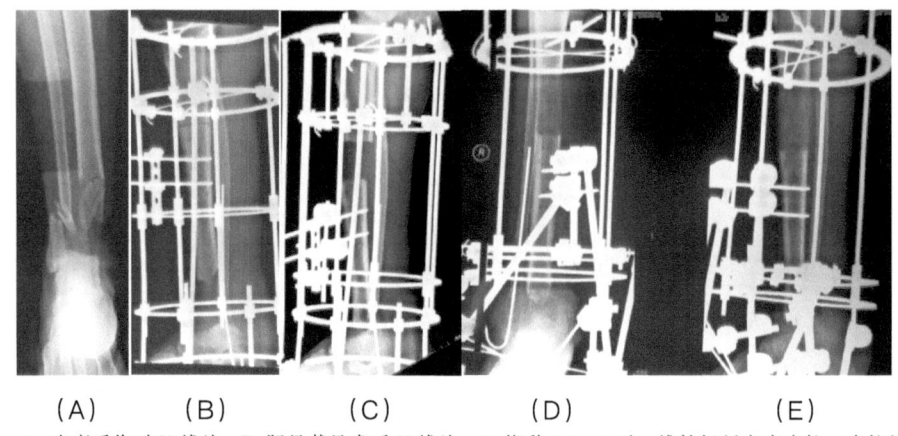

(A)　　　(B)　　　(C)　　　(D)　　　(E)

A. 患者受伤时X线片；B. 胫骨截骨术后X线片；C. 搬移4.5 cm时，维持极低密度牵拉，牵拉间隙可见少许丝状骨痂；D、E. 2016年7月5日X线片，为固化期第3个月，可见中高密度骨痂，柱状形态良好，可见髓腔及皮质骨形成。

图5-5-3　胫骨远端骨关节缺损病例X线片

病例点评：患者因肺栓塞中途停止牵拉大概1周，加上其他原因实际牵拉速度没有达到每天1 mm。口服华法林抗凝对牵拉成骨实际影响不大。本例演示了极低密度期牵拉可以得到全方位的立体均匀性成骨，其具有良好的确定性。其前提是延迟期要在10天以上，每天分4次牵拉，理论上每天牵拉速度不少于1 mm。在低密度牵拉条件下，停下来等待骨痂密度增高或者采取其他措施（如手风琴操作）没有太大意义。

三、股骨骨不连清创植骨直接牵拉延长

患者为男性，46岁。20年前左股骨骨折髓内钉内固定术后断钉，因经济原因一直未进行治疗，来院体检左下肢跛行，短缩约5 cm。因考虑患者肥大性骨不连，局部大量骨痂增生，故手术术式采用髓内钉取出，骨不连清创，局部去皮质化植骨，单边外固定架固定。将局部增生的骨痂切除做成细颗粒植骨于骨不连间隙，没有另外取髂骨。术后延迟期2周，开始每天1 mm分4次牵拉延长。在牵拉到3 cm左右时，因骨痂形成不良且做过手风琴操作，每天1 mm分4次压缩，5天后再做牵拉延长。最终体外测量牵拉延长长度约4.5 cm，实际牵拉延长长度大约3.5 cm（图5-5-4）。患者戴架时间超过1年，拆架后给予支具保护并扶拐。经电话随访，患者述最终骨折愈合，恢复日常劳动。

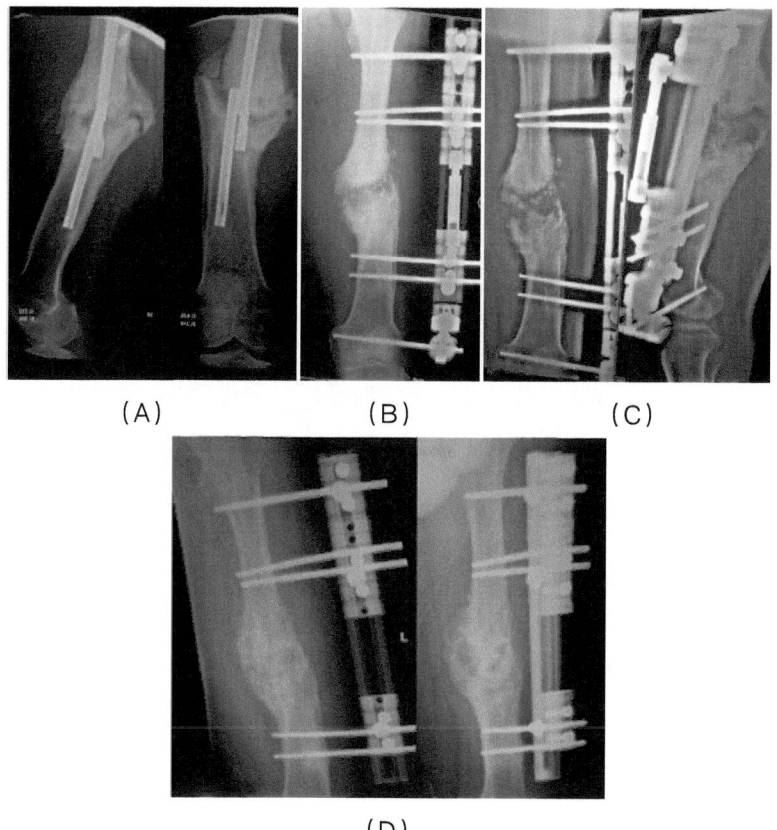

A.术前；B.牵拉早期；C.牵拉进行中；D.牵拉停止后的固化期。

图 5-5-4 股骨骨不连清创植骨直接牵拉延长病例 X 线片

病例点评：这个病例的处置方法不是目前对类似情况处理的主流观点。目前的主流观点是骨不连彻底清创短缩，局部加压固定，在近端重新做截骨牵拉延长。这个病例更重要的意义在于理论上，牵拉成骨的干细胞转化需要种子细胞的诱导，局部骨痂组织实际上起到了种子细胞的作用，因此牵拉成骨又称为骨痂牵拉术。牵拉成骨的细胞来源可以既不是骨膜，也不是骨髓，但也可部分来源于二者。这个病例提出的问题是，既然局部清创植骨可以牵拉成骨，有什么必要再做第二处截骨呢？当然彻底清创新鲜化，充分植骨是牵拉成功的关键。类似情况延迟期应长一点，可以考虑2周。手风琴操作是否必要值得探讨，基于现在的认识，笔者认为不是必要选择。

四、变加速快速牵拉成骨的理论推演及初步实验结果[①]

牵拉成骨显示了活体骨骼具有惊人的再生修复潜力。这种高效的成骨机制到目前为止还缺乏合理的解释。从逻辑上可以做这样的假设：在牵拉成骨的牵拉期，从第一天到最后一天，骨再生可遵循相同的逻辑，我们把这个假设称为牵拉成骨的逻辑一致性原理。牵拉成骨早期牵拉间隙在X线片上可见密度极低，称为极低密度期。根据牵拉成骨的逻辑一致性原理，维持极低密度牵拉在逻辑上是合理的。在低密度状态下，骨折间隙可形成大致均匀的弹性体，在受到牵拉应力时，弹性体会大致均匀地延长。根据牵拉成骨的逻辑一致性原理，弹性体内的每一寸空间都具有相似的成骨能力，由此即可推导出牵拉成骨的全方位成骨原理，全方位成骨可能是牵拉成骨高效修复的合理解释。根据这个原理还可以推论随着牵拉间隙的增宽，牵拉间隙可以耐受更快的牵拉速度。如果牵拉间隙的长度为L，每天新增加的长度为ΔL，$\Delta L/L$简称为牵拉比值，如果牵拉比值相对恒定，随着牵拉间隙L的增大，每天的牵拉速度ΔL也可以逐步增大。根据牵拉比值推论牵拉成骨的牵拉速度可能远远超过传统的实验数据。为了验证这个推论，我们初步

[①] 笔者于2018年5月在杭州举行的中国骨科医师第十一届年会外固定与肢体重建大会上演讲本文，并现场接受专家点评；本实验在中国人民解放军联勤保障部队第九六六医院王岩、李伟、崔运利等医生的协助下完成。

设计了成年狗股骨变加速牵拉成骨实验。实验方法：采用成年杂种家犬2只，经X线片证实骨骺闭合。第一只雄性，15 kg。手术方法：采用动物麻醉剂速眠新肌内注射麻醉，0.15 mL/kg。术区剃毛，消毒铺单。首先于股骨近、远端各固定2枚螺纹半针，搬移骨段固定2枚螺纹半针，其中3枚直径为4.5 mm，3枚直径为3.5 mm。螺纹针皮肤外到固定杆的距离为2 cm左右。锁定外固定架。然后于股骨下段外侧切开暴露股骨，用微创截骨器钻孔截骨，连同骨膜截除取出4.2 cm骨段，形成4.2 cm大段骨缺损，缝合伤口。再于股骨转子下做小切口，2.8 mm钻头微创截骨器骨膜外钻孔，骨刀辅助截断股骨，牵开骨折间隙证实股骨完全断离，适当加压恢复原位，并缝合伤口。外固定架采用单螺纹杆作为主体结构，其上附加滑动金属套筒作为骨段牵拉搬运工具。术后1周后针孔不包扎，10天拆线。

手术日期为2016年12月24日。延迟期10天，于2017年1月4日开始牵拉搬移，时间格式记录为"D11（10）"，本实验时间格式统一记录为"D手术后天数（延迟期天数+牵拉天数）"，如果处于牵拉期则省略牵拉天数。"D11（10）"意思是术后第11天，延迟期为10天，也是牵拉开始第1天。本实验所有的单次牵拉距离均采用0.25 mm，D11（10）~ D14（10）每天牵拉2次共4天，理论延长的长度为2 mm。D15（10），D16（10）每天4次共2天，理论延长的长度共4 mm。D17（10）每天8次，理论延长长度共6 mm。D18（10）每天12次，理论延长的长度共9 mm。D19（10）每天16次，理论延长的长度共13 mm。D20（10）每天20次，理论延长的长度共18 mm。D21（10）~ D24（10）每天24次共4天，理论延长的长度共42 mm。延长期共14天，平均每天延长3 mm，最快延长速度是每天6 mm，持续4天。2017年1月18日晨结束牵拉。整个过程维持牵拉比值$\Delta L/L$小于0.5。

采用笼养，高蛋白高钙饮食，鸡脖米饭为主要饲料，包括少量的鸡蛋、牛奶等。牵拉期结束后每天遛狗2次，饲养员手机软件记录步数不少于1000步，大致范围在1000 ~ 5000步，包括2次以上30米折返跑训练。

X线拍照：除第一次手术拍照在麻醉状态外，所有活体拍照都是在非麻醉状态人工诱导完成。因侧位片有外架遮挡，故大部分照片只拍正位片。拍照日期：2016年12月24日，2017年1月14日，2017年1月18日，2017年2月12日（固化期第25天), 2017年3月1日（固化期第42天搬移骨段拆架), 2017年3月11日（固化期52天骨接合部位拆架); 2017年4月1日硫酸钡灌注, 拍片（固化期第73天）。

2017年4月1日, 将胃肠用医用硫酸钡配成30%硫酸钡生理盐水悬液, 400目筛网过筛, 水浴加温达37℃, 并不断搅拌。使用时抽吸上层液体。动物麻醉下暴露双侧髂外动脉并插管, 结扎近端。先用肝素＋利多卡因＋温盐水进行血管冲洗, 切断髂外静脉并结扎近端, 然后用50毫升注射器进行硫酸钡悬液手推低压灌注, 直至髂外静脉回流白色液体, 灌注完毕夹闭血管。空气栓塞法处死动物, 取双侧股骨及胫骨标本进行大体测量, X线拍片, 10%硝酸生理盐水脱钙7天后再次X线拍片。

第2只狗为雌性, 25公斤。手术日期: 2017年3月18日。麻醉方法同前, 但手术方法略有变动。6枚外固定半针均采用直径4.5 mm的螺纹针。于股骨上段转子下设计截除取出5.1 cm骨段, 形成5.1 cm大段骨缺损, 实际测量值大约5.5 cm。于股骨中下段用微创截骨器骨膜外截骨, 计划向近侧牵拉, 方向与第一只动物相反。因动物较强壮, 在第一只动物上观察到螺纹杆有轻度弯曲现象, 本例外架采用双螺纹杆结构, 皮肤外螺纹针到固定杆的距离为4.5 cm左右。

延迟期10天, 于2017年3月29日开始牵拉搬移, 每次0.25 mm。D11～D14 (10) 每天2次共4天, 理论延长的长度2 mm。D15, D16 (10) 每天4次共2天, 理论延长的长度共4 mm。D17(10) 每天8次, 理论延长的长度共6 mm。D18(10) 每天12次, 理论延长的长度共9 mm。D19 (10) 每天16次, 理论延长的长度共13 mm。D20(10) 每天24次, 理论延长的长度共19 mm(拍片)。D21～D23.5(10) 每天32次（45分钟1次）共3.5天, 理论延长的长度共47 mm。延长期共13.5天, 平均每天延长3.48 mm, 最快延长速度是每天8 mm, 持续3.5天。2017年4月11日18：00因牵拉阻力较大, X线片证实搬运骨段已经接触而结束牵拉。与实际缺损相差6 mm可能有两个原因: 一是截骨间隙不平行; 二是实际牵拉速度比理论速度要快, 尤其是牵拉早期螺母经常松动产生回缩, 牵拉位移把握不准确。

饲养及饮食方法同前, 拍照日期: 2017年3月18日, 2017年4月7日, 2017年4月11日, 2017年5月2日, 2017年5月23日（拆架), 2017年6月13日, 2017年7月4日, 2017年7月14日; 动物不做硫酸钡血管造影, 放生归还原主人。

结果：

（1）饲养观察：两只动物在牵拉期表现疲弱，饮食差，需要加强饮食调节。但均能配合牵拉操作。牵拉期结束后体能及饮食恢复良好。两条狗在戴架情况下可以三足行走，以较快速度奔跑。第一只狗在术后早期尚能部分负重，但在牵拉期结束后到拆除外固定前拒绝负重，拆除外固定架3周后（处死前）可以接近全负重。第二条狗从手术后到拆架前拒绝负重。搬移骨段拆架后3周左右开始部分负重（2017年6月10日开始）。

（2）第一只狗大体标本观察，健侧股骨大转子顶点到膝关节线距离为17 cm，牵拉区长度占股骨全长的24.7%。术侧股骨下段畸形愈合，手感强度良好，无异常活动。术侧股骨表面粗糙，色泽暗淡，如充血状，软组织包括骨膜不易剥离，健侧股骨表面光滑，呈亮黄白色。术侧股骨明显增粗，牵拉区周径5.0 cm，健侧4.6 cm。搬移骨段直径增粗更为明显，周径6.0 cm，健侧对应股骨周径4.6 cm。牵拉区成骨与上下骨段延续塑形良好，无明显痕迹。胫骨表现与股骨相反，术侧胫骨轻度萎缩变细，中下段周径4.1 cm，健侧4.3 cm。腓骨融合点上方胫骨外侧壁宽度术侧为1.6 cm，健侧为1.8 cm（图5-5-5）。

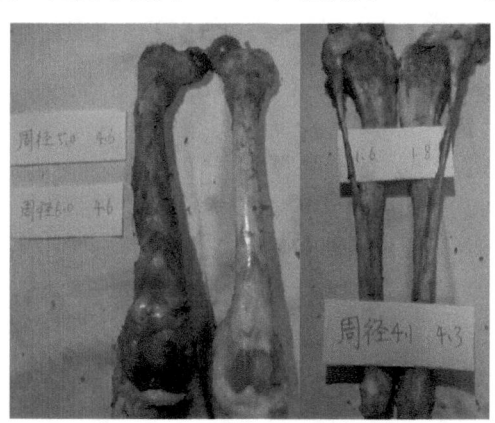

图5-5-5　大体标本观察呈现术侧股骨增粗肥大而胫骨萎缩变细的形态

（3）并发症观察：两条狗都表现出最下面一个邻近膝关节的针孔渗出较多，活动时甚至有液体滴落，分析为狗的关节囊位置较高，外固定针穿入膝关节囊导致关节液大量渗出。两条狗在牵拉中期出现皮肤张力较大的情况，在局部麻醉下各行皮肤切开松解1次。此外，两条狗均表现为明显的股四头肌萎缩，似乎从近端向远端搬移对股四头肌影响更大。因戴架期间术侧肢体不负重，有轻度的膝、髋屈曲挛缩倾向，故日常需要人工辅助膝髋伸展锻炼。

（4）硫酸钡血管灌注造影观察：硫酸钡微血管灌注显示软组织血管显影良好，牵拉区及骨折接合部位周边的软组织未见明显的血管增生聚集现象，说明周边组织血供不是牵拉成骨的主要血供来源（图5-5-6）。脱钙后对骨骼拍片显示牵拉区微血管形成良好，与健侧差异不大。这提示牵拉成骨主要血供来源可能为髓内血管（图5-5-7）。

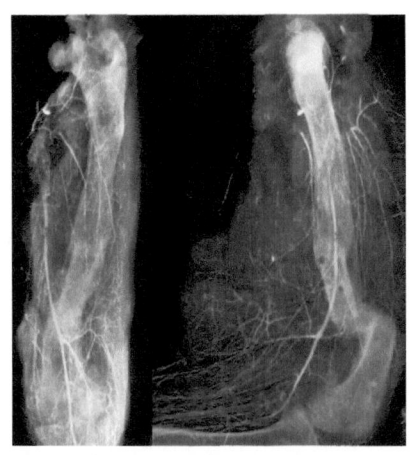

硫酸钡血管灌注显示搬移骨段及骨接合部位周围软组织内无血管增生聚集现象，提示周边软组织血供不是牵拉成骨的主要血供来源。

图 5-5-6　硫酸钡血管灌注造影观察（1）

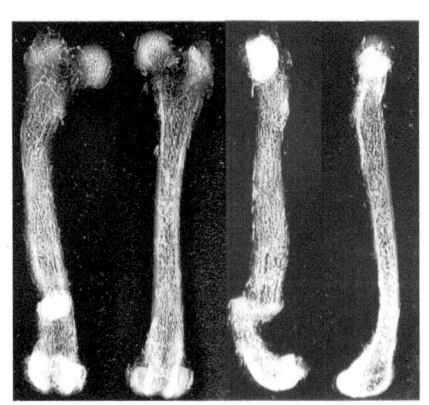

术侧与健侧股骨脱钙后微血管造影对比，显示牵拉区血供良好，与健侧无明显差异；下方搬运骨段较健侧明显增粗。

图 5-5-7　硫酸钡血管灌注造影观察（2）

(5) X线拍片观察：见图5-5-8至图5-5-14。

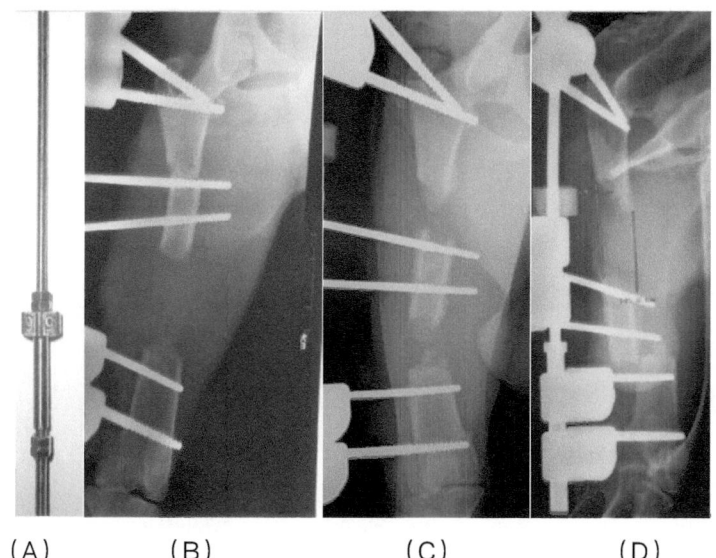

A. 单螺纹杆骨搬移外固定架；B. D1，手术当天；C. D20.5（10），搬运大约2 cm，搬移骨段及股骨近端可见骨膜外骨痂增生，骨折间隙可见低密度丝状骨痂影像；D. D24（10），骨搬运结束，可见对接错位，牵拉区密度极低，无骨痂影像，搬移骨段可见骨膜外骨痂影像。

图 5-5-8　第 1 只狗 X 线片观察（1）

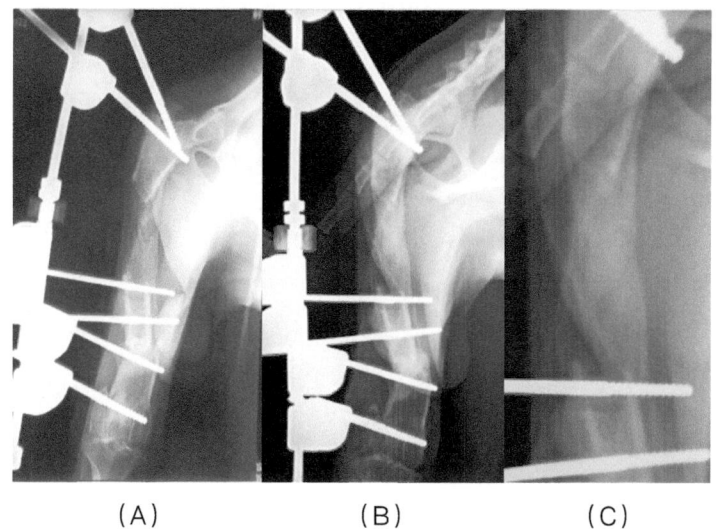

A. 2017年2月12日，D49（10+14），固化期第25天，牵拉间隙可见明确柱状骨痂形成，中央区有细微锯齿样低密度痕迹；B. 2017年3月1日，D66（10+14），固化期42天，牵拉区拆架前，可见骨痂塑形，呈啤酒瓶样，下方宽大，中央区低密度纹理消失，皮质骨部分形成；C. B图的局部放大。

图 5-5-9　第 1 只狗 X 线片观察（2）

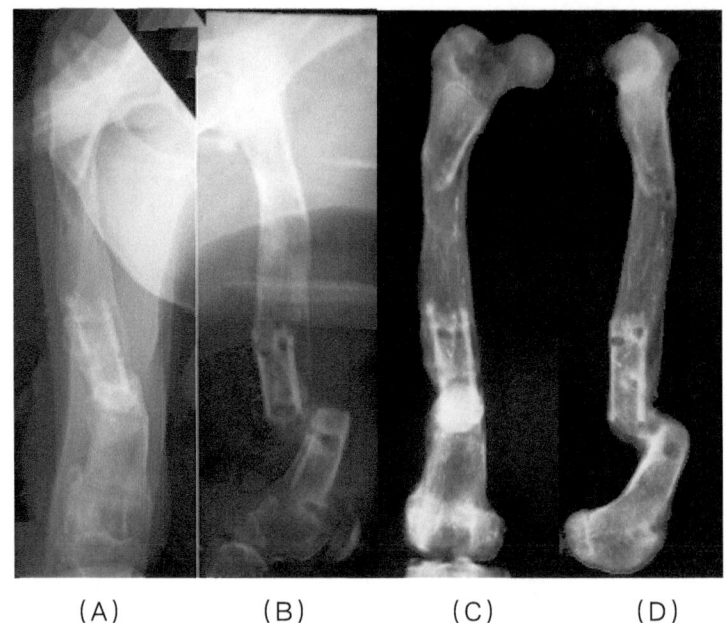

(A) (B) (C) (D)

A、B. 2017年3月11日，D77（10+14），固化期第52天，完全拆架，正位片可见啤酒瓶样膨胀性骨痂，侧位片可见膨胀性骨痂，骨皮质形成良好；C、D. 2017年4月1日，D98（10+14），固化期73天，接合部位愈合良好，牵拉区密度低于正常，搬移骨段本身呈高密度改变，可见明显外骨膜成骨。动物当天可大部位负重奔跑；说明在固化期6周拆架是可行的。

图 5-5-10　第1只狗 X 线片观察（3）

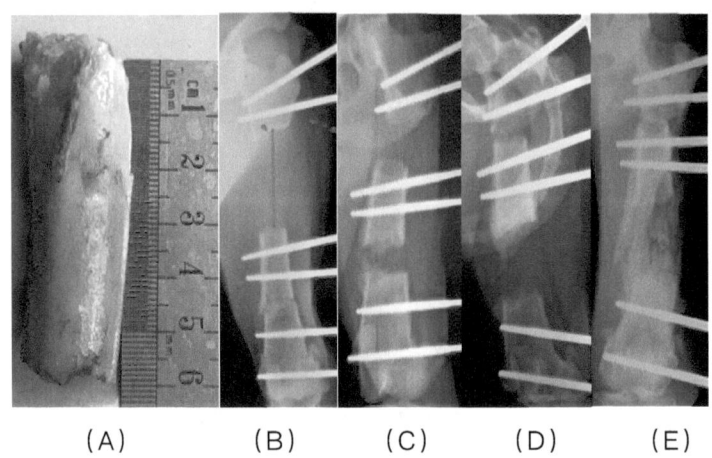

(A) (B) (C) (D) (E)

A. 截取的骨段实际长度大约 55 mm；B. D1，手术当天；C. D21（10），理论牵拉长度 19 mm，搬移骨段可见外骨膜成骨，骨折间隙可见丝状低密度骨痂，内侧明显；D. D24.5（10），理论牵拉 47 mm，搬运结束，牵拉间隙呈低密度状态，丝状骨痂有所吸收，几乎看不到骨痂；E. D45（10+13.5），固化期21天，牵拉间隙可见强烈的成骨影像，中央区可见细微锯齿状低密度线，成骨不均匀，以内侧明显。

图 5-5-11　第2只狗 X 线片观察（1）

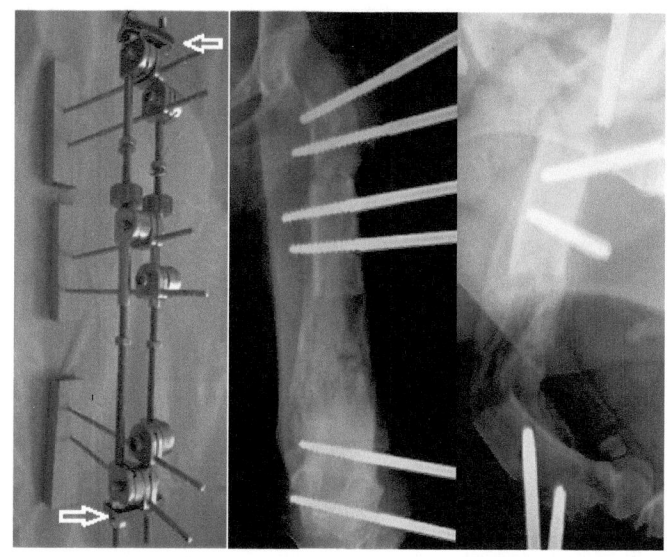

D66（10+13.5），固化期第 42 天（2017 年 5 月 23 日），正位提示骨痂形成良好，侧位提示牵拉间隙屈曲变形，拆架后接合部位移位伴有明显异常活动，原因是固化期第 3 周结束时过早将外固定架两个螺纹杆两端的连接拆除（箭头所示），造成结构扭曲及不稳定，当时的初衷是进行动力化降低结构的刚度，事实证明这是一个错误的操作，但牵拉间隙基本愈合无异常动度。

图 5-5-12　第 2 只狗 X 线片观察（2）

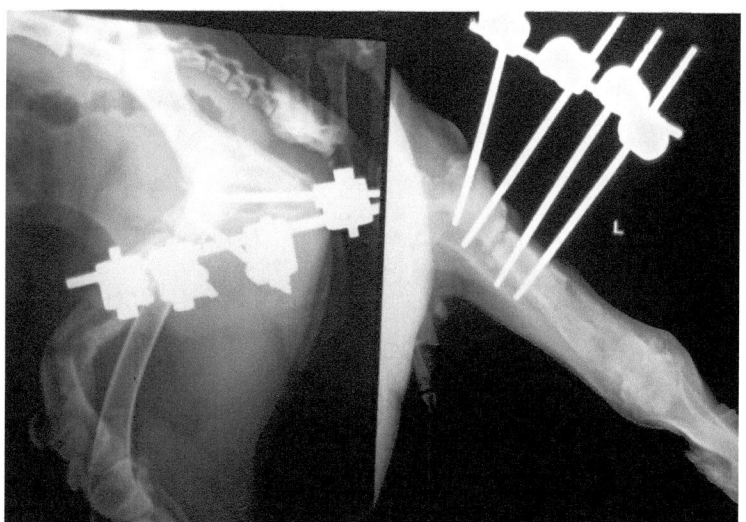

基于上图固化期第 42 天表现，拆除牵拉间隙的固定，对结合部位实施单螺纹杆 4 个半针固定；2017 年 6 月 13 日，D87（10+13.5），固化期第 63 天，牵拉区坚固愈合，骨皮质及髓腔形成，但接合部位骨折线仍清晰未愈合。

图 5-5-13　第 2 只狗 X 线片观察（3）

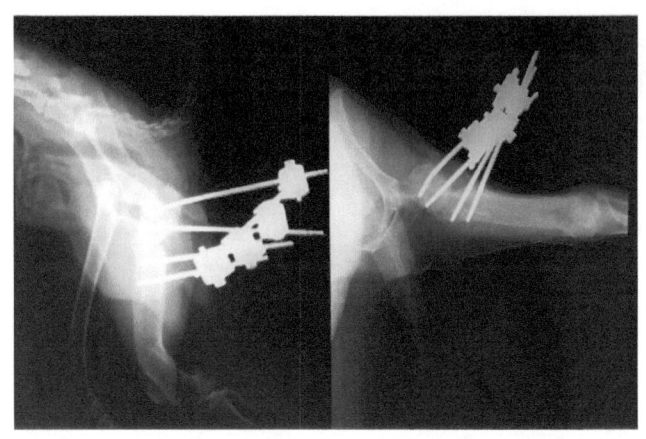

图 5-5-14　第 2 只狗术后 1 年，牵拉区愈合良好，结合部位仍未愈合

讨论：病理切片提供的图像是在特定时间和特定条件下的静态事实，而骨骼每分钟都在发生结构的改建，人类无法做到对活体骨骼每分每秒的连续切片。此外，我们看到的事实和对事实的解读也常常会出现巨大的差异，因此需要用逻辑推理来超越肉眼观察的局限。牵拉成骨的逻辑一致性原理和全方位成骨原理是从逻辑上得出的推论。从理论医学的角度分析问题，生命规律的存在遵循"YES or NO"原则，要么有，要么无。本实验证实了变加速牵拉成骨完全可能达到每天 6 mm 以上，说明活体骨骼蕴含着核能量般的自然再生潜力，激活这种再生潜力需要合理的逻辑条件。

Ilizarov 在 20 世纪提出的牵拉成骨理论是矫形外科骨再生领域最为辉煌的里程碑，但对牵拉成骨原理的解释至今尚未明晰。他提出的生长带理论面临着严重的逻辑矛盾具体如下：①因果关系矛盾：牵拉成骨具有明确的刺激－成骨因果关系。这种刺激包含创伤因素和牵张应力等，如果创伤导致生长带，那么骨折愈合也应有生长带。如果说牵张应力导致生长带，但牵拉成骨与牵张应力的大小无关，完整骨骼无论给予多大的牵张应力都不会发生生长带。②解剖学矛盾：牵拉成骨的血液供应来源于两侧骨端，中央区是血液供应最薄弱的部位。③病理学矛盾：Ilizarov 最早给出类似骨骺的生长板的影像检查图片其实无法与骨痂相区别，现代病理学没有任何证据证明牵拉区有超出骨痂之外的生长结构。④推论性矛盾，生长带其实无法提供任何自主性生长动力，停止牵拉生长立即停止。

我们考证一下Ilizarov提供的两张有关生长带的原始影像图片，分别是在牵拉早期第7天和牵拉末尾第28天的图片。他的原文是这样描述的："在牵拉区的中央部位，有一薄层骨生成层，那里有骨小梁生成。这个骨生成层称为牵拉再生区的生长带（growth zone），因为在某种程度上它类似骨骺板。"这两张图片毫无疑问都是典型的骨痂图片，早期出现在中央很好解释，牵拉末期是中央区最后愈合也符合逻辑。生长带理论于1988年得到了Kojimoto 的实验回应。这是一个高度可重复的实验模型，但临床上极其罕见。但Ilizarov和Kojimoto在X线上所指的生长带已经从病理学上的骨痂演变成X线的低密度表现。Aronson（1989）是较早在动物实验上重复和确认了牵拉成骨现象的西方学者，他把这种X线上的透光区在病理学上描述为纤维组织带（fibrous interzone）。这种病理学描述现今几乎没有争议。也就是说Ilizarov最初描述的骨痂样结构只是特定时期的病理学表现，而不是一种普遍现象，其在自己的文章中也承认："生长带宽度一般为2～4mm，但在最佳的稳定性和血运条件下，生长带几乎不存在。"也就是说生长带理论从一开始就无法自圆其说。例如：吴希瑞教授分享的病例中提到，大段骨缺损搬移超过10cm需要至少3个月，用生长带理论很难解释为什么牵拉间隙骨密度近乎均匀且极低，如果牵拉成骨只在生长带成骨，一定会出现明显的两边高中央低的密度梯度，但事实上没有（图5-5-15）。

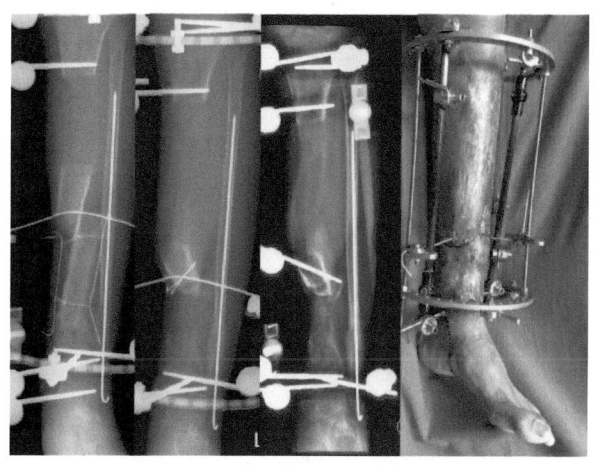

图5-5-15　大段骨缺损搬移病例

（图片来源：由河北医科大学第三医院吴希瑞教授提供）

我们在临床上观察到了大量的均匀牵拉成骨现象。这很容易联想到每一寸牵拉间隙具有相同的成骨潜力，这就是全方位成骨理论。全方位成骨应该避免非均匀牵拉，使牵拉间隙成为均匀的弹性体。如下几个条件值得考虑。①适当延长延迟期，本实验采用10天的延迟期。这样骨折间隙血运重建更加完善，几乎没有缺血区。②低密度牵拉，弹性更好，不容易断裂。③小剂量多频率，自动持续牵拉可以产生完美成骨已经被Ilizarov的实验证实。每天同样的牵拉距离，频率越高效果越好。牵拉间隙遵循蠕变原理，一次性牵拉位移过大可能导致断裂效应，密度越高，蠕变性越差。在本实验条件下，两例动物均观察到轻微的中央区断裂现象。0.25 mm的单次牵拉位移量是被临床和实验证实的安全剂量，假设初始骨折间隙为1～2 mm，可以推断每天安全的牵拉比值 $\Delta L/L$ 大致在0.5以下。

本实验模型与传统实验模型有诸多不同点。第一个不同是本实验采用的外固定架具有明显的弯曲弹性，单螺纹杆可以手感弹性，在实验中可以观察到轻微的弯曲现象。即使采用双螺纹杆的改进结构，其弯曲弹性也比传统的实验外架结构要好得多。传统环式外固定架具有至少3根螺纹杆360度均匀分布，传统单臂外固定架的支撑梁臂几乎没有弹性。Nakamura K(1998)的临床实验证实，外固定架的轴向动力化并不能改善骨骼直径，间接推论弯曲弹性是维持骨骼直径和产生外骨膜成骨的重要因素。

第二个不同点是传统外固定架具有明显的旋转稳定性，而本实验采用套筒结构在单螺纹杆的情况下具有高度的旋转不稳定性，这也是第一只动物产生对接错位的直接原因。在改进的双螺纹杆结构条件下，也可以手动感知几毫米的旋转不稳定。有证据表明，在整体框架稳定的条件下，由于牵拉间隙是良好的弹性体，可以耐受较大的力学不稳定，如斜拉骨搬运。Abbott于1939年报告的一例完美的股骨牵拉成骨，就是在十分简易的装置下完成的。现有的证据强烈提示，外固定架的过于坚强是妨碍骨痂增粗，导致骨痂变细的重要原因。因此，剪切方向的弹性和动力化可能对牵拉成骨有一定好处，在牵拉期结束，固化期一开始就应考虑增加剪切弹性。本实验虽然动物不负重，但增加运动可以带动术侧肢体被动活动。普通骨折间隙对不稳定的耐受能力较小,是因为骨折间隙容易发生磨损性骨吸收,但对于较大的牵拉间隙,由于其性状是橡胶样弹性体,可以耐受较大的弯曲甚至旋转位移,而不发生磨损。牵拉成骨过程也是一个持续的骨改建过程,我们观察到在牵拉期第10天,即术后3周左右,牵拉区可见少量丝状骨痂,但在牵拉结束时,这些丝状骨痂反而不明显了。在这两条狗上都观察到牵拉早期形成的骨痂在牵拉结束时反而被稀释或吸收了。笔者(2017)曾经论证血管内皮细胞是启动骨再生的力学感受器,牵拉间隙的每一寸空间都承受牵拉应力,用血管感受器理论很容易解释牵拉间隙的全方位成骨理论。

第三点是动物模型的差异,在大动物模型上,牵拉成骨或骨搬运的牵拉长度一般在1.5~3cm,超过3cm罕见。Forriol F(2010)等在2~3个月龄的幼羊胫骨上采用7天延迟期,每天一次牵拉,实现了每天3 mm的牵拉速度,总长度为30 mm。Peacock ZS等(2013)在迷你猪的下颌骨上制作了12 mm的骨缺损模型,采用持续牵拉技术实现了每天3 mm的牵拉搬运速度。本实验采用4~5 cm的大段骨缺损比传统的3 cm以下的短节段牵拉成骨模型更具有说服力,并首次实现了每天以6 mm以上的速度牵拉。

快速骨搬运可以明显缩短治疗时间,降低外固定指数。本实验和以往的实验似乎提示牵拉成骨的固化期与牵拉间隙的长度关系不大,在成年狗模型上,基本需要6周可以拆除外固定架。本实验观察到牵拉停止后3周牵拉区显著成骨(图5-5-9,图5-5-11),密度增加。Mora-Macías J等(2015),Aronson J等(1988)的实验研究也支持牵拉成骨的最快成骨速度发生在固化期2~3周。本实验为阐述牵拉成骨原理提供了新的思路,快速骨搬运是否有更大的牵拉速度潜力,以及是否能够过渡到临床应用尚需进一步的研究探索。

(王岩,刘振东)

五、成人低磷性佝偻病伊氏环架胫骨延长矫形的愈合现象

低磷性佝偻病伴膝内翻(O形腿)较为常见,一般胫骨伴有内翻内旋前弓畸形,股骨也常伴有内翻内旋畸形及轻度前弓,走路呈内"八"字。成年人低磷

性佝偻病胫骨畸形可通过多种内、外固定手段进行截骨矫形，本例通过伊氏环架进行胫骨截骨延长矫形，其愈合过程具有特征性X线表现，提示某种因果逻辑，本文在此加以探讨。

病例资料：患者为女性，18周岁，身高1.53米，体重63公斤。主诉双下肢畸形17年伴左膝内侧行走时疼痛1年。患者7岁时在中国医科大学附属盛京医院确诊为低磷抗D佝偻病，口服"骨化三醇""磷酸二氢钠"等药物，10岁时注射使用"生长激素"6个月，13岁时因出现肾脏钙沉积停止药物治疗。因行走时左膝内侧疼痛于2021年来我院就诊，要求手术矫形治疗。术前拍外形像，下肢全长片（图5-5-16），胫骨及股骨三维CT并通过CT测量股骨前倾角及胫骨内旋角度。

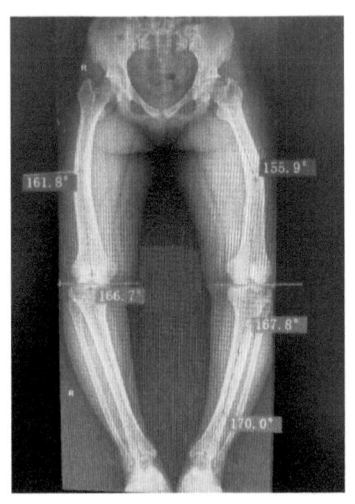

图 5-5-16　双下肢全长X线片

于2022年10月27日先行右侧手术，术式为：右股骨外翻外旋截骨髓内钉内固定，右胫骨结节下微创横断截骨，腓骨颈楔形截骨，腓骨中下三分之一横断截骨，三环伊氏环架外固定，胫骨截骨近端加厚单环固定，截骨远端双环固定，紧邻近端环固定关节铰链。上下环采用2枚直径2.5 mm克氏针交叉固定，其中各1枚克氏针穿过上、下胫腓关节，每个环辅助前内侧各1枚4.5 mm螺纹半针加强固定。于胫骨中段中间环上下各固定1枚4.5 mm螺纹半针。腓骨中段固定1枚3.5 mm螺纹半针于中间环上，以矫正腓骨近端内翻畸形。足跟部半环固定通过万向关节连接，防止足下垂畸形。术后第8天开始每天1 mm分

4次进行内侧延长矫正胫腓骨内翻畸形，术后第20天初步矫正胫腓骨近端内翻（图5-5-17），锁定腓骨近端截骨部位开始胫骨上段及腓骨中下段延长。

2022年11月25日于右侧术后4周行左下肢手术。由于小腿外架比较沉重，增加了股骨不稳定风险，左股骨外翻外旋截骨髓内钉固定后给予辅助钢板固定，左胫骨增加中下段横断开放楔形截骨，一次性纠正7°～10°内翻，同时外旋约20°。骨折间隙少量钻孔得到的皮质骨屑植骨，缝合前方骨膜。中间环增加1枚2.5 mm克氏针固定。于术后第8天开始胫腓骨近端牵拉矫形，术后调节与右侧大致相同。远端截骨于术后10天开始牵拉延长，远端开始2天为每天0.5 mm分2次进行，然后增加到每天0.75 mm分3次进行（图5-5-18）。

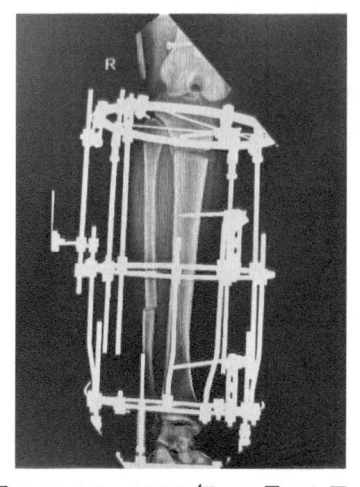

图5-5-17　2022年11月16日，术后20天基本矫正胫腓骨近端内翻，腓骨中下段截骨并无明显移位

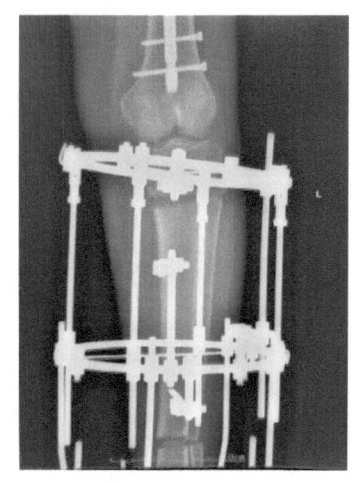

图5-5-18　2022年12月19日，左侧术后23天，胫腓骨近端矫形与远端延长同步进行

患者于2022年12月29日于蛛网膜下腔阻滞下行右胫骨手法外旋20°，当时胫骨近端延长接近4 cm。2023年1月9日将单向关节器更换为万向关节器，每天0.75 mm分三次延长后侧，纠正双膝关节后倾角度，10天左右膝关节后倾角度矫正满意。右侧外固定架调整于2023年1月19日结束，左侧微调外固定架使双下肢等长至2023年2月13日结束，双胫骨延长约4 cm（图5-5-19）。延长结束后拆除足部固定环。患者由于后期外固定架断续调整，实际平均每天延长速度略超0.5 mm。

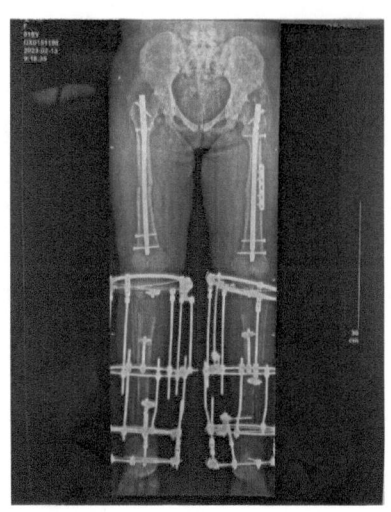

图 5-5-19　2月13日双下肢长度调整及角度纠正基本结束，牵拉区密度均匀

患者术后每天应用低分子肝素钙5000单位，抗凝时间约2个月。鼓励患者进行股四头肌及足踝功能锻炼，鼓励患者下地站立行走。由于患者术后疼痛等原因，直到患者拆除足部固定环，患者才能有效进行负重功能锻炼。

术后随访，右股骨术后3个月零7天，左股骨2个月零9天截骨部位基本临床愈合（图5-5-20）。在延长结束3周余即可观察到胫骨后方皮质骨形成迹象（图5-5-21）。患者于停止外固定架调整后7周可见右侧胫骨后侧明确皮质骨形成，前方形成薄层骨皮质（图5-5-22），固化期为3～4个月，2023年5月11日复查可见牵拉区成骨良好，前后侧皮质骨形成良好，正位侧方皮质骨形成不明显（图5-5-23，图5-5-24）。从2023年5月11日开始精简外固定，先松开胫骨中段螺纹半针，再于4周后松开所有螺纹半针，右小腿保留上下各2枚交叉克氏针，左小腿上下交叉克氏针加中段1枚克氏针。整个精简过程患者无特殊不适，可逐步弃拐短距离行走。再过4周经X线片证实延长区无不良反应，将环架的4根螺纹杆改为3根，拔除左腿中段克氏针。双小腿仅余上、下环各2枚2.5 mm交叉克氏针固定。

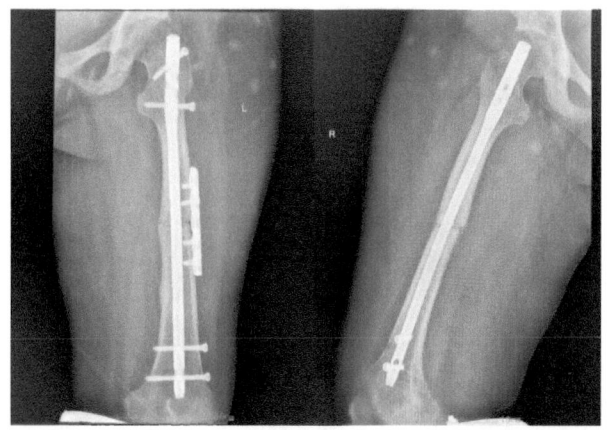

图 5-5-20　2023 年 2 月 3 日复查,双侧股骨截骨基本愈合

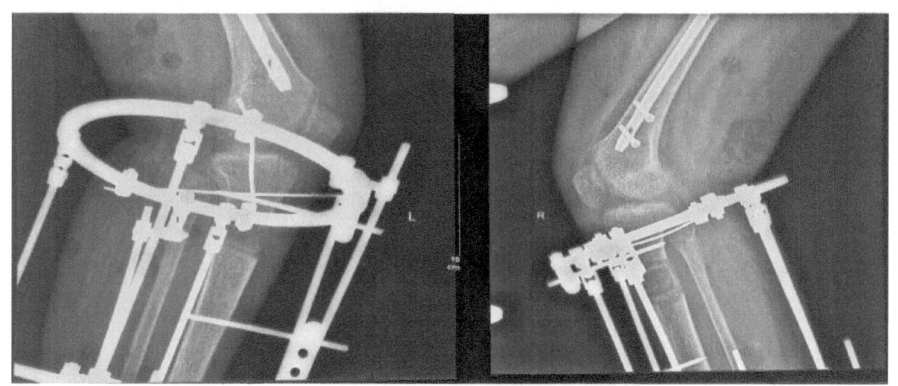

图 5-5-21　2023 年 2 月 13 日,相当于固化期第 24 天,右侧后方可见皮质骨形成迹象,胫骨平台后倾角度良好

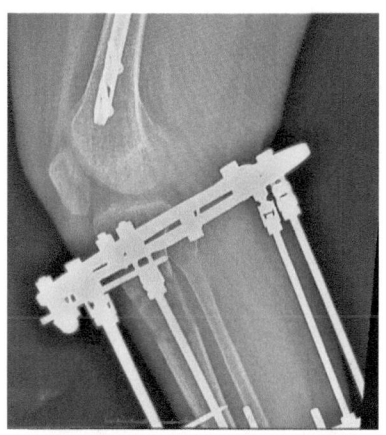

图 5-5-22　2023 年 3 月 11 日复查拍片可见右胫骨后侧明显皮质骨形成,前方可见皮质骨形成倾向(相当于固化期 7 周)

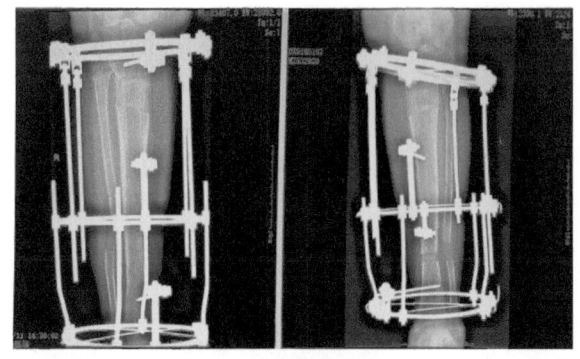

图 5-5-23　2023 年 5 月 11 日复查，牵拉区成骨良好，正位侧方皮质骨形成不明显

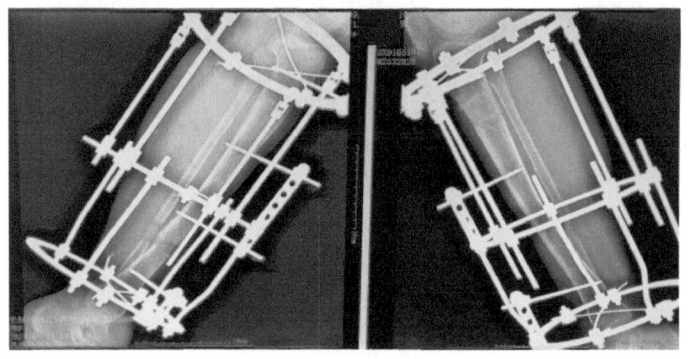

图 5-5-24　2023 年 5 月 11 日复查，前后侧皮质骨形成明显，左胫骨下段延长区成骨良好

患者正位内外侧骨皮质形成始终不明显，分析为外架剪切刚度过强，结合实际我们联系器械商北京瑞朗公司工程师，设计了一款低应力螺纹杆（图5-5-25），直径分为3.8mm、3.0mm和2.6mm。体外实验证实，3根3.0mm低应力螺纹杆具有较强稳定性，于2023年8月6日为患者更换了后方2根螺纹杆，采用了3.0mm低应力螺纹杆。患者更换螺纹杆后无不适反应，仍可弃拐行走（图5-5-26）。

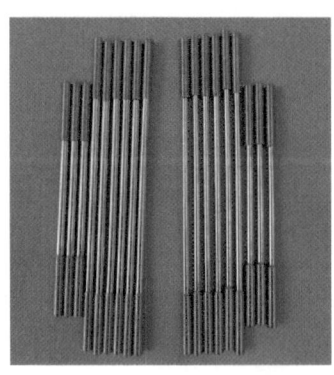

图 5-5-25　低应力螺纹杆

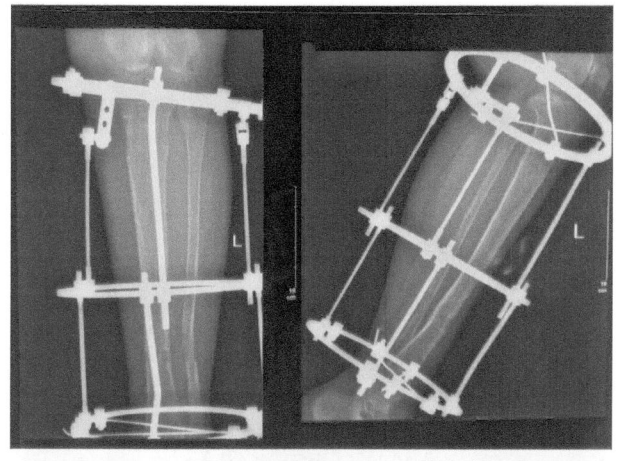

图 5-5-26　2023 年 8 月 31 日复查 X 线片（细杆为低应力螺纹杆）

2023年8月31日复查，所有延长区前方及后侧成骨进一步加强，但内外皮质骨形成不明显，腓骨成骨不理想（图5-5-27）。外架已经精简为3根螺纹杆，细杆为低应力螺纹杆。从2023年2月13日牵拉期结束到2023年8月31日的时间里，后侧皮质形成明显，而侧方皮质形成欠佳，为了反思构型对牵拉间隙的力学影响，我们做了胫骨中段截骨的环式外固定架模拟模型（图5-5-27），发现双针双环模型截骨端具有内在的不稳定性，胫骨会以克氏针交叉针点"O"为支点形成杠杆效应导致截骨部位异常活动，而一旦加上1根螺纹半针，稳定性立即得到极大提高，杠杆效应消失。而两环之间的螺纹杆从4个减少到3个对稳定性影响不大，螺纹杆的直径对截骨稳定性的影响也不大。

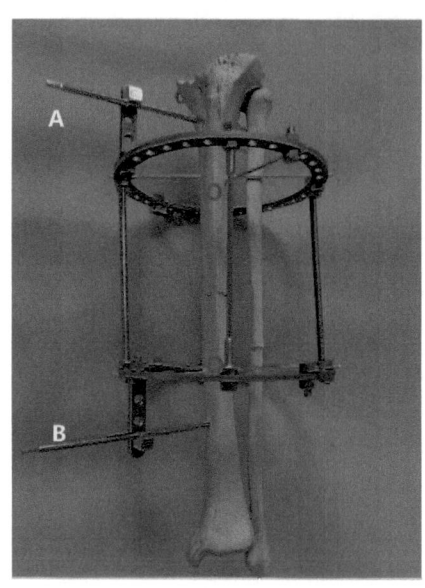

图 5-5-27　螺纹半针 A、B 对骨折稳定性的影响十分明显

患者2023年9月27日复查，左胫骨皮质骨形成明显增强，远端牵拉区可见4面皮质骨形成，右侧变化不大，感觉左侧愈合要好于右侧（图5-5-28）。近2次复查，左侧近端外侧有皮质骨形成，而右侧不明显。当日拆除外固定架，给予内外侧石膏托，跨膝关节固定，远端固定至踝关节下方。拟石膏保护6周，患者3周后自行拆除石膏，2023年10月31日复查，牵拉区成骨进一步塑形强化，骨皮质形成良好（图5-5-29）。可见拆除外架可以更有效地刺激皮质骨形成。测量患者身高为1.59 m，实际增高约6 cm。

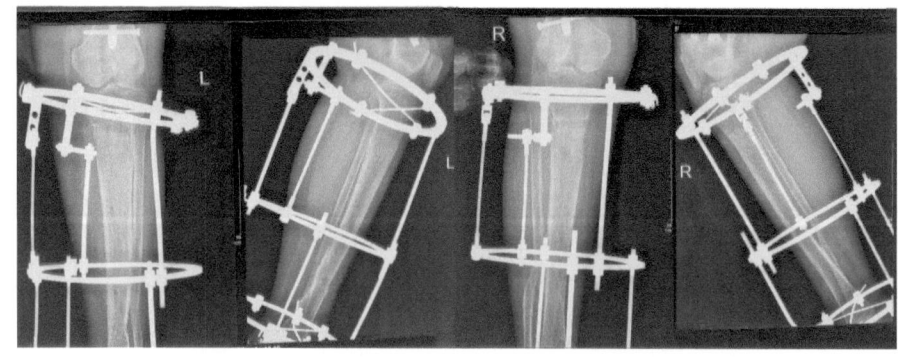

图 5-5-28　2023 年 9 月 27 日复查拆除外固定架

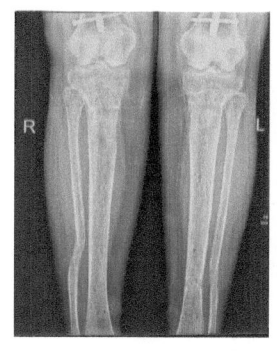
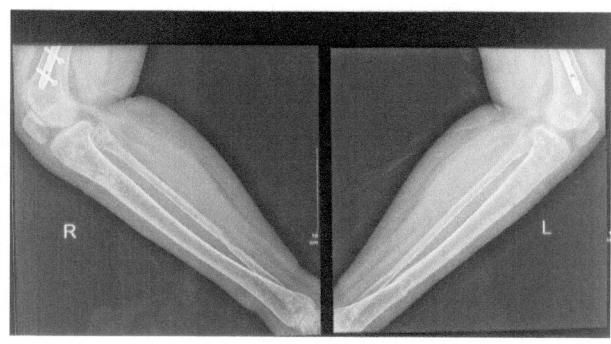

图 5-5-29　2023 年 10 月 30 日复查，骨皮质形成良好

讨论：牵拉成骨固化期成骨原理是这一领域最重要的基本课题之一，是影响外架佩戴时间长短的决定性因素。在伊氏环架固定条件下，胫骨后方骨皮质可在3周左右迅速形成，与Ilizarov的动物实验报道相似。那么，为什么胫骨后方皮质骨形成远远快于侧方皮质骨形成？我们分析是力学现象，而不是血供原因。首先本例采用7天的延迟期，骨膜会得到有效修复，胫骨下段和双股骨都采用开放式截骨，对愈合都没有显著影响。其次外固定架的剪切强度过大可能是内外侧皮质形成不良的主要原因，这种影响使胫骨内外侧的皮质形成延迟可达6个月以上，极大地拖延了外固定架拆除的时间。因此探讨改变环式外架的剪切刚度具有重要的临床意义。

由于负重及下肢关节方向等解剖学原因，胫骨后侧是天然的高应力区，因此后侧皮质得到了有效的力学刺激，成骨良好。从理论上讲，在牵拉期不应有皮质骨形成，但若牵拉速度较慢，胫骨后侧可能存在成骨增强现象，形成早期闭合隐患。而环式外架的特点，几乎屏蔽了胫骨的侧方剪切应力，因此远远地拉长了侧方皮质骨形成的时间，甚至在精简构型后仍然得不到改善。Nakamura K 等（1998）报道轴向动力化并不能改善胫骨延长区的直径变细，除非拆除外固定架。

从理论上讲，牵拉成骨的愈合时间与牵拉区的长度无关，而只与外固定架的力学特征有关。本例左胫骨同时进行胫骨上下段的延长，上下延长区长度大约为3∶1，但愈合几乎没有差异，甚至上方3 cm延长区愈合更快一些。程康等（2023）报道骨愈合指数与骨痂形态显著相关，凹陷型骨痂愈合时间显著延长，说明延长区愈合时间与局部力学环境高度相关。

本病例右腿采用先牵拉3 cm后再手法纠正旋转的方法，可能会出现一些不确定性，比如短缩，位置偏移等。左侧采用截骨后一次性纠正20°旋转畸形，效果更为理想。术前采用骨骼三维重建的方法对畸形进行评估更为精确，与普通X线片具有较大差异。如按照普通X线片计算，可能导致股骨截骨角度设计错误。本例低分子肝素钙抗凝2个月，对骨再生影响似乎不大。

到目前为止，对环式外固定架的剪切刚度进行调整的研究比较少。采用低应力螺纹杆进行调整在国内尚属首次，国内尚无成熟产品。本病例初步探讨了直径为3.0 mm的低应力螺纹杆在临床上可以安全使用。根据体外模型，螺纹杆的直径对骨折间隙的稳定性影响较小，因此可以早期更换低应力螺纹杆，本文笔者倾向认为牵拉期结束就应该更换为低应力螺纹杆，也就是越早越好。可先使用4根3.0 mm螺纹杆，4周后根据复查拍片酌定再更换2枚2.6 mm螺纹杆，然后再根据X线情况精简螺纹半针。牵拉区早期具有较大的粘弹性，可以耐受较大的不稳定性，一般不必担心出现骨折。理论上推导，既然胫骨后侧可以在固化期6周内形成皮质骨，那么在合适的应力条件下，胫骨的所有方向都可以在6周内形成皮质骨，3个月后即可达到拆架条件。本病例的分析仅限于骨骼延长模型，与骨搬运情况应有区别。伊氏环架牵拉成骨固化期的调控尚需更多的临床病例进行探讨，促进成骨，缩短外固定架佩戴时间是主要的理论方向。

Frommer A（2022）等报告了髓内钉骨延长的惊人的愈合速度（图5-3-4），实际上间接提示了外固定架的应力遮挡效应严重地妨碍了牵拉区的临床愈合，理论上通过降低固定刚度可以显著缩短外固定架的佩戴时间。

在此分享一个儿童胫骨延长的病例。患者男性，5岁，腓侧半肢畸形胫骨延长固化期4个月后，内侧成骨良好，前侧及外侧成骨不佳（图5-5-30）。笔者个人观点是可以早期更换低应力螺纹杆，放松螺纹半针；也可以直接拆架并用石膏固定。这种后侧先愈合在胫骨牵拉成骨过程中极为常见。

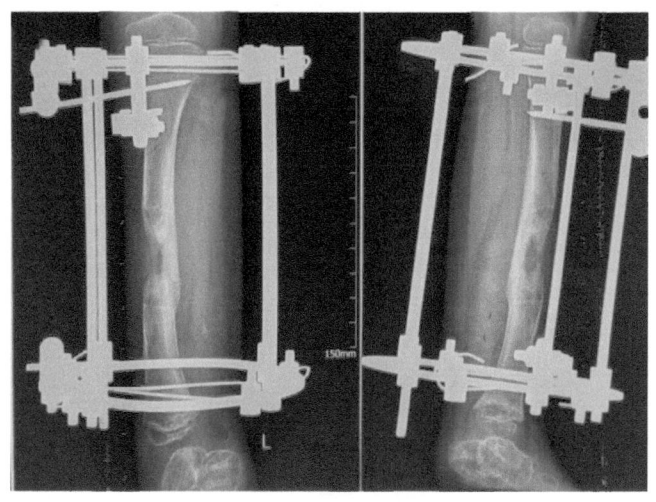

图 5-5-30　胫骨延长病例

六、结束语

以干细胞为核心的多细胞再生链条理论是20世纪细胞生物学最重要的进展，任何以力学因素作用于单细胞的研究结果都是值得怀疑的。有人借牵拉成骨否定加压固定对骨折愈合的作用也缺乏足够的依据，Ilizarov的女儿Swetlana在"我父亲Ilizarov教授的工作与生活"一文中曾这样记述：压缩性关节融合术后8～10天即发生骨愈合现象，30～45天即完成骨的塑形。关节融合愈合时间平均18天，骨干骨折平均愈合时间为32天。这是在伊氏固定方法和医疗体系下取得的成果，我们只能惊叹而无权质疑。当我们看到4 cm的牵拉间隙在髓内钉固定条件下几乎在2周内临床愈合的X线片时，只能感慨对自然原理还缺乏深入的理解，对临床技能的驾驭还缺乏足够的技巧。

骨折间隙的受力是间断脉冲式的，骨折愈合过程是间断脉冲事件不断叠加的结果，其具有量子化特征，牵拉成骨完美地演绎了骨折愈合一元论理论。传统理论把骨折愈合过程描述成一个漫长的、单程旅行式的连续过程，根本无法解释各种临床现象。骨折间隙的生物力学环境与骨折部位的骨痂形态具有明确的因果关系。因此，我们可以根据骨痂的形态学表现反过来推断骨折间隙力学环境的合理性，进而采取适当的措施进行骨痂调控。牵拉成骨通过脉冲性牵拉最佳地利用了骨痂形成的级联放大效应，调动了人体核能量般的巨大自然再生潜力，其影响在其他组织类型的再生修复中同样适用。这种再生潜力需要在第四维空间上持续脉冲式激发才能得以实现。因此，从一次性静态固定向第四维空间可调控动态固定、从一次性机械修复向第四维空间持续性激发修复方向发展是矫形外科发展的重要方向之一。

（王绍任，刘振东）

第六章
骨折愈合相关临床研究与讨论

在临床工作中，笔者曾目睹和经历了这样的情况，一个不太复杂的股骨骨折竟然经历了钢板断裂，骨折不愈合，反复多次手术，治疗历时2年多。这样的情况在20世纪90年代并非罕见。每一次成功的治疗都有其合理性，而每一次失败的治疗都有值得总结的教训。世界上存在的大多数事物并非孤立存在，也许我们只是复制了某种成功或者失败。下面这些内容是在骨折治疗中的思索体会，其中有些病例虽然不十分复杂，但比较典型，也能够说明一些问题，患者用鲜血和痛苦书写的历史值得我们借鉴。

第一节 骨折愈合的临床基础问题

一、骨折愈合的关键时期

骨折康复时间一般较长，骨折愈合有一段关键时期不会因治疗方法不同而差异太大，即伤后3个月左右。无论何种治疗固定方法，经过早期的3个月时间都能反映一种愈合或不愈合的趋势，有经验的医生应该能够给出一个很好的评判。有时需要对康复指导做出适当调整，如负重程度，是否需结合外固定夹板等。即使是保守的医生在最迟6个月也应该判断出骨折愈合的趋势。3个月没有明显的进展，说明原来的康复治疗计划需要适当调整。

一般而言，骨折固定的不稳定是产生骨不愈合的主要风险，不稳定导致骨折间隙发生磨盘效应，发生骨折间隙骨吸收、骨痂断裂等问题，严重的情况可导致内固定失效断裂，肢体短缩等情况。因此，在关键的早期，应该采取谨慎的康复策略，循序渐进。骨折愈合不进则退，若在早期没有打好基础，骨折愈合时间将显著延长。

二、腓骨，接骨与截骨的选择

一般而言，单纯的胫骨骨折并不多见，处理也相对容易。胫骨骨折与腓骨骨折是最常见的伴随损伤。对胫腓骨骨折通常的手术治疗方法是仅固定胫骨，而不对腓骨进行固定。早在20世纪50年代，有人提出固定腓骨对踝关节骨折的治疗具有意义。20世纪70年代已经证实了非扩髓的普通髓内钉对开放性胫腓骨骨折具有良好的治疗效果，手术同时对接近踝关节的腓骨骨折进行髓内固定。近年的生物力学实验也证实了一个浅显的道理，对踝上7 cm部位的腓骨骨折进行固定可以增加带锁髓内钉固定后胫骨的抗旋转性。胫骨远端经关节面的粉碎性骨折，即Pilon骨折是腓骨复位固定的经典适应证，道理是腓骨复位后可对踝关节及胫骨长度起到一个很好的参考作用，有利于胫骨远端骨折复位的准确与稳定。对腓骨进行接骨固定可以选择髓内针或钢板。

笔者的病例中，曾有数例不稳定性胫腓骨骨折外固定架固定后出现不同程度的成角移位（无内固定或结合1～2枚拉力螺钉有限内固定）。纠正的办法是在术后6～8周以后，骨折间形成较为可靠的纤维骨痂连接，在透视下容易复位，效果良好。这种情况的出现对医生和患者均带来一定的风险，若固定腓骨情况应该更好一些。但临床资料并不支持对腓骨远1/3骨折进行固定。甚至对Pilon骨折不固定腓骨与固定腓骨的效果并无差异，而并发症更少，此项研究属于非随机性回顾分析。有研究指出，腓骨固定只能增加外固定架固定胫骨的稳定性，而对髓内钉或钢板固定的意义不大。不固定腓骨的道理也容易理解，因为适当的微动有利于骨折愈合，没有必要过度强调腓骨的稳定作用，腓骨骨折在临床上容易愈合。

固定腓骨远1/3骨折的另一个考虑是对踝关节稳定性的影响，一般认为保留远端6～8 cm的腓骨长度即可不影响踝关节的稳定性。大样本资料指出，胫腓骨骨折很少合并损伤下胫腓联合韧带，一般不影响踝关节的稳定性。实验研究指出只要远端保留腓骨全长的1/10，即刚超过下胫腓关节，就可维持踝关节的实验稳定性。此外，对腓骨进行复位必然增加了患者的创伤和医疗花费。

综上所述，在胫腓骨骨折手术治疗过程中，对腓骨进行接骨固定的适应证十分有限，一般仅限于腓骨远1/3。合并腓骨远1/3骨折的大多数情况也并不需要复位固定腓骨。合并下胫腓关节损伤的腓骨骨折可按踝关节的治疗原则处理。应该指出，尸体骨的实验模型低估了腓骨的稳定作用，因为实验采用的是单纯横断骨折，而临床上的绝大多数情况要严重得多。在胫骨骨折容易复位并且复位固定较为稳定的情况下，一般不需要固定腓骨。对于难以复位的复杂粉碎性骨折，腓骨可能对恢复下肢长度及轴线提供重要的参考，并为间接复位技术提供重要的支点。腓骨若为多段复杂骨折，切开复位的创伤太大，应该慎重，目前还没有相关报道。值得指出的是，手术医生的经验和熟练程度也是影响预后的重要因素，在没有把握的情况下，对腓骨远端骨折进行复位固定可以提高对胫骨的稳定性。

在胫骨愈合不良或者不愈合的处理过程中，腓骨截骨术是经常采用的辅助手段。这也间接说明了腓骨骨折容易愈合，一般不需要进行固定。腓骨截骨术的绝对适应证为胫骨不能接受的成角畸形，不截断腓骨胫骨难以复位，一般采用斜形截骨。相对适应证是愈合的腓骨形成应力遮挡，不截腓骨不能重建胫骨的有效接触。腓骨截骨术的主要并发症包括肢体短缩、肢体旋转畸形等，都是值得高度重视的问题。采用髓内钉固定辅助腓骨截骨术治疗胫骨骨不连一般不必植骨。如果采用外固定架固定，腓骨截骨会加重胫骨的不稳定性，对固定架松动及骨折再移位的可能要有充分的认识。

还有一种腓骨截骨后胫骨应用单臂外固定架少见的并发症，笔者曾见到1例，即进针过长，顶在腓骨上，在负重过程中造成外踝脱位。对策是进针角度向外后，进针穿过对侧皮质即可，而且要术中透视或拍片证实位置满意方可下手术台。如果采用大块髂骨开槽植骨，就可重建胫骨的连续性，避免腓骨截骨，但不适于髓内钉固定。因此，无论腓骨接骨与截骨都应慎重权衡，处理复杂的胫腓骨骨折需要技术高和经验丰富的医生，手术医生应该循证科室和个人的成熟经验来制定手术策略，结合医院的条件与个人的技能，选择最可靠的治疗手段。无论接骨与截骨，无为而治为上策。

三、腓骨截骨外固定架固定不植骨治疗胫骨骨不连

对于胫腓骨骨折内固定术后，腓骨正常愈合，而胫骨不愈合的患者，再次手术治疗可考虑腓骨截骨、结合环形外固定器治疗胫骨不愈合。腓骨截骨后，既可进行断端的牵拉，又可进行断端加压，即所谓的"手风琴"技术。

案例：患者男，31岁，左侧胫腓骨骨折术后3年胫骨不愈合。治疗过程见图6-1-1。

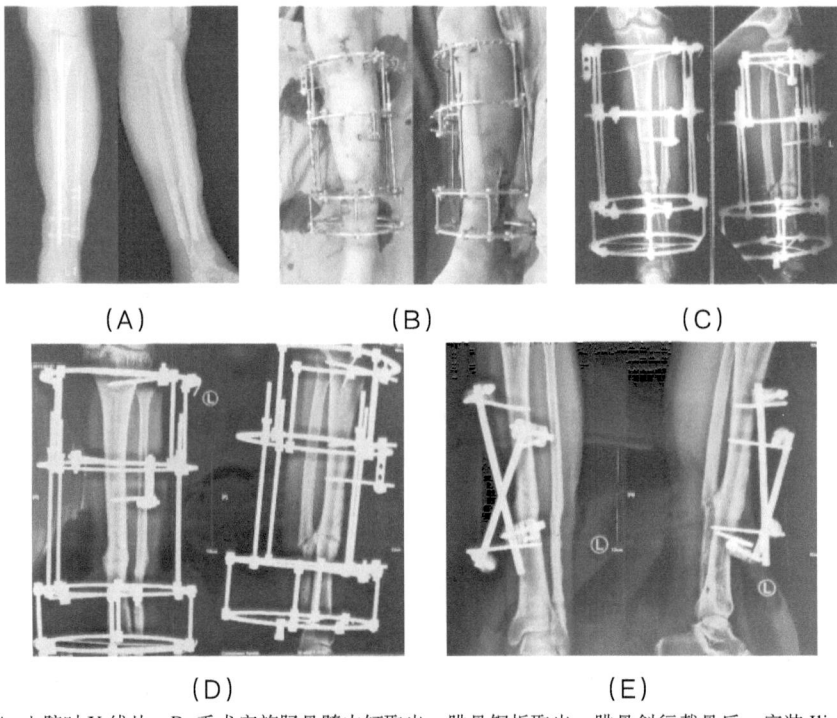

A. 入院时X线片；B. 手术实施胫骨髓内钉取出，腓骨钢板取出，腓骨斜行截骨后，安装Ilizarov外固定器；C. 术后6天X线片；D. 经"手风琴"技术治疗后，维持断端加压固定，术后118天复查，骨断端有连续性骨痂生长；E. 术后244天，骨愈合。

图6-1-1 腓骨截骨外固定架固定不植骨治疗胫骨骨不连病例

（焦绍锋）

四、内固定物是否应该取出

按照传统，内固定物一般都要取出。内固定取出术约占骨科择期手术的29%，占所有骨科手术的6%。20世纪90年代以来，有关内固定物是否应该取出的讨论颇多。内固定取出术具有一定风险，包括局部血肿、感染、再骨折、神经损伤、内固定残留取不出等，并发症率在3%～20%，其中对人体有明显影响的严重并发症率总体在5%以内，其中包括神经损伤、深部感染及再骨折等。但前臂和股骨中下段骨折钢板取出术后发生再骨折的风险相对较高，再骨折率可达10%以上，故应引起足够的重视。

一般认为内固定取出术是简单安全的手术，这也是一般临床医生的共识。但也恰恰是这种观念导致在某种程度上忽视了内固定取出术潜在的风险。尤其是专业资质不够或低年资医生进行手术操作时，其潜在的风险可能被放大。有报道指出严重的神经损伤多由低年资的医生操作所为。内固定取出术需要一定的技能和经验的积累，术前应进行充分的风险判断，比如前臂及股骨下段取钢板再骨折的发生率较高，而肱骨及桡骨近段取钢板发生神经损伤的风险相对较大。

取内固定术后再骨折是引人注目的问题之一。其常见的风险因素主要包括3个方面。一是解剖因素，股骨下段及前臂骨折取内固定后发生再骨折的风险相对较高，前者是因为该部位皮质骨菲薄，不容易形成稳定的接触。后者是因为骨的接触断面相对小，而经常承受旋转剪切应力。二是固定材料及方法因素，再骨折最常见于取钢板术后，也见于外固定架术后，少见于取髓内钉术后。这是因为钢板固定的应力遮挡效应最强。钢板的类型也是影响再骨折的重要因素，因钢板较厚重，尤其是"L"形的髁部支持钢板应力遮挡效应明显，现今已被髁部解剖钢板取代。三是骨折的粉碎程度及复位固定技术，粉碎程度严重和加压不够造成骨折缝隙较大都是取钢板后再骨折的重要原因。

通过制定相应程序，取内固定手术的并发症大多是可以预防的。首先要认真采集病史，如果是开放性骨折或者手术后有感染过程，应对取内固定术后的感染可能性做好充分的预案。其次是充分分析当前及原始的X线片资料，以往是粉碎性骨折，间隙过大，或者骨折延迟愈合等都应引起高度重视。单凭目前的X线片资料和固定时间进行推断有时并不可靠，尽管再骨折患者在取内固定时X线片上可能有愈合不佳的现象，如局部纹理紊乱、局部有透光现象等，但这些征象很容易被忽视。目前内固定材料种类繁多，器材标准尚不能完全统一，如果没有专用器械，可能造成内固定物取出困难，应做好充分准备。最后应对再骨折高发的危险部位进行常规保护，如股骨干及前臂骨干骨折取钢板的患者，应使用支具保护3个月，6个月内避免运动，依据是绝大多数再骨折发生在术后3个月以内，仅1组报告前臂取钢板术后7例再骨折发生于术后平均6个月。支具可以缓冲、对抗有害的剪切应力，本身就是很好的骨折治疗方法。

那么，金属内固定物是否应该取出呢？从金属材料性质来讲，目前常用的医用不锈钢及钛金属材料都具有很好的安全性能，钛金属具有更好的生物相容性。值得注意的是，核磁共振技术在不久的将来会像今天的CT检查一样逐步得到普及，而不锈钢内固定物由于妨碍核磁共振检查，有逐步被淘汰的趋势。无磁性而生物性能更好的钛金属材料可能成为未来内固定材料的主流品种。目前对体内钛金属材料的临床观察已经有十几年甚至二十年以上的经验积累，大多数保留内固定物的患者无明显不良反应。因此诸多学者认为对无症状的内固定患者可不必取出内固定物。但在复杂的人体环境中，这些金属都潜在金属腐蚀的可能性，部分人可能对金属钛产生过敏现象。金属内固定物长期滞留体内的风险到目前为止还没有得到充分的评价。

从生物力学的角度分析，内固定材料置留体内会改变骨骼的受力状态，产生应力遮挡和应力集中两种现象。应力遮挡可能延迟骨折愈合，产生固定部位的骨质疏松等。应力集中多产生在固定材料与正常骨骼的过渡部位，使该部位承受的应力增加，如钢板的两端，髋关节假体或伽马钉的远端等部位，进而产生疲劳应力骨折。在所有的骨骼中，股骨承受最大的剪力，股骨钢板或者伽马钉长期滞留的风险最大，笔者也曾屡见股骨钢板周围骨折，因此建议应该取出股骨的钢板或者短节段髓内钉，但长节段髓内钉是个例外。尽管其他长骨的钢板固定也面临类似风险，但风险相对要小得多。

还有一个问题就是儿童骨骼的内固定材料是否应该取出。从实验的资料分析，内固定材料至少在1～2年并不影响骨骼发育，对骨骼的长粗和长度生长几乎没有影响。但随着骨骼的生长，内固定材料有嵌入骨骼，或埋入骨骼的趋势，这是因为骨骼在长粗的过程中发生髓腔吸收扩大，而外层则是新骨埋旧骨。目前还很难评价钢板被埋入骨骼会对骨骼产生怎样的影响。尽管对儿童骨骼内固定物是否应该取出存在分歧，但如果决定进行取出，就应在合适的时机早期及时取出，取出过晚会为手术造成很大的困难。

综上所述，内固定取出术的适应证包括如下几点。①骨折愈合，但有不适的临床症状，如疼痛、感染、功能受限等。骨折未愈合的情况不在本文的讨论范围。②股骨的钢板固定或者股骨短节段髓内钉固定。③固定下胫腓关节的钢板螺钉。④内固定周围发生腐蚀性骨吸收或有松动、断裂迹象，如脊柱内固定松动。⑤特定职业，如运动员、杂技舞蹈演员等的内固定材料有引起应力骨折风险者应考虑取出。⑥患者或者儿童患者的家长不愿面对内固定材料长期滞留体内的不确定性，主动要求取出者。总之，患者需要对内固定是否应该取出享有充分的知情权，这也是本文写作的基本目的。

五、扩髓换钉治疗股骨干无菌性骨不连综述分析[①]

摘要目的：对扩髓换钉治疗股骨干无菌性骨不连进行综述分析。方法：通过Medline对股骨骨不连，换钉等检索词进行检索，以一次手术成功率作为主要评价指标。结果：近年由于带锁扩髓髓内钉的广泛使用，采用扩髓换钉治疗股骨干无菌性骨不连的一次手术成功率有明显的下降趋势。结论：单纯靠扩髓更换粗钉并不能完全解决稳定性问题，过度扩髓甚至可以引起新的不稳定，应该

---

① 笔者注：本文写于2004年，刊登于2005年第5期《中华创伤骨科杂志》，国际知名骨科杂志 *JBJS* 于2007年刊登类似文章（Brinker MR, O'Connor DP.Exchange nailing of ununited fractures.J Bone Joint Surg Am. 2007, 89 (1): 177-188）；结论支持本人的观点，即增加稳定性是治疗骨不连的关键，因此不主张对股骨远端骨折扩髓换钉。

重视骨折线近远端髓内钉与骨壁的有效接触长度。

换钉治疗股骨干无菌性骨不连一般指拆除原固定骨折的钢板或髓内钉，扩髓后置入稳定的髓内钉，通常不需额外取骨植骨。外固定架除非在感染的情况下，目前已较少用于固定股骨骨折，其主要弊端大致包括以下3点：一是针道护理、局部刺激等给患者日常生活带来极大的不方便，甚至是痛苦；二是限制股四头肌滑动可引起明显的膝关节功能障碍；三是股骨在四肢骨骼中承受最大剪力，外固定架固定的可靠性不如钢板或髓内钉。

从技术上讲，股骨内固定术后骨不连采用换钉治疗具有很大的吸引力。如果原来采用的是钢板固定，由于钉孔及骨质疏松等原因，再次钢板固定容易造成把持力不足而引起失败，或者需扩大切口，再加上植骨，手术创伤较大。而髓内钉固定则可克服这些技术困难。如果原来采用的是髓内钉固定，再次手术不需切开骨折部位，不需取骨植骨，操作简单，对患者的创伤很小。

早在20世纪70年代中期就有换钉治疗股骨干骨不连的成功报告。当时采用扩髓后闭合置入不带锁的Kuntscher 髓内钉，不做植骨，结果令人振奋，甚至2例感染的患者也得到坚固愈合，所有15例患者均返回原工作岗位。此后，闭合扩髓换钉治疗成为大多数学者推荐的治疗股骨干骨不连的首选方法。早期的报道换钉一次手术的成功率可达95% ~ 100%，但近期报道的换钉一次手术成功率有降低的趋势，Finkemeier和Hak报告的成功率为74%和78%，也有不同的学者报道一次换钉手术的成功率不足60%，因而对闭合换钉作为股骨干无菌性骨不连的首选术式提出了质疑。

面对这些不同的报告结果，单从数字统计分析不足以得出确定的结论。不同年代对股骨干骨折初始治疗的选择是有差异的，在可能的情况下，髓内钉已经被逐步接受为治疗股骨干骨折的首选术式，并且越来越倾向于采用扩髓带锁固定。股骨骨折治疗趋势的变迁可能是换钉治疗得到不同结果的原因。对于钢板固定，由于最初的治疗没有扰害到髓腔，换钉治疗容易得到较高的愈合率，非扩髓钉换用扩髓钉理论上要比扩髓钉换用扩髓钉更容易成功，这是因为二次扩髓的治疗潜力已经十分有限，而扩髓破坏血运的负作用却被叠加放大，毕竟长骨主要依靠髓内血管的供应。带锁髓内钉的广泛采用，一方面扩大了股骨髓内钉固定的适应证，另一方面也增加了术后骨不连换钉治疗的难度，使骨不连的局部情况及所在部位更不利于换钉治疗。以上两点也许是近年换钉一次手术成功率下降的主要原因。

目前认为股骨扩髓换钉的原理主要有两点：一是扩髓的生物学作用，即所谓的扩髓骨屑植骨；二是扩髓髓内钉可以提供更加稳定并且顺应骨折愈合机理的固定。细钉换粗钉最明显的效果就是改善了稳定性；钢板换髓内钉后，髓内钉提供的稳定性和钢板提供的绝对稳定是有区别的，即使带锁髓内钉也比钢板的应力遮挡效应要小，其更有利于骨折愈合。那么改善固定的稳定程度与方式和扩髓的植骨效应相比，究竟哪个更重要呢？

首先扩髓的生物学效应是不能否定的，有报道对于胫骨骨不连，单纯扩髓不加内固定和植骨，而采用石膏固定就可以得到十分满意的愈合率。其次扩髓的植骨作用也是值得怀疑的，尽管扩髓的骨屑可以在髓腔内悬浮，但由于重力的作用，真正能在骨折间隙发挥作用的却很少。况且闭合扩髓，骨折间隙是被纤维组织填塞的，骨屑何以在骨折部位停留？扩髓其实诱发了更广泛的生物学效应，如扩髓损伤可以诱发骨干广泛的骨改建，类似于新鲜的骨折创面，从而重新启动骨折愈合过程。但对于宽阔的峡下部骨不连，扩髓对骨折部位产生的影响就十分有限。最大限度地扩髓同时也意味着最大限度地破坏血运。

那么，扩髓骨屑植骨与换针重建稳定究竟哪个更重要？其实问题很简单，显然稳定性更重要，因为稳定性对临床医生更具有技术上的可操作性。扩髓骨屑的多少似乎并不是问题的关键，扩髓的植骨效应远远解释不了近年来越来越多的治疗失败。假如植骨更重要，可以不换钉而采用皮质外植骨，遗憾的是在报道的5例患者中得到的是100%的失败。但不换钉而采用原髓内钉附加钢板固定或外固定架加压，无须植骨同样可以得到良好的疗效。

以上结论支持不稳定的固定是股骨无菌性骨不连的主要原因。有报道髓内钉固定的股骨骨不连均存在不同程度的旋转不稳定，包括带锁髓内钉，因此动力化并不能解决所有问题。钢板固定的情形要复杂一些，应力遮挡效应可能是钢板固定后骨不连的重要原因，通常最终会导致内固定松动甚至断裂。

问题几乎回到了原点，也就是髓内钉固定的原理和技术细节上。在大多数换钉文章中仅提到尽可能地扩髓，直到出现阻力，以及换用增加 2 mm 粗的髓内钉。但这些简单的技术很难解释越来越多的失败病例。Wu 等在胫骨钢板固定后骨不连的换钉治疗中强调，术中通过扭转、屈曲来判定骨折固定的稳定性，甚至通过"U"形钉加强（staple augmentation），直到骨折间活动完全消失。问题是股骨闭合换钉很难直接判定重新固定部位的稳定性。因此重新分析髓内钉固定的原理是必要的。

髓内钉通过钉壁与髓内骨壁的接触来起到稳定骨折的作用。对于非带锁髓内钉，固定的稳定性取决于两个因素：一是髓内钉在骨折线两端与骨壁有效接触的长度；二是髓内钉与骨壁接触的紧密程度。一般认为髓内钉超过骨折线 10 cm 就可以发挥有效的固定，但结合股骨的解剖特点，这种观点可能具有较大的误导作用。股骨髓腔的峡部位于中段偏上，因此对于股骨中点偏下部位的骨折，如果不能将髓内钉打入远端松质骨，即使扩髓也不能提供足够的稳定性，也就是说骨折线远端髓内钉的大部分长度不能和骨壁形成有效接触。即使是带锁髓内钉也应尽可能超过股骨空旷的峡下区，以发挥远端松质骨的锚固作用。尽管股骨骨不连换钉失败和骨折部位关系不大，但笔者本人所遇到的股骨髓内钉失败病例几乎无一不是远端没有超过空旷的峡下区。

一般认为扩髓可以提高髓内钉固定的稳定性，但至少在理论上这个观点是值得推敲的。例如，股骨峡下部骨折，扩髓并不能增加骨折远端髓钉与骨壁的有效接触；而过度扩髓可降低髓钉与骨壁接触的紧密程度；对于股骨上段骨折，近端的过度扩髓增加了骨折不稳定的风险，这种风险能否完全被几枚锁钉克服是值得怀疑的。因此，扩髓应该有选择地适可而止。从髓内钉的设计上讲，全管状的髓内钉几乎没有弹性空间，必须在低阻力下被插入而不是钉入髓腔，因此在抗旋转性能上，如果不加锁钉，不如开口的梅花髓内钉。梅花髓内钉在钉入髓腔后有一定的膨胀效应，可以与骨壁形成紧密接触，其简洁的设计在股骨干骨折的治疗上具有不可替代的地位。

换钉治疗股骨干无菌性骨不连的并发症包括感染、股骨短缩、旋转畸形、局部血肿、血栓形成、肺栓塞等。有报道骨不连再次手术的感染率为2/39,高于一般无菌手术。扩髓对血运的破坏及先前存在的潜在感染是感染率增高的可能的原因。可能引起股骨短缩的病例是换钉治疗的禁忌证。

综上所述,扩髓换钉是治疗股骨干无菌性骨不连的有效方法,但不应盲目强调扩髓粗钉的作用,而应该具体分析扩髓换钉对骨折稳定性的实际影响。过度扩髓,尤其是近端的过度扩髓可能产生新的不稳定因素。不能过分依赖锁钉的稳定作用,否则可能产生明显的应力集中而发生锁钉断裂。髓内钉的远端没有穿过股骨空旷的峡下区也可能是固定失败的重要原因。如果可能,应该在术中验证固定的稳定性,在无把握的情况下,可以延迟负重,采用功能支具辅助固定等办法,术后循序渐进的康复指导也应该是手术成功的重要保证。

六、开放性骨折后大段自体骨回植的结局及启示

这是伊朗医生Moosazadeh K.的1个病例(2002)。患者为男性,24岁,因摩托车肇事致左股骨开放性骨折,大腿前方伤口裂开20 cm,股骨近端穿出伤口,中间缺损13.5 cm骨段于就诊30分钟后从现场被找回,经过清创、高压冲洗等措施后被原位回植,近端以螺钉固定,远端复位后基本稳定,以石膏托固定后胫骨结节牵引。大腿前方伤口保持开放,后外侧放置引流。在其后的24~72小时共进行5次清创冲洗,8天后伤口闭合,继续负压吸引。伤后16天采用外侧切口行骨折切开复位,钢板内固定,并行负压引流。术后7天出院。患者合并其他部位多处骨折均做相应处理。术后1年股骨骨痂形成良好,术后2年骨折愈合良好。

简评与讨论:这无疑是一份十分成功的病例,具有多方面的启示意义,堪称具有教学示范作用的经典。以下仅对钢板固定情况进行讨论,髓内钉固定的情况可能大不相同。

讨论1:Moosazadeh K.采用自体骨回植是非正统的方法吗?Moosazadeh K.自称这是发生在不发达地区的情况,医疗条件有限,因此采用了非正统的方

法（unorthodox approach）。所谓正统的方法是指，通常情况下，污染的骨块应该摘除，否则有引起感染的风险。但大段自体骨摘除后重建是非常困难的，如Moosazadeh K.讨论的可以采用骨延长转运，大段同种异体骨移植等方法进行重建，但在技术、风险、患者花费、住院时间等方面都存在许多弊端。自体骨回植在技术上是最实用、最简单，又最经济的方法。其好处还在于可以严丝合缝地解剖复位，及时地恢复骨骼的力学完整性，避免肢体的短缩和旋转畸形。可以说到目前为止也不能将大段污染骨片摘除视为所谓正统的治疗方法。但Moosazadeh K.的大部分操作程序已经成为类似情况处理的经典正统方法，其中包括对污染骨骼进行反复高压冲洗、开放不缝合伤口充分引流、72小时内反复清创等。

但也存在某些特殊情况。在股骨干区，肌肉比较丰厚，对软组织反复进行清创比较容易。但对于胫骨，软组织条件比较差，反复清创常会造成骨外露，但外露也比一期闭合伤口要好得多，当然这通常是指Ⅲ度以上的开放性骨折，是否进行简单适当的皮瓣来覆盖骨骼要根据医生个人的经验来进行。一般来讲，早期不适宜做复杂的操作，简单即完美。对于髁部，常是高度粉碎性骨折，伴有个别较大的骨块，污染的碎骨块一般要摘除，但对大骨片早期还纳的风险是比较大的，笔者曾采用把7 cm长的大骨片放置在体外酒精内保存3周后再进行复位还纳，并获得了成功。但对于髁部的开放粉碎性骨折，由于彻底清创并不容易，早期钢板内固定是不适宜的。即使是伤口愈合数周后再行切开复位内固定，感染的风险依然比较大，这更说明早期反复彻底清创的必要性，否则可能留下潜在的感染隐患。

讨论2：这个病例更让笔者感兴趣的是节段失血运骨片回植后的X线表现，这是临床上更常遇到的情况，在闭合性骨折中也可遇到过类似情况。从X线表现上看，骨段回植后骨折线部位会发生明显的吸收，使骨折线增宽，这样就容易导致钢板固定的力学失效，如拔钉、钢板断裂等。但有意思的是，经过一段时间，骨折线周围可以产生丰富的外骨痂，在钢板对侧重新建立稳定的支撑。这个现象提示我们，在有失血运骨片的情况下，容易产生骨吸收造成力学不稳定，要从以下几个方面防止手术的失败。①当骨片影响到骨干一半周径以上的时候，应该根据经验考虑一期植骨的必要性。②适当增加钢板的长度有助于避免内固定失效。③这类患者术后需要更长的保护期，要格外小心，尤其是在术后3～6个月时，骨吸收比较明显。这个病例使笔者想到曾经看过的一张X线片，手术已几乎解剖复位，固定接近完美，但术后几个月后的X线片却十分"难看"，当时还想不通，这个病例在这里提供了经典的样板。

七、股骨粉碎性骨折术后的特殊表现

这个案例的患者是一名在校大学生，25岁，2006年3月24日骑自行车摔倒导致股骨干骨折。行骨折切开复位内固定（图6-1-2）。术后3个月，主治医生建议患者取出下方螺钉进行动力化手术。患者线上问诊寻求笔者建议，笔者在电子邮件中明确回复没有必要，患者听从笔者的建议没有进行动力化。

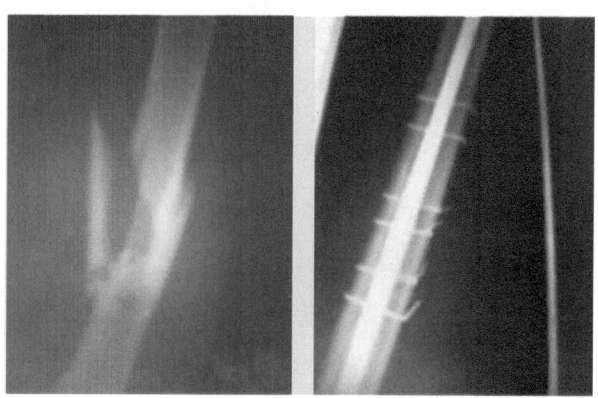

图6-1-2　股骨粉碎性骨折髓内钉固定钢丝捆扎

2006年8月1日，患者发来影像检查图片，发现有一段骨痂吸收较严重（图6-1-3）。患者主治医生的意见是再观察1个月，如果还是骨吸收的话考虑取出四道钢丝及下方螺钉，并进行动力化。患者通过电子邮件征求笔者建议，以下是笔者回复患者的邮件内容。

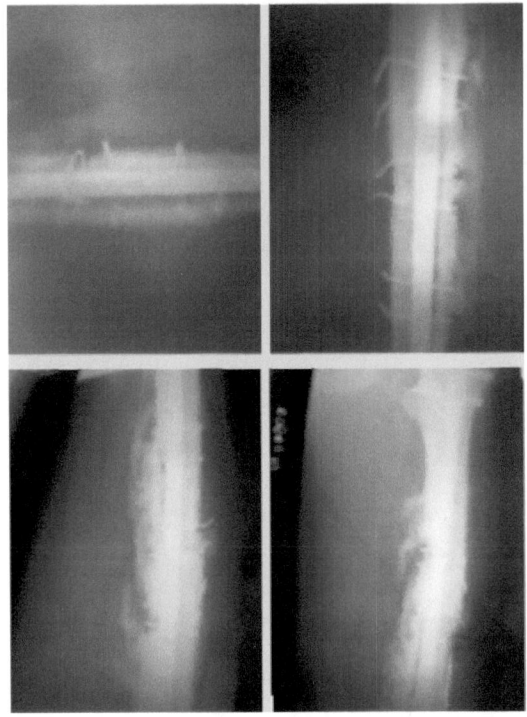

图 6-1-3 术后近 5 个月发生广泛的骨吸收现象

笔者回复：感谢您通过电子邮件发过来了片子，也复习了一下您的病史。您是 25 岁的在校大学生，骑自行车摔伤导致股骨粉碎性骨折。这种骨折并不复杂，通常属于低能量损伤，预后良好。3 月 24 日受伤，至今不足 5 个月。您的情况使我想起国际著名杂志 *J Trauma* 的一个病例（Moosazadeh K.，2002），当时我认为其很有典型意义，典型就典型在术后的骨吸收过程，您的情况与之类似。产生的原因是那个大骨片是游离的无血运骨片，在再血管化过程中必然产生吸收现象，但同时也产生了丰富的骨痂！根据您目前的情况我有如下两点建议。

（1）骨吸收会导致局部薄弱，建议扶双拐。

（2）3 个月内不必考虑外科操作，这是一个自然的过程，可能要持续 1 年以上，过早外科干预可能会导致复杂的局面，这是因为目前局部十分薄弱，外科操作也可能干扰局部已经恢复的血运，破坏已经形成的强度。

我相信再过 3～6 个月，局部密度会逐步增强，目前所需要做的就是小心保护，扶拐。祝您好运！

患者通过电子邮件发来2008年7月拍的X线片（图6-1-4），骨折基本愈合，未进行动力化手术。

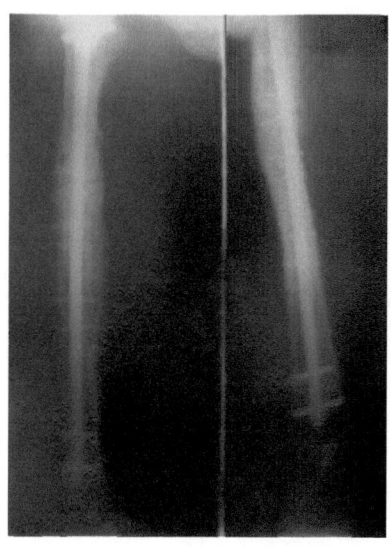

图6-1-4　患者2年后的X线片

八、奇特的股骨瑕疵愈合个案

这也是一位网上咨询的患者，青年男性，经问诊得知于2年前因股骨中下段骨折行钢板内固定手术，但侧位片上骨折线始终不消失（图6-1-5），患者在当地医院取出内固定后通过电子邮件来征询笔者的建议。笔者回复是植骨手术促进愈合，至少要扶双拐。

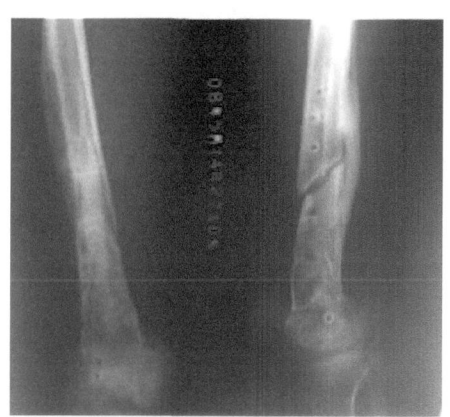

图6-1-5　骨折线不消失

患者并没有听从笔者的任何一条意见,在取钢板后2个月就弃拐行走,据称功能恢复得还不错,没有肢体短缩和跛行。患者取内固定后5个月再次发来影像检查图片(图6-1-6),从图片上看变化不大,一般钢板拆除后约90%的再骨折发生在术后2个月以内,如5个月没有再骨折,则再骨折的风险会大大地降低。

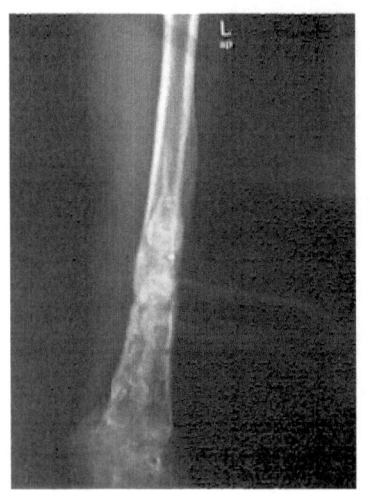
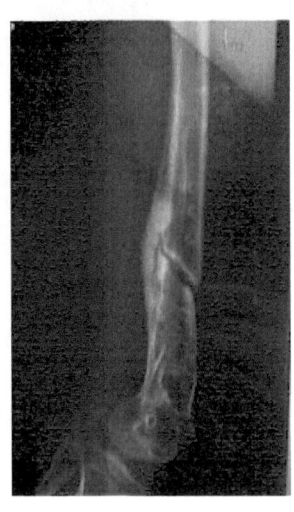

图 6-1-6　取内固定后 5 个月

有时骨痂可以达到惊人的强度,笔者曾看到1例股骨骨折畸形愈合2年的病例,在截骨矫形手术中发现,起连接作用的愈合骨痂的强度极高,几乎是硬化骨的强度(图6-1-7)。这也许是一种超代偿机制。

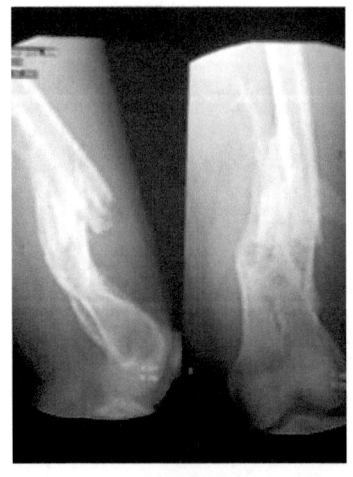

图 6-1-7　股骨骨折畸形愈合 2 年

第二节　个案的启示

一、重视骨折治疗的个案研究

以往的观念认为个案报道因为例数少，偶然性大而价值较小。因此个案报道多为罕见、疑难病例。对骨折治疗来说，这也许是一个误区。

首先，骨折创伤不同于其他疾病，具有更为丰富的个性。如对于胃癌患者的手术，术式可以大同小异，但由于骨折创伤的损伤程度、部位千变万化，治疗医生常面临更多的术式选择和技能考验。例如，股骨下段的粉碎性骨折，可以选择的固定方式有加压钢板固定、髁钢板固定、带锁髓内钉固定、逆行髓内钉、逆行矩形钉、有限接触钢板，甚至外固定架等；复位方式又有直接复位和间接复位等，又有一期植骨与不植骨的选择；针对开放性骨折，又有污染骨折片是否还纳、是否需要二期重建等。尽管可以采用的方法很多，但面对复杂的骨折创伤，许多医生仍然不能做出正确的选择。复杂骨折创伤至今仍然面临较高的并发症及手术失败率。面对任何一次手术失败，手术医生都不能完全推卸责任。笔者认为，对于复杂骨折创伤的个性化治疗在某种程度上还是一种探索，任何成功的个案都具有较高的研究借鉴价值，而任何失败的病例都有值得总结的经验和应该吸取的教训。

其次，由于骨伤患者的病情具有独特性，一般的论著和大病例报道往往会丢失部分信息。由于时间的跨度，临床医生对先前病例的治疗经验大部分已经淡忘。此外，随访骨伤患者是一个非常艰巨的任务，就笔者有限的经验，真正能做好这项工作的医生十分罕见。到目前为止，国内还没有真正意义上的随访登记学术组织。从这一点上说，个案报道具有更大的真实性，更为丰富的细节信息和可借鉴性。例如，某年轻医生看完一篇大病例文章后还是无法将治疗技术应用于临床，但一篇类似的成功个案却可能给他很好的启迪。当然大病例报道的结论着眼点与个案报道完全不同，个案报道不可能得出具有统计意义的结论。

尽管个案报道具有一定的偶然性，但任何偶然性都是必然性的反应。没有脱离骨折愈合机制之外的愈合现象，成功的和失败的个案报道多了，必然会与骨折愈合的规律联系起来。

二、不植骨一次性治疗感染性股骨骨不连个案

患者男性，32岁，因车祸致右股骨粉碎性骨折，伤后当天在外院行钢板内固定术，术后切口感染，伴发热及局部脓肿形成（图6-2-1A）。1999年8月26日，行清创取钢板，外固定架固定，局部滴注引流（图6-2-1B）。2000年10月25日，术后14个月骨折线仍然明显，局部有疼痛感（图6-2-2A）。2001年4月20日，拆架前骨折线模糊，戴架时间1年零8个月（图6-2-2B）。2002年4月20日，拆架后夹板保护1年骨折临床愈合（图6-2-3A）。2004年6月1日复查恢复良好（图6-2-3B）。

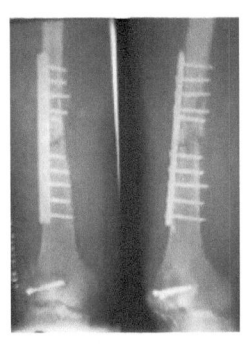 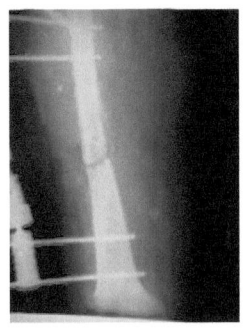

（A）　　　　　（B）
图6-2-1　病例X线片（1）

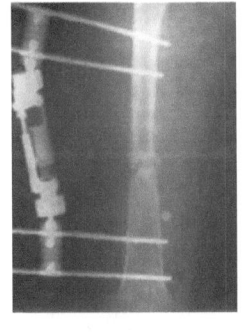 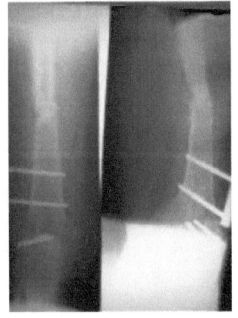

（A）　　　　　（B）
图6-2-2　病例X线片（2）

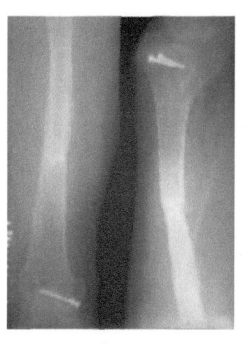 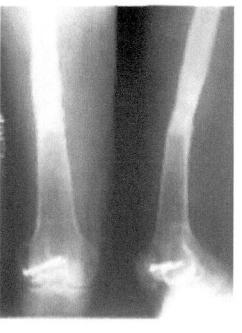

（A）　　　　　　　（B）

图6-2-3　病例X线片（3）

简评：对于这个病例的思考，术后14个月骨折未愈合可以诊断为骨不连吗？骨不连是骨折愈合的停止吗？目前对骨不连的定义尚未明确，骨折愈合究竟什么时间是尽头呢？到底骨不连是不是骨折愈合的停止呢？为什么不植骨可以治疗骨不连？其实，骨不连在多数情况下不是骨折愈合的停止，而是骨折间隙修复的强度小于骨折间隙再损伤的强度，也就是不稳定会造成反复的微骨折。因此，加强稳定性是解决骨不连的基本方法。本例骨折延迟愈合的原因是骨折断端骨膜剥脱缺血，应结合骨折部位的病理变化分析发病机制。

三、股骨峡下部骨折髓内钉固定后骨不连动力化失败

这是一个向笔者网上咨询的病例。患者女性，24岁，2003年5月20日车祸受伤，1周后行带锁髓内钉内固定手术，因骨折不愈合于2004年5月20日行髓内钉动力化，取出股骨近端锁钉，2005年3月29日复查，骨折线明显，同时可能伴有短缩（图6-2-4）。

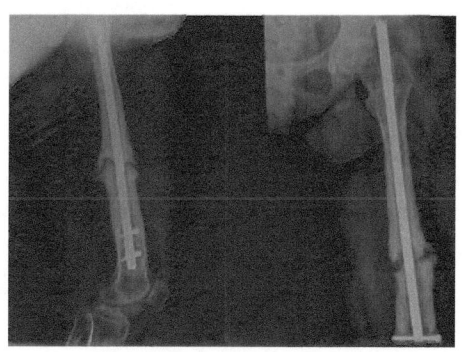

图6-2-4　2005年3月29日股骨正侧位X线片

简评：股骨狭下部骨折髓内钉固定后骨不连的主要原因是固定不够稳定，而非应力遮挡。因此，在不稳定的基础上进行动力化实际上加重了不稳定，还容易引起股骨磨损短缩，是危险的、几乎毫无意义的操作。

四、髓内钉动力化失败之一：注定失败的手术

这同样是一个在网上向笔者进行咨询的病例。患者女性，32岁，身体状况良好，无既往病史。2005年8月7日因车祸致右股骨中下段粉碎性骨折。于2005年8月16日在当地医院行带锁髓内针固定手术，用两道钢丝捆扎碎骨，没有进行一期植骨（图6-2-5，图6-2-6）。术后20余天下地活动。术后前2个月X线片提示骨痂生长缓慢，术后3.5个月时复查发现骨折缝隙增大，X线片显示其中一道钢丝断裂，但未行任何处理。术后4.5个月时听从主刀医生意见取出上端固定螺钉，使之动力化。其后曾到省级医院进行过注射金葡液、中药敷服等保守治疗，但一直未见好转。骨折术后1年时诊断为骨不连。2006年8月22日，在某医院再行手术，没有更换内固定，单纯进行人工骨植骨，并在手术中取出了捆扎钢丝。术后定做防护支具进行保护，锻炼方式主要为少走多站，收缩股四头肌，稍作膝关节活动。截至向笔者咨询前未见明显好转，患者自觉改变伤腿姿势或行走时断端有难以描述的异样感（图6-2-7～图6-2-10）。

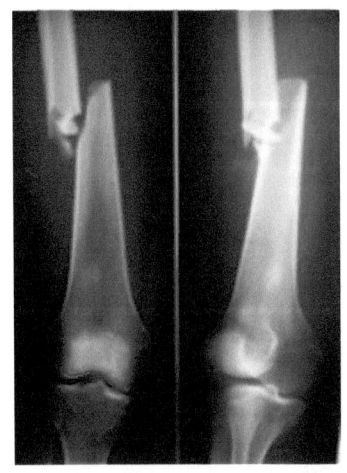
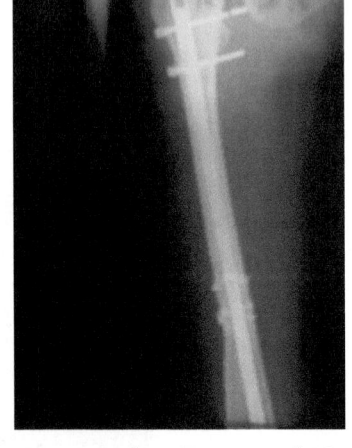

图6-2-5 2005年8月7日，受伤时X线片　　图6-2-6 2005年8月16日，术后X线片

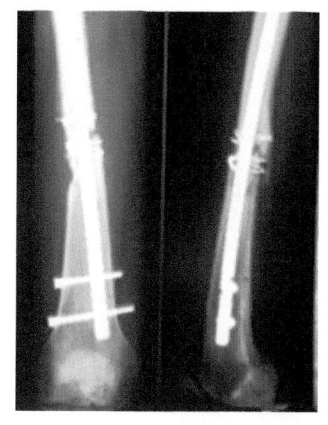
图 6-2-7　术后 3.5 个月，骨折线明显

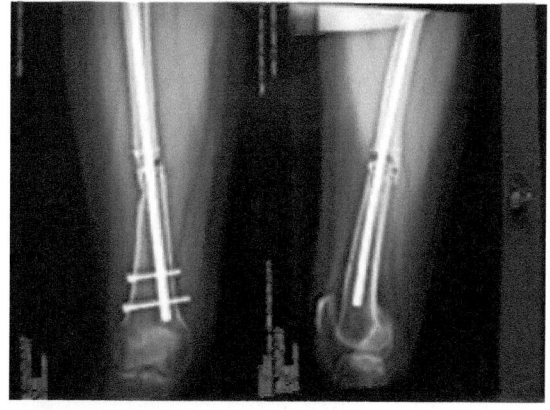
图 6-2-8　术后 1 年，动力化后 7 个月骨折未愈合

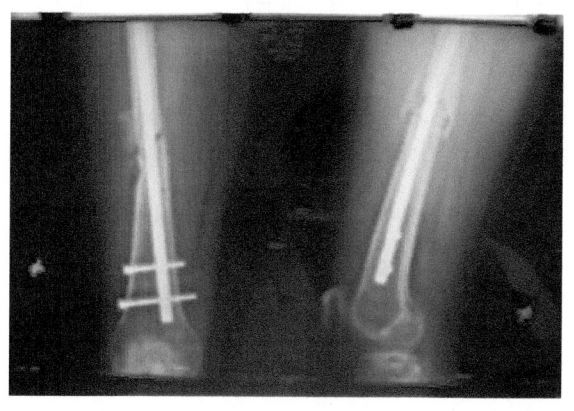
图 6-2-9　2006 年 8 月 22 日，再次手术，单纯植骨，没有更换内固定，采用支具保护

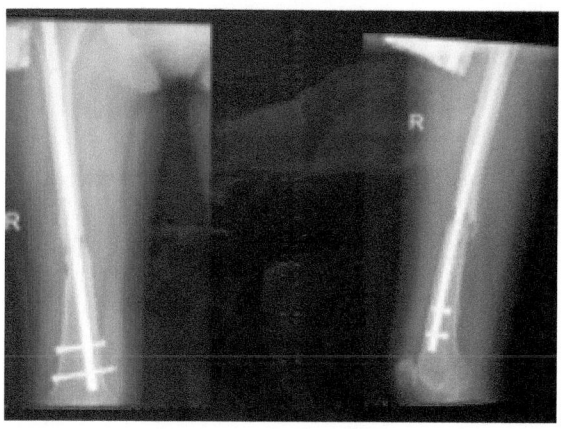
图 6-2-10　2007 年 3 月 2 日，再次手术后 6.5 个月，骨折仍未愈合

简评：目前尚未有证据证明在骨不连的情况下，将静力固定的髓内钉改为

动力化固定有任何确切的治疗效果。有资料显示,髓内钉固定条件下的骨不连几乎均存在固定不稳定,动力化的结果会明显加重这种不稳定,因此笔者认为通过动力化手术解决骨不连问题注定要失败。那么,有没有成功的病例呢?报道上有,但笔者没有看到过,而这种成功病例不能排除动力化可以愈合,不动力化同样可以愈合的情况。笔者可以确认的是,如果在影像图片上基本可以判断的固定不可靠,还要进行所谓的动力化,那注定是要失败的。网上报道的失败病例已经不少。这个病例骨不连的原因是固定不稳定,没有更换内固定的情况下单纯植骨,不稳定情况依然存在,失败率极高。

一个并不十分复杂的骨折竟然消耗了患者4年的宝贵时间,多么令人痛心!可见建立在充分循证基础上审慎的治疗方案是多么重要,尤其是对待不成功的初次手术,再次手术方案一定要十分慎重,切不可想当然地简单化处理。在类似的病例中,重建骨折稳定可靠的接触(stable contaction)是治疗的核心。任何没有改善骨折稳定性,甚至弱化骨折固定稳定性的治疗方案都值得怀疑。

五、髓内钉动力化失败之二:不知不觉中的危险

患者男性,65岁,因车祸造成股骨粉碎性骨折,行带锁髓内钉内固定术。患者通过电子邮件发来的检查图片不够完整。2006年1月18日手术前,带有大游离骨折片的粉碎性骨折,手术后复位固定良好(图6-2-11)。2006年3月20日,骨折线有正常的吸收现象,伴少许骨痂(图6-2-12)。2006年9月6日,术后近8个月,骨折线略变细,骨痂形成明显(图6-2-13A);患者于2006年9月8日进行了动力化手术,取出上面1枚锁钉(图6-2-13B)。2006年10月14日,动力化手术后1个月6天,骨痂形成良好,骨折线模糊,术后效果良好(图6-2-14)。

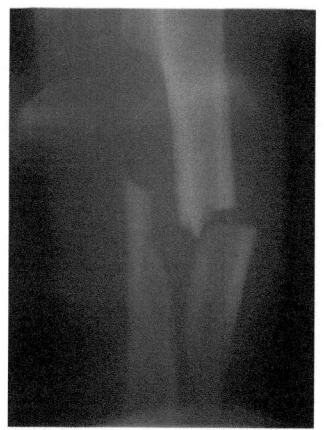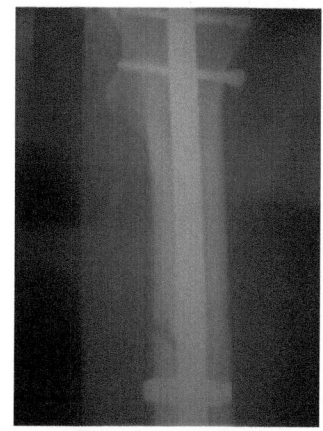

图 6-2-11　2006 年 1 月 18 日手术前后 X 线片

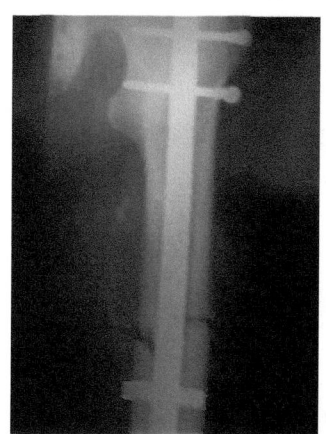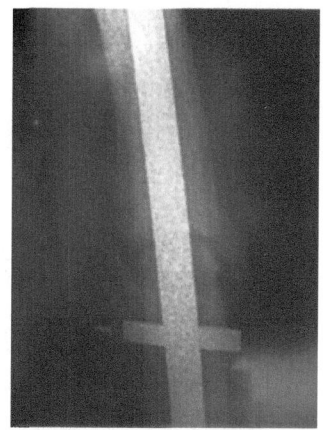

图 6-2-12　2006 年 3 月 20 日 X 线片

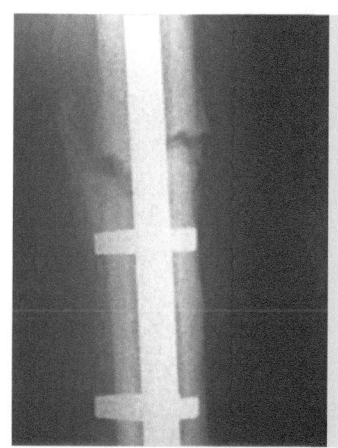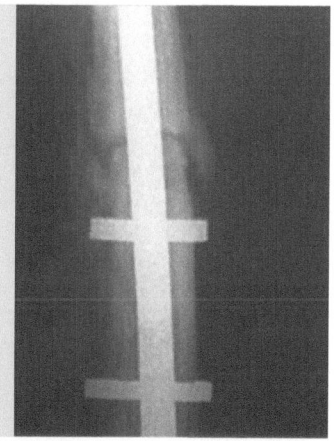

图 6-2-13　患者术后近 8 个月进行动力化手术前后 X 线片

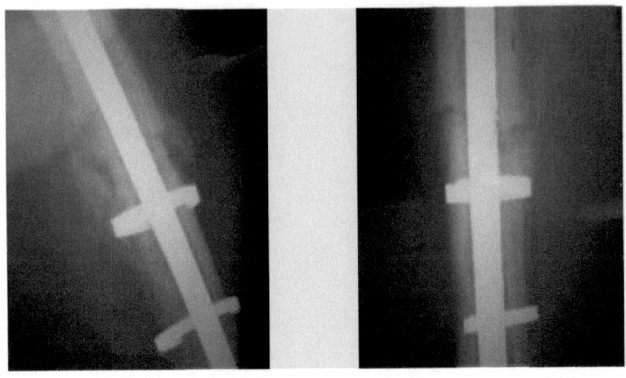

图 6-2-14　2006 年 10 月 14 日动力化手术后 1 个月 6 天 X 线片

2006年11月11日，复查X线片提示骨折线有吸收现象，骨折愈合过程逆转（图6-2-15）。2007年1月20日术后12个月，骨折线发生进一步吸收，清晰可见（图6-2-16）。

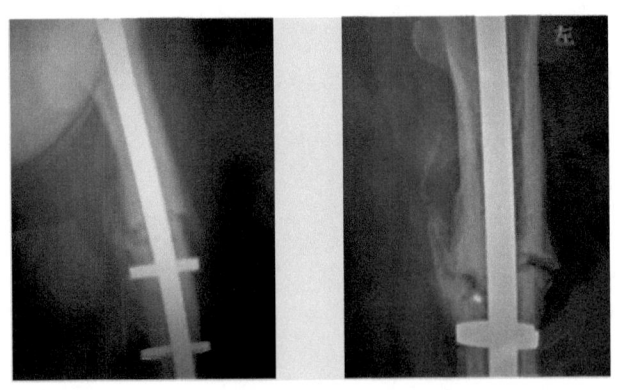

图 6-2-15　2006 年 11 月 11 日复查 X 线片

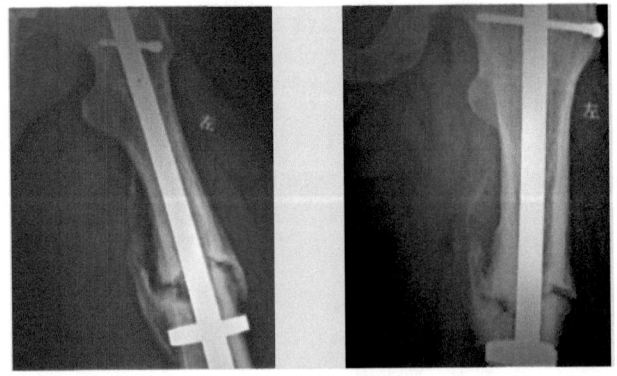

图 6-2-16　2007 年 1 月 20 日术后 12 个月复查 X 线片

从以上的资料可以看出，患者从2006年9月8日进行动力化后，开始时由于比较谨慎，骨折有愈合倾向，但由于过分乐观，活动量较大，4个月后，骨折线反而更加明显。此后患者采用谨慎的康复策略，减少活动量，骨折逐步愈合。

2007年3月12日，术后14个月，患者日常注意适当活动后，骨折有愈合迹象（图6-2-17）。2008年3月患者复查X线片，提示临床愈合（图6-2-18）。

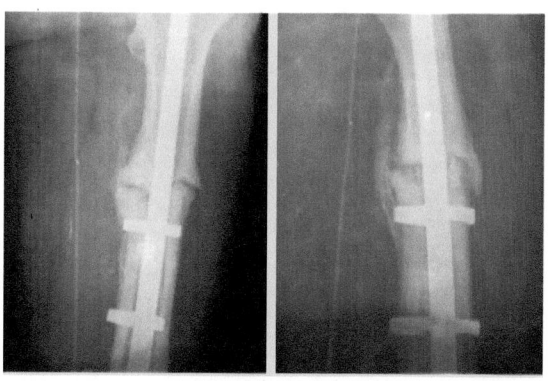

图6-2-17　2007年3月12日复查X线片

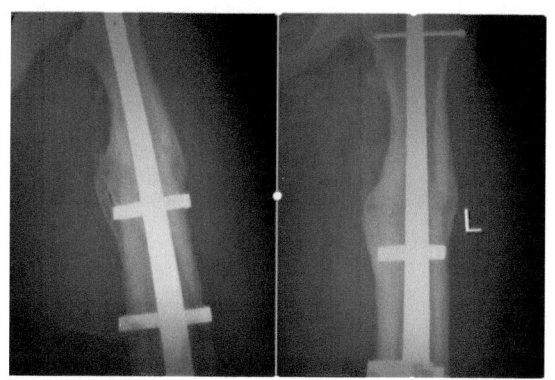

图6-2-18　2008年3月复查X线片

简评：这是一个十分典型的病例，让笔者纠正了自己既往的观点、看法。笔者曾认为骨不连一旦形成就很难逆转，但骨折愈合过程是和患者的功能状态密切相关的，小心一点就会好一点，放肆一点就会差一点。著名的骨科前辈Sarmiento曾采用功能支具治疗骨不连也正说明这一点。

这个病例之所以典型，还在于患者伴有大块游离骨片的粉碎性骨折特殊的愈合过程，早期可能有骨吸收，延迟愈合是其几乎必经的过程，晚期一般伴有明显的骨痂形成（参考第六章第一节"开放性骨折后大段自体骨回植的结局及启示"）。反思这个病例的治疗过程，动力化手术似乎并不必要。目前没有研究比较，在延迟愈合的条件下，动力化与否是否有差别，目前还没有证明不动力化就骨折无法愈合，也没有证明动力化比不动力化结局更好。动力化降低了固定的稳定性，一定要在手术后采用适当的保护措施，本病例恰到好处地说明了这个道理。

六、危险的动力化手术

本病例为青年男性患者，因车祸致股骨粉碎性骨折，在外院行骨折带锁髓内钉固定（图6-2-19～图6-2-21）。

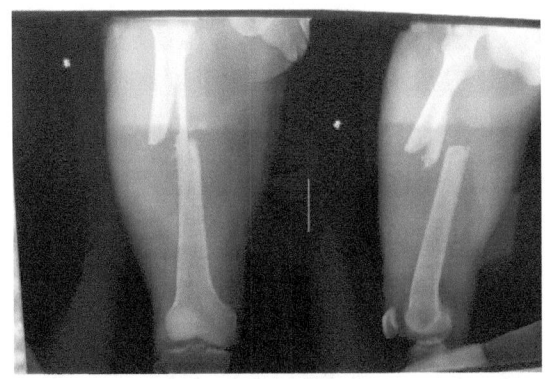

图 6-2-19　术前股骨正侧位 X 线片

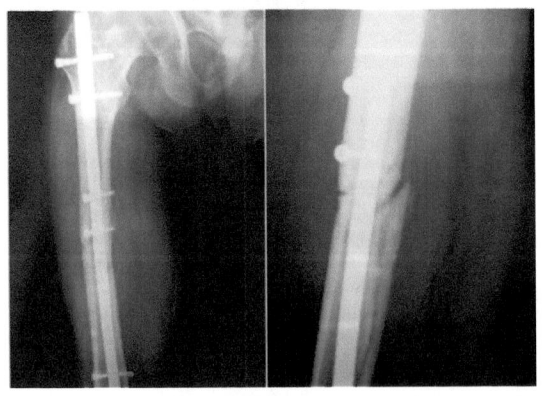

图 6-2-20　术后 3 个月复查 X 线片

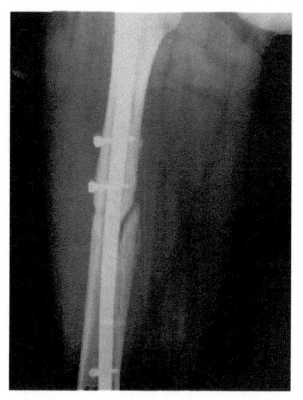

图 6-2-21　术后 6 个月复查

患者术后6个月复查时通过电子邮件来征求笔者的意见，是否应该进行动力化手术，笔者表达了十分明确的反对意见。遗憾的是患者还是做了动力化手术。术后15天即发生骨折再移位（图6-2-22）。

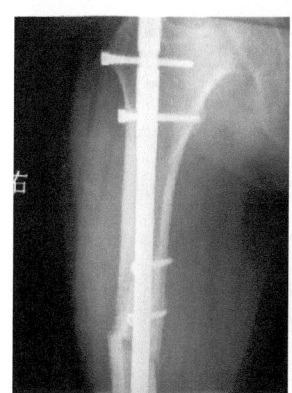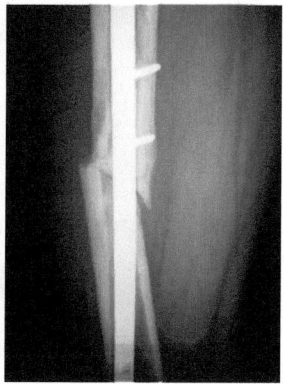

图 6-2-22　动力化后半个月骨折再移位

简评：这个患者髓内钉偏细，固定不牢固是明显的，还要进行动力化，结果适得其反。

七、股骨髁上骨折术后钢板断裂

患者女性，56岁。左股骨髁上骨折解剖支持钢板固定，术后6个月钢板断裂。患者体重偏瘦，自诉没有明显创伤，在扶单拐的情况下发生钢板断裂；有吸食旱烟史（图6-2-23，图6-2-24）。

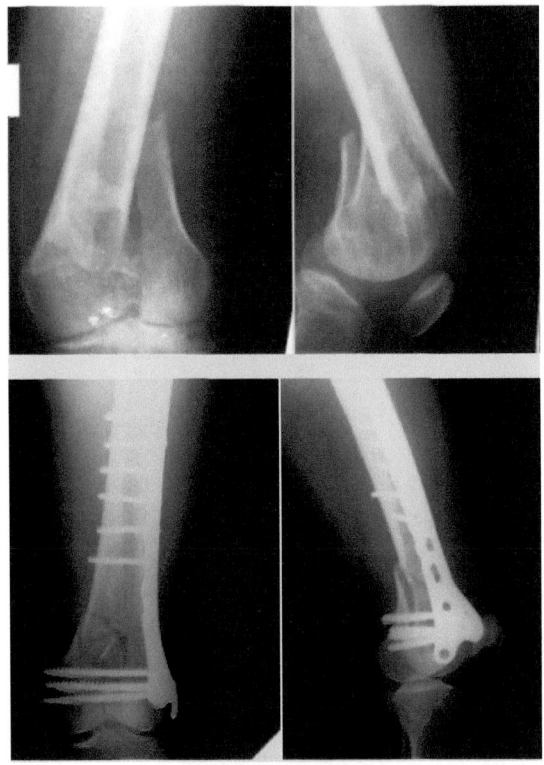

图 6-2-23　股骨下端骨折，术前及钢板内固定术后 X 线片

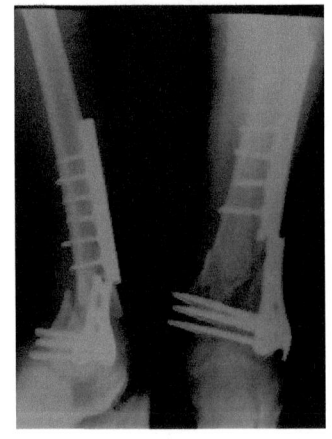

图 6-2-24　术后 6 个月钢板断裂

分析患者钢板断裂的风险因素包括：①风险的解剖部位；②粉碎性骨折；③非解剖复位。三种风险因素合为一点，就是骨折断端间未能提供持续可靠的接触，进而影响愈合，未能在足以引起钢板疲劳断裂的时间内提供有效的力学

支撑，使应力集中于骨折线部位的钢板之上。这个部位的粉碎骨折应考虑早期一期植骨，或双钢板。此外，患者术后没有采取足够保护措施也是重要原因之一，业内有"内固定不足外固定补"的说法。

八、股骨下段再骨折

患者男性，22岁。因车祸致左股骨下段闭合单纯横断骨折移位，行骨折切开复位，角钢板内固定术，术后1.5年骨折愈合，并取钢板（图6-2-25）。取钢板后4周无明显创伤再骨折，骨折部位为原来骨折线部位。再次行骨折切开复位，加压钢板内固定，取髂骨股骨开槽植骨（图6-2-26）。

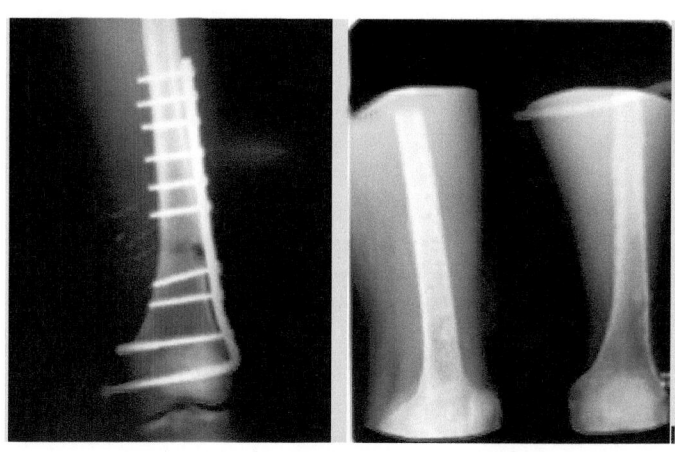

图 6-2-25　术后及术后 1.5 年骨折愈合取钢板 X 线片

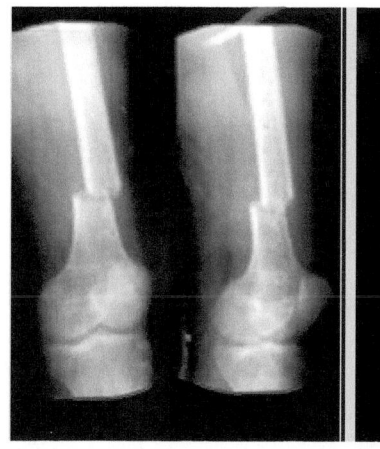 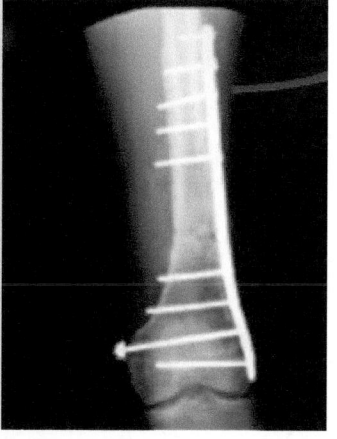

图 6-2-26　取钢板后 4 周 X 线片

简评：股骨内固定钢板取出术后再骨折并不少见，几乎都有值得吸取的教训。钢板是最不利于骨折愈合的固定方式，应力遮挡效应最明显，且不易克服。应力遮挡效应以钢板侧明显，因此在钢板不太坚强时对侧先形成骨痂并愈合。普通钢板可发生屈服弯曲，而加压钢板在不稳定时容易拔钉或断板。本例不存在对侧不稳，但在钢板下没有解剖复位（图6-2-25），形成应力遮挡空间，在取钢板时该部位纹理紊乱容易被忽视。角钢板在操作时技术难度相对较大，过于坚强，再次手术时没有采用。

提示：解剖复位是愈合的基础，取钢板时应对原始X线片进行认真评估，而不仅仅根据目前的拍片和固定时间，这是因为在1年以后，许多患者的X线片表现已经不随时间而改变，应根据对原始资料的评估采取相应的保护措施。推荐的股骨及前臂取钢板时间应该是18个月以后。

九、动态缓慢加压骨愈合

骨折愈合经典理论认为骨折端加压可以促进骨愈合，AO基于此理论发明了加压钢板及术中骨折端的加压固定辅助装置，但不管是加压钢板或者术中加压装置，骨折端的压力在内固定完成后，随着骨断端的骨吸收，压力是逐渐减小的，无法提供一个持续恒定的断端加压环境。以Ilizarov为代表的骨外固定装置可以为骨折端提供持续、稳定的加压环境，并可以动态调整压力大小和方向，矫正骨折端的畸形和移位，促进骨愈合。

案例：患者男，48岁，5年前车祸外伤右股骨远端开放粉碎骨折，在当地医院治疗后，形成骨不连合并肢体短缩。入院时X线片（图6-2-27A），股骨髁上骨不连合并短缩畸形，大量钢针钢丝等内固定物残留；手术取出部分钢针及钢丝，清理骨断端纤维瘢痕组织，安装Ilizarov外固定器加压固定，术后复查X线片（图6-2-27B）；外固定架持续加压固定，术后144天复查X线片（图6-2-27C），断端有骨痂生长；术后290天，骨愈合，拆除外固定架（图6-2-27D）。

第六章 骨折愈合相关临床研究与讨论

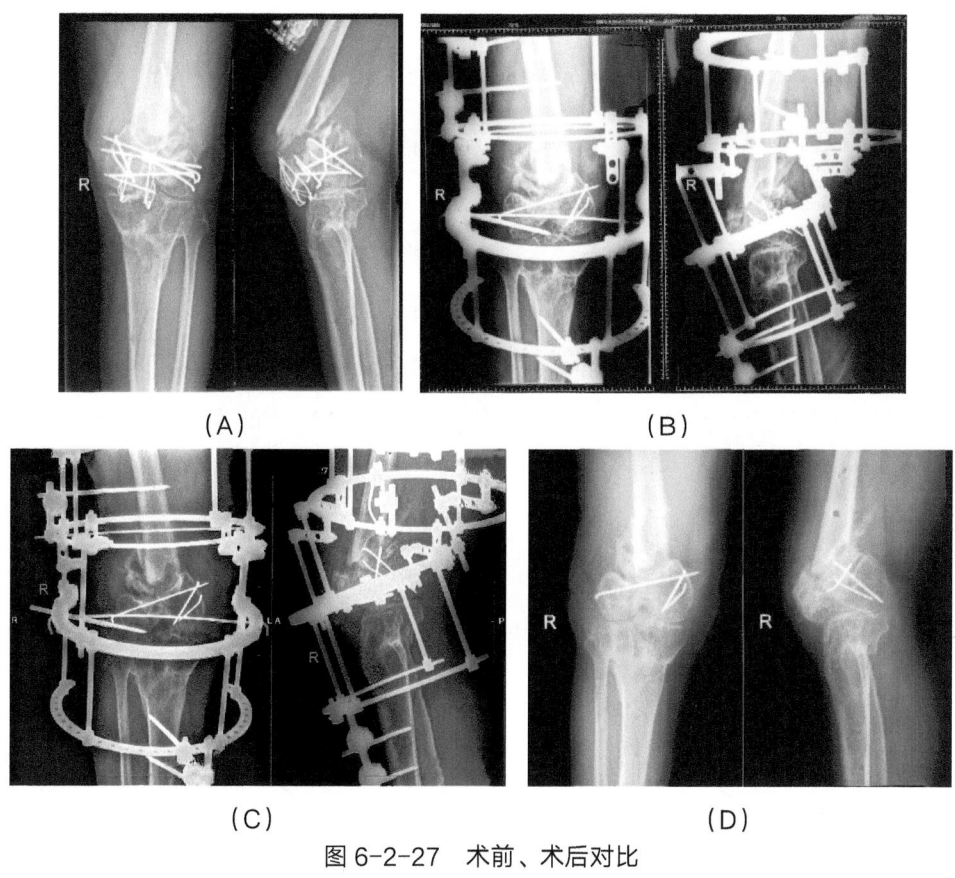

图6-2-27 术前、术后对比

（焦绍锋）

第三节 有关骨折愈合问题的网上讨论

互联网的兴起极大地促进了骨科医生之间的交流。因绝大多数医生用网名参与发言讨论，所以一般也不必对彼此身份顾忌太多，有时会形成激烈的思想碰撞，几乎所有的理论火花都会在这里燃放。网友会上传大量骨科X线片，带有各种临床现象和问题，因此也提供了丰富的可供专业研究的素材。

在开放性讨论中，我们经常难以看到严谨和自洽的逻辑，这也恰恰反映了临床治疗过程的某些焦点和困惑，讨论可以传承专业思想，其也是科学逻辑形成的必经之路。

一、难道骨折后放置内固定物的稳定性会不如保守治疗吗？

当我们讨论内固定的失败病例时，不稳定会导致磨损性骨吸收，延迟骨折愈合，甚至导致骨折不愈合和内固定物断裂（图6-3-1，图6-3-2）。但保守治疗却常常得到良好的愈合效果，如对肱骨干的投掷骨折进行保守治疗，我们有近百例的治疗经验，愈合率接近100%，且功能良好（图6-3-3），Sarmiento用功能支具外固定保守治疗肱骨干及胫骨干骨折也取得优良效果。近年来骨折的手术率有逐年上升的趋势，但愈合率并没有实质性提升，面对越来越多的问题，进行理论反思势在必行，没有理论的提升，就不会有外科手术的真正进步。以下为笔者与骨科同行网友在网络上的交流讨论。

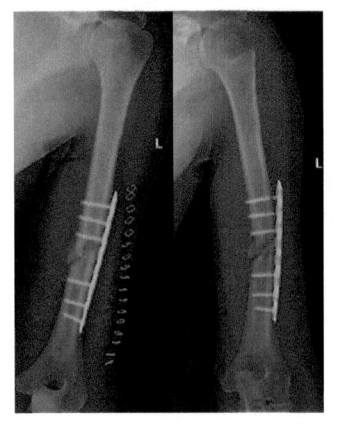
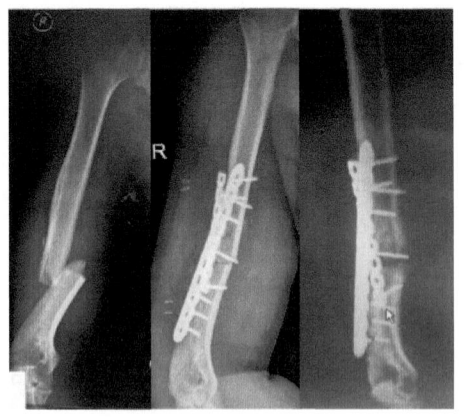

图6-3-1 简单骨折的内固定失败（术后4个月）　图6-3-2 简单骨折的内固定失败（术后1年）

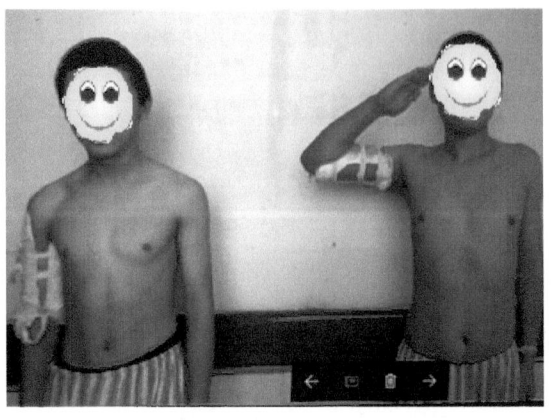

图6-3-3 患者肱骨投掷骨折，保守治疗效果良好

第六章　骨折愈合相关临床研究与讨论

有网友提问：难道骨折后放置内固定的稳定性不如保守治疗吗？

笔者回复：非也。从骨折治疗的历史上看，保守治疗在20世纪初期是占主导地位的。在笔者参加工作时，许多老前辈都是骨折保守治疗的行家，轻易不主张手术。AO学派的坚强内固定当时号称"今天手术，明天恢复工作"。因此，保守治疗和手术内固定是在不同的力学背景下完成的，一个卧床的患者和一个逛街的患者，即使相同的骨折，其骨折断端的力学环境也相差巨大，网友的问题实际上是偷梁换柱，把无法比较的东西扯到一起。如果硬要比较，保守治疗的患者因为有疼痛等条件反射的限制，其活动范围和受力反而较小，尤其是不会发生磨损性骨吸收，否则不稳定会使患者经常感受到骨擦音，患者会自动通过限制活动来避免这种情况。而内固定后的磨损由于骨折间活动范围细微，患者反而感觉不到骨擦音。因此问题的核心是不在于稳定程度如何，而在于是否有骨折间磨损性骨吸收，以及不稳定的频率。例如，每天10次细微挫动可能不妨碍骨折愈合，但每天100次可能就另当别论。因此同样的手术，有的患者可能顺利愈合，有的患者可能就没那么顺利了。

二、关于植骨各抒己见

以下为笔者与骨科同行网友就"植骨"问题在网络上的交流讨论。

有网友提出：我们说骨折超过3周被认为是陈旧性骨折，这样的骨折只要切开复位就一定需要植骨，而且一定要新鲜植骨，为什么呢？当骨折发生时人的机体在骨折周围会释放很多促进骨折愈合的因子，有很多种，现在研究比较多的就是BMP-2，这些因子可以大大促进骨折愈合，当骨折超过3周时这些促进骨折愈合的因子就消失了，这时再重新复位固定，发生骨不连的机会就大，因此一定要植骨。那为什么要植新鲜骨呢？从髂骨取来的新鲜骨相当于一次新的骨折，机体会再次释放促进骨折愈合因子，而要植入人工骨时没有带来促进骨折愈合因子，没有任何意义的。人工骨只能用在需要骨支撑的地方，如PILON骨折、平台骨折塌陷的骨折。目前提倡的MIPPO技术，不接触骨折区的手术技术不仅是为了保护血运，同样是为了保护促进骨折愈合因子留在骨折区，这样会大大增加骨折愈合。再说一下植新鲜骨的方法，很多人喜欢手术时先将植骨取出，然后再做手术，最后再植骨。这样做是不对的，因为植骨取出后30分钟内就失去了促进骨折愈合因子的意义，应该手术后取髂骨植骨完成手术。

笔者回复：对于您的观点我有些不同的意见仅供参考。第一，"超过3周就为陈旧性骨折，就需要植骨。"这个观点没有任何循证医学证据支持，相反大量的证据表明，延迟2~3周手术固定，骨折愈合更佳，这就是所谓的二次损伤现象。文献我不在此举例。从骨折愈合机理来讲，2~3周刚好是骨痂初步形成时间，局部已经有骨痂形成，恰恰相当于植骨！因此植骨与否不能以时间来判定，而应该以固定的可靠性来衡量。第二，"植骨取出后30分钟内就失去了促进骨折愈合因子的意义"我也不能支持。一位印度医生把从马路上捡回的股骨冲洗后回植，不需要植骨同样取得了良好的愈合。正常的自体骨是不能促进骨生成的，我们一般取髂骨作为植骨材料，并不是取了什么促进骨折愈合因子，而是取了损伤的骨，只有缺血损伤的骨骼才具有骨诱导作用。其作用机制先是再血管化，然后通过破骨细胞的识别作用来形成成骨因子，而成骨因子通过诱导干细胞来成骨。换句话说，植骨并没有提供干细胞，而是提供了诱导物。从植骨到骨痂形成的最短时间需要7天，7天内我们很难观察到骨痂形成。从一般资料上来看，在常温生理盐水保存下，取髂骨在24小时内仍将保留骨诱导能力；如果酒精保存，3个月自体髂骨仍将保留良好的骨诱导和骨传导。30分钟实在是太局限了，希望您能够提供更广义的临床和实验证据。

网友：是不是这样理解，取出来30分钟后，有些活的髂骨骨细胞可能会死掉，如果先做手术，需要取骨时再取骨植骨，保留了更多的活细胞。我都是先取髂骨，再行其他手术，取的髂骨植骨，这样方便点，减少了污染和感染的概率。

笔者回复：活的细胞并没有意义，骨组织中90%以上都是骨细胞，而骨细胞并没有分裂和增殖能力，保留活细胞有什么意义吗？成骨细胞能分裂增殖吗？取髂骨的意义并不在于保留了多少活细胞，而是有多少损伤甚至死亡的细胞，这些细胞才是诱导骨再生的基础。活的细胞并没有分裂能力，干细胞之所以定向分化，恰恰在于损伤提供了诱导分化的条件。这些问题还在于慢慢理解，但就临床而言，先取髂骨无所谓，这是可以证明的事情。我同意在绝大多数情况应该先取髂骨，以减少污染感染的机会。

三、有关骨折愈合是髓内血供为主还是髓外血供为主的争议

某国内学者在授课时曾指出骨折愈合以髓外血供为主，笔者曾当场提出异议。有老师教自然有学生把同样的论点搬到网上作为论据。笔者在网络骨科论坛上再次质疑这个论点。有人将Rhinelander的文献作为支持髓外血供为主的依据。Rhinelander在骨折微血管造影领域可谓大名鼎鼎，笔者详细复习了文献原文，图片精美，而结论却恰恰相反！基于此，有骨科同行网友在网络上向笔者留言："想请教您的结论是什么？具体的临床意义是什么？"

笔者回复：骨折愈合以髓内血供为主，这是基本的解剖学事实和实验事实。剥离骨膜对血供损伤不大，这也是可以接受的推论，至于来源于周围软组织的临时性代偿性血供，需要至少1周的时间来建立，与手术剥离没有关系。

"骨折愈合以髓外血供为主"的论点罔顾基本事实，或是为了推销某种理念甚至产品，即便不是别有用心，至少可以说是不够专业。这种指鹿为马的说法也掩盖了科学的真相！其实这背后还隐藏着更深刻的含义，即力学信号如何转化为生物学信号？什么样的力学状态是最适合骨折愈合的力学状态？简单的血运学说其实是历史的倒退，300年前人类就认识了血液循环，我们不能简单地在血运说面前止步不前。锁定钢板从力学到生物学的基本原理都值得推敲，AO真正的生物力学精华实验，是由Stoffel K、Klaue K、Perren SM发表的"Functional load of plates in fracture fixation in vivo and its correlate in bone healing"。[1]这是一个活体实验，现在这样的实验几乎很难看到了。到目前为止，这个实验的结论仍具有极高的参考价值。其核心是，钢板在承受最低应力的状态是最有利于骨折愈合的状态。而锁定钢板的逻辑恰恰相反。

为什么大部分骨折还是愈合了，笔者的结论是骨折实在是"太抗折腾了"，"给点阳光它就灿烂"，但绝非人为之功。髓内钉尽管毁坏了主要的血供来源，其愈合主要是力学原理更佳，而非其血供干扰更少。因此，骨折愈合的核心是

---

[1] Stoffel K, Klaue K, Perren SM. Functional load of plates in fracture fixation in vivo and its correlate in bone healing.Injury.2000；31Suppl 2:S-B37-50。

合理的生物力学固定。骨折固定的基本原则可以概括为"stable contaction",即持续稳定的接触。不稳定和应力遮挡是骨折愈合不良事件的主要原因,血供的影响是次要的,髓内钉是典型的例子。在合理的力学状态下,会迅速形成血管生成效应,比如骨延长(有关骨折愈合的血供潮汐请参考第四章第一节"骨折愈合的四维空间事件")。

四、有关血运学说的问答

以下为笔者与骨科同行网友就"血运学说"问题在网络上的交流讨论。

网友提问:我是不是可以这样理解,你要说明的问题:①骨折愈合主要是靠合理生物力学固定,可以解释为stable contaction。②骨折愈合过程中以髓内血供为主,但即使是髓内血供遭到破坏的髓内钉固定,只要其合理生物力学固定,骨折依然能愈合,血供的影响是次要的。③合理生物力学固定必须去除一些不稳定和应力遮挡等影响骨折愈合的固定。④合理生物力学固定与锁定钢板的应用有冲突,不懂得生物力学固定原理而盲用锁定钢板会影响骨折的愈合。

笔者回复:您说的基本是我要表达的意思,但我并非说血运是不必要的。血液是生命之源,在良好的生物力学条件下,再生血供是十分丰富的,如用牵拉成骨的方法可以治疗脉管炎就是利用其血管生成原理。换句话说,力学合理性具有诱导血管生成效应,二者相辅相成。临床上真正血运破坏的例子少之又少,因此有文章标题即为"缺血性骨不连并不缺血"。所谓萎缩性骨不连,大部分是脱离接触或严重应力遮挡效应造成的。如实验造成5cm缺损,一定是萎缩性骨不连,何谈缺血?因此我将骨不连进行了力学分类,即接触性骨不连(不稳定)和分离缺损性骨不连。这个世界上从来就不存在所谓缺血性骨不连。脱离接触,血管生成效应自然就消失了,缺血实际上是结果,而非原因。举个例子,解剖血运说的信奉者很难解释这样的问题,萎缩性骨不连在骨搬运过程中断端甚至不必处理,几次手风琴操作就愈合了,合理的力学刺激血运自然就回来了。一个好的分类系统一定要指导临床治疗,引导治疗逻辑。缺血性骨不连怎样增加血运?力学分类则很明朗,接触性骨不连只要增加稳定性即可,可以不植骨。

分离缺损性骨不连要让它接触。[①]

五、不稳定的分级

钢板固定的骨折间隙不稳定可以进行初步分级。

0级不稳定：骨折间隙模糊，无外骨痂也无骨吸收，或骨折间隙有2面以上连续骨痂或连续骨痂趋势，无论是否伴有骨吸收或个别断钉。

1级不稳定：骨折间隙骨吸收，或骨痂断裂，螺钉无松动。

2级不稳定：骨折出现位移，螺钉松动。无连续骨痂。

不稳定状态在第四维空间里可因患者的功能状态和术后指导而转化，1级可以转化为2级，也可转化为0级。根据Samiento功能支具治疗骨不连的实践推论，2级不稳定也有保守治疗的可能。

六、股骨骨折术后的磨损性骨吸收

以下为笔者与骨科同行网友关于"磨损性骨吸收"病例的交流讨论。

网友发言：患者男，54岁，农民，因干活时重物砸伤左大腿致左股骨中段骨折。于入院后第二天行切开复位钢板螺钉内固定术，术中在骨折端内侧行同种异体骨植骨。术后9个月骨折开始出现明显骨痂生长，1.5年骨折基本愈合。现患肢功能恢复良好。术后7个月还未见骨痂生长，患者流露出无助的眼神，医生内心也满是窘迫，在再次手术与保守治疗两种方案之间反复权衡，始终难以抉择（图6-3-4）。

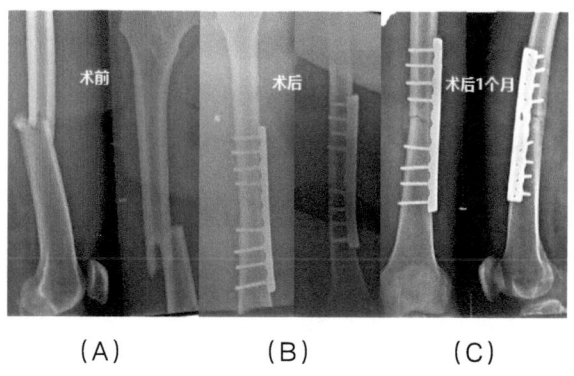

(A)　　　　(B)　　　　(C)

---

① 相关知识请参考第一章第三节"应力−血管生成−新骨生成的偶联效应"。

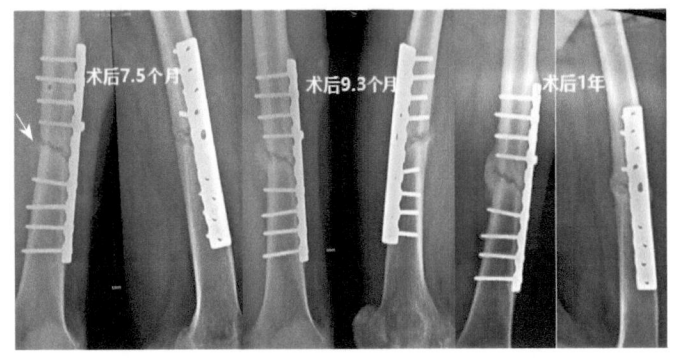

(D) (E) (F)

图 6-3-4 股骨骨折术后的磨损性骨吸收病例

患者术后第二天开始股四头肌及踝关节主动运动，没见骨痂生长前一直扶双拐，患肢不负重（这点患者比较配合），骨痂牢固后才渐渐扶单拐，术后17个月才完全弃拐行走。一直没有打石膏或用支具（现在想来有点后怕，当时用个支具应该更好点）。

笔者回复：患者术后X线片提示复位良好，术后1个月轻度骨吸收，7.5个月的片子骨吸收明显，其中邻近骨折线一枚螺钉松动（2级不稳定），内侧可见少量骨痂（箭头），骨折线模糊，提示骨吸收临近末期，但已经明显延迟愈合。术后9.3个月X线片可见内侧及后侧连续骨痂形成，骨吸收期结束。术后1年连续骨痂形成固化，骨折临床愈合。其后骨折顺利愈合。本病例提示：股骨干骨折在钛质LC-DCP固定条件下，由于强大的肌肉牵拉及下肢较长的力臂杠杆，单纯扶拐及不负重并不能防止磨损性骨吸收的发生，早期适当的辅助外固定是必要的。[①]

七、有关磨损性骨吸收的进一步讨论

病例讨论：简单的股骨干骨折能愈合吗？以下为笔者与骨科同行网友在网上交流的过程。

网友A：患者20岁，股骨干骨折行切开复位，锁定钢板内固定，术后6个月拍片如图，术前片找不到了；患者及家人不同意手术，观察3个月（图6-3-5）；提

---

① 有关钢板固定后磨损性骨吸收的转归请参考第四章第三节相关内容。

心吊胆了1年，前几天来复查总算长上了，再也不敢用锁定板固定股骨干骨折了。

网友B：股骨干骨折，最怕锁定板。好走运，钢板没有断，患者运气，医生也运气好。这种骨折取下了钢板后，还要保护3个月。以前有个帖子，术后1年取下了钢板，轻微外伤下，骨头又断了，钢板周围骨质萎缩很厉害的。人体也是很奇妙的，骨折愈合，跑赢了钢板失效断裂，但不能以此为榜样。

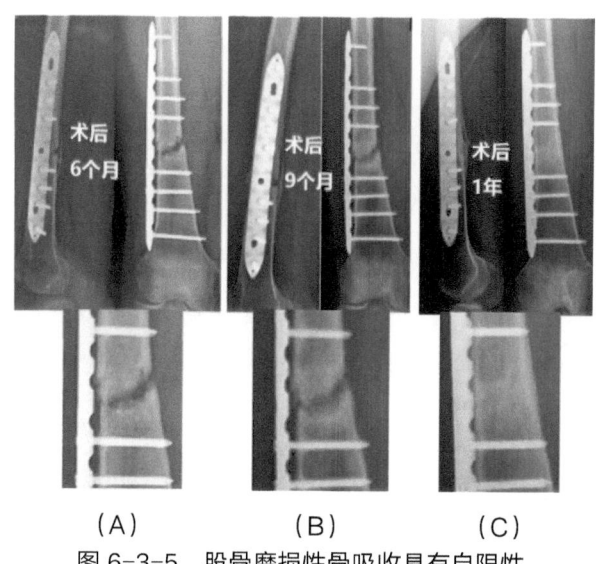

（A）　　　（B）　　　（C）

图6-3-5　股骨磨损性骨吸收具有自限性

（图片来源：https://www.dxy.cn/bbs/newweb/pc/post/35832408）

笔者：当第一张图片发出来的时候曾有不少网友主张翻修再次手术。这是一个有趣的病例，也是教科书一样的典型病例，再次印证了锁定钢板造成的骨吸收具有自限性，大致的时间窗口在术后6～9个月。其后的转归大致有三种结局：一是内固定失效断裂；二是走向愈合或瑕疵愈合；三是形成肥大性骨不连。是否会形成萎缩性骨不连尚待临床考证。但正确指导下多数会走向临床愈合。[①]

这里我引用巴尔扎克一句名言："当你看到不可理解的现象，感到迷惑时，真理可能已经披着面纱悄悄地站在你的面前"。骨折愈合具有明确的因果关系，这个病例产生的原因就是剪切不稳定造成的磨损性骨吸收，早期如果辅助支具

---

① 参考第四章第三节"骨折断端磨损性骨吸收的证据分析"。

或夹板保护效果会更好。最后的结果是瑕疵愈合，表现为骨折线部位花斑或密度不均，是塑形不良的表现，取钢板后容易发生再骨折。当骨折线没有剪切动度的时候，锁定钢板的应力遮挡效应就成为主要的问题了。

感谢网友A提供了很好的病例，美中不足的是康复病史介绍不详细。如果我是患者，当看到术后6个月的片子时，我肯定不敢全负重，中国也没有医生会根据这张片子建议患者加强负重。因此这例患者的愈合不是加强负重的结果，而是更加谨慎的结局。在我看来这是理所当然的因果关系，医生在分析问题时，不应违背基本的生活常识和基本的因果逻辑。

我在"骨折断端磨损性骨吸收的证据分析"文中曾给出另外的图片，有心人可以复习其他网友发表过的类似病例。这些病例临床表现高度相似，我个人认为绝非巧合，而是某种规律作用的必然结果，这就是我说的教科书一样的经典。不是人体不可思议，而是这种钢板固定的人工结局是可预见、可预防、可改进的。

网友C：术后6个月内骨折端不稳、导致骨折端磨损骨折间隙加大，我同意，照此发展下去就该是萎缩性骨不连。但患者在术后9个月时骨折间隙变得较前模糊了，并可见少量骨痂生长（图6-3-6），一定是内在或外在的条件有了变化才会将骨不连的趋势逆转；从片子看，钢板螺钉无明显变化，说明内因无变化，那就只能是外在因素发生了变化。正如上面网友所说，无论医生还是患者，在

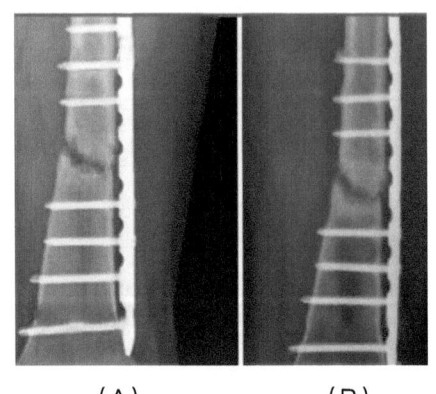

(A)　　　　　(B)

A. 术后6个月；B. 术后9个月。

图6-3-6　骨折线在术后9个月时变模糊

（图片来源：https://www.dxy.cn/bbs/newweb/pc/post/35832408）

看到6个月的片子时，在情理上都应该会更加小心保护肢体、采取减少活动或夹板固定等措施，使骨折端异常活动变小，最终使骨折愈合。而网友A提出的病例则是骨折端活动使近端第4枚螺钉逐渐松动，螺钉松动后使骨折端活动变大，因此在骨折端内侧产生骨痂而最终愈合。那么，到底是骨折端活动变小还是变大使骨折愈合？推理哪里出现了问题？

笔者回复：螺钉松动是局部不稳定造成的结果，而不是局部不稳定的初始原因。正如这个病例，我们不能因为螺钉没有松动就判断不存在不稳定。如果看到螺钉松动后会加大运动吗？限制活动是必然的。因此我们不能得出活动量变大导致骨折愈合的结论。从骨痂的形成规律来说，连续骨痂形成标志局部活动减少，这一点您同意吧？骨折愈合过程一定是骨折间活动由大变小的过程。临床上到底是应该顺应这个过程还是逆势而为呢？在这个过程中，当我们看到骨折愈合迹象时，适当增加负重量是合理的，这就是循序渐进且在保护下负重的康复原则。当我们看到因不稳定而导致骨折愈合趋势不良时，到底应该增加活动量还是减少活动量呢？也许这个问题需要更多的实例来循证。但我相信答案是唯一的，二者必居其一。

严格地讲，理论医学的答案不需要统计学，只有"YES OR NO"。也就是说，我们无须每一个病例去讨论验证，某种类型现象的成因应该有确定的解释，可以作为定论来参考。理论医学和循证医学具有完全不同的思维模式。参考笔者曾发表的论文"从骨折愈合论理论医学的萌芽"。①

当锁定钢板出现问题的时候，我们应该反思锁定钢板设计的内在缺欠。骨折愈合的外在条件具有高度的不确定性，但骨折愈合的内在规律具有高度的确定性。我们不能规范骨折的内在规律，而只能规范骨折愈合的外在条件。

网友C：虽然2例都没说6个月时发现骨折间隙变大未见骨痂时怎么处理的，但根据常理推断应该是减少活动，我同意这个观点。6个月前骨折间隙变大，是因为扭转及剪切力所致而不是弯曲及轴向应力所致，而减少活动及锻炼骨折逐

---

① 参见第三章第三节"从骨折愈合论理论医学的萌芽"。

渐愈合，则是扭转及剪切力变小了，由此推导出适当的扭转及剪切力可以增加骨痂生长使骨折愈合，是吗？

笔者答复：同意您的观点，适当的扭转及剪切应力可以增加骨痂生长。支持这个观点的例证有新兵训练的疲劳骨折常伴有大量的骨痂。另外，在老鼠上做骨痂模型也常采用弯折应力。但完整骨骼模型上没有剪切磨损发生，骨折间隙则较复杂，与完整骨骼模型还有区别。比方说，牵拉成骨模型则能耐受较大扭转及剪切，因为牵拉成骨间隙较大，单位形变反而较小。牵拉间隙只要拉开就会避免磨损。总之在一个较小的骨折间隙，应尽可能避免扭转及剪切，尤其是当看到骨吸收的时候，说明骨折愈合出现了问题，但常常亡羊补牢犹未晚。因为我们看到了因果关系。适当的扭转和剪切应力如果在微而不动的范围，应该和轴向应力一样可以激发骨痂形成反应。人体干细胞根本无法辨别东西南北，感受应力的是血管内皮细胞，因此扭转、剪切、轴向牵拉及压应力对血管产生的效应大致相同。有时骨痂生成反应根本不需要应力，单纯缺血、动静脉瘘就可产生骨痂。当出现磨损时，骨痂生成反应的修复效应就小于磨损的损伤效应，这是剪切及扭转应力妨碍骨折愈合的根本原因。

血管组织具有天然的抗牵拉、抗扭转性，抗压性稍弱，在骨骼组织中，钙化组织具有很好的压力保护作用，但在骨折间隙，剪切和扭转位移会对血管组织形成碾挫效应，产生毁灭性打击，这是磨损性骨吸收的生物学基础。

八、前臂骨折锁定钢板固定后的骨吸收现象

有骨科同行网友在网络上分享了一例前臂骨折锁定钢板固定后出现骨吸收现象的病例（图6-3-7，图6-3-8），笔者与其他同行网友对此进行交流，内容简述如下。

第六章 骨折愈合相关临床研究与讨论

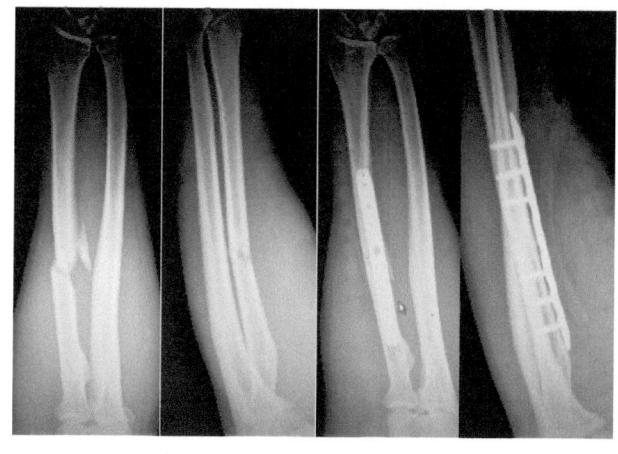

A. 术前；B. 术后。

图 6-3-7　桡骨骨折病例

（图片来源：https://www.dxy.cn/bbs/newweb/pc/post/36117784）

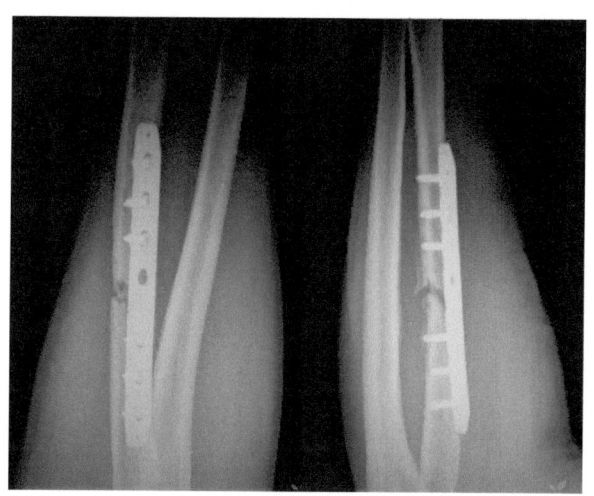

图 6-3-8　桡骨骨折病例术后 4 个月

（图片来源：https://www.dxy.cn/bbs/newweb/pc/post/36117784）

笔者发言：有时问题不需要讨论，需要耐心和循证。见过类似术后 6 个月没有愈合的 X 线片，但术后 1 年还是很好。这个病例还是等一等，术后 4 个月下结论为时尚早。目前处于骨吸收期，适当夹板保护即可。

网友：在愈合过程中，为什么有的病例存在初期骨吸收，而另一部分病例没有这种现象呢？

笔者答复：我是这样理解的，初期骨吸收主要是磨损引起的，由于不同患者固定的稳定性不同，术后辅助固定区别较大，术后患者的依从性千差万别，因此临床表现会出现较大差异是必然现象，总体上讲，都有轻度的骨吸收。钢板偏心固定会明显一点，带拉力螺钉就好一点，辅助小钢板会更好一点，髓内钉会较钢板表现好一点。虽然临床表现差异较大，但临床逻辑是确定不变的。

同行网友提问：初期骨吸收是磨损造成的？坚强固定后还存在磨损吗？

笔者答复：坚强是一个相对的概念，什么叫坚强？锁定就叫坚强吗？在某些理论里认为是"相对稳定"，甚至是弹性固定，因为锁定板的原理是利用钢板的弯曲弹性。从历史的角度讲，加拿大的Uhthoff HK在20世纪80年代较早倡导将不锈钢板改成钛板，其理论就是钛板比不锈钢板更具有弹性，弹性模量相对较低。那么目前的钛板怎样才算是坚强呢？关于坚强内固定是否会产生磨损这个问题，AO组织做了很好的活体实验可供参考。[1]我不知您说的坚强是哪种意义的坚强？有何标准？

但您的判断是对的，只要足够坚强就不会产生磨损。就目前临床常用的钢板而言，都达不到足够坚强，这已经被实践所证实。其表现就是在功能活动的状态下，大都伴有骨吸收和骨痂形成，很难看到一期愈合现象。反过来说，只要我们看到骨吸收，就可以判断存在某种不稳定。这种骨吸收不能用其他任何理论来解释。如果用血运破坏来解释，20世纪后期风靡中华的骨折一期愈合理论怎么会存在？那时切开复位剥离骨膜，岂不都要发生骨吸收？何来一期愈合？

我追问了发布者该病例术后康复相关病史，他是这样回答的："术后未予石膏制动，术后2周拆线后出院，未来门诊复查"。就此我们不难联想，如果术后制动4~6周，康复再保守一点，结局会完全不同。骨折康复常常是这样，当你十分乐观时，常会看到悲观的结果；而当你十分悲观时，骨折却悄悄地愈合了。这是因为当医生都悲观的时候，患者也会悲观地谨慎起来，磨损就会减弱甚至消失了。同行们都不止一次地见证过，被医生诊断的骨不连，患者自己把病治好了。

---

[1] Stoffel K, Klaue K, Perren SM. Functional load of platesin fracture fixation in vivo and its correlate in bone healing[J]. Injury. 2000；31 Suppl 2：S-B37-50.

九、股骨再骨折病例的交流讨论

患者男,23岁。主诉:右下肢功能障碍约21年。自幼发现右侧髋关节发育不良,随生长发育,肢体短缩明显,步态异常,近3年长时间行走后右髋部疼痛,以"先天性髋关节发育不良"为初步诊断收入我科(图6-3-9)。行"股骨近端多平面截骨Ilizarov髋关节重建术"(图6-3-10),术后8个月,逐步简化外固定(历时1个月)(图6-3-11),拆除外固定(图6-3-12),扶助行器进行步行训练。拆除2周(图6-3-13),侧身(患侧在上)进行训练时,发生截骨端再次骨折(图6-3-14),再次给予组合外固定架固定,截骨端大量植骨。

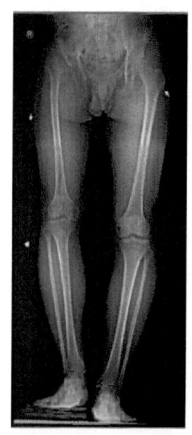

图6-3-9 先天性右侧髋关节脱位

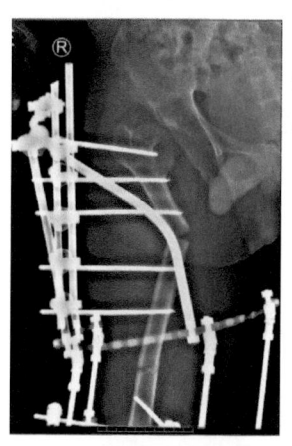

图6-3-10 Ilizarov髋关节重建术

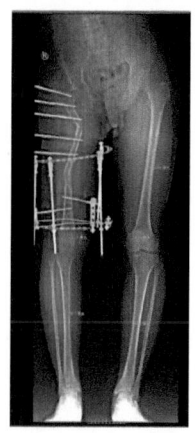

图6-3-11 术后8个月

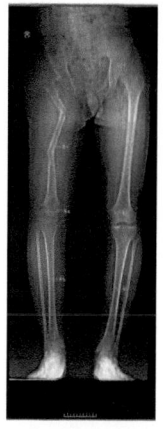

图6-3-12 拆除外固定架

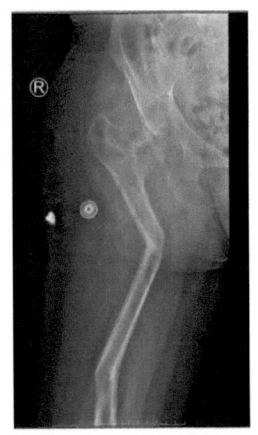
图 6-3-13　拆除外固定架 2 周，截骨部位基本愈合

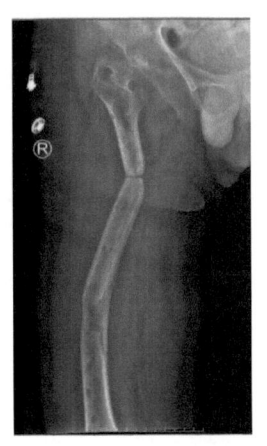
图 6-3-14　截骨部位再骨折

会诊需求：①评估手术指征是否合适？②手术设计有无瑕疵？③再次骨折原因？④再次手术术式有无其他选择？

笔者回复：再骨折部位处于应力集中区，从折架后的 X 线片来看，已经愈合了，只能判定为"非坚固愈合状态"。[①]

对这种情况，有两种应对方法：第一种是精简固定后时间再长一些，如 8 周；或者时间再早一点，如术后 4 个月开始精简外固定架，然后 6～8 个月时拆架子。此外，拆架前的完全弃拐行走也很重要，应该至少弃拐 6 周。不能弃拐行走就拆架子危险相对要大得多。第二种是拆除外固定术后采取保护措施，如石膏、支具、扶双拐、助行器等。下肢再骨折大部分发生于取固定 4 周以内，罕见超过 6 周，因此术后保护期为 6 周。

换句话说，即使不采用支具保护，笔者的观点也是不做功能锻炼，8 个月都坚持下来了，也不差那么几天。拆了架子本身就是大解放，不可做侧身这样高杠杆锻炼，患者平时注意静养，看看电视，喝喝茶水，自然就重建康复了。

---

① 请参考第四章第二节"钢板固定后骨折的非坚固愈合状态"。

第四节　骨折康复管见

一、小腿疲劳骨折病例分享回复中长跑运动员的咨询

本例患者为1名中长跑运动员，通过网络向笔者咨询病情，交流过程如下。

咨询者：小腿因训练开始是疲劳性骨膜炎，后来我没有痊愈就活动，一次次的反复疼，现在已经有3个多月了。我的小腿骨头明显多出来一块，别人说是骨膜增厚，这几天没训练，现在腿不疼了，可我不敢再训练，怕一训练再严重，我现在能训练吗？我怎么才能使我的腿变成原来那样呀？要多长时间的治疗呀？怎么治疗？

笔者回复：疲劳骨折的发病一般是这样一个过程，开始时由于过度使用导致骨骼变得脆弱，强度降低，这时症状明显，局部肿胀、疼痛。在休息后会经历一个明显的修复过程，由于骨折修复是一种放大反应，因此修复过的骨骼一般会比原来更加强壮，在X线上会表现为骨膜增厚。关于您目前的情况，我提几点建议。

（1）在无痛的前提下，从低强度开始恢复训练，每个训练计划经过3～4周的适应后加量。仍然是以无痛为前提，在3个月左右恢复到受伤前的训练水平。一般疲劳骨折需要4～6个月才能逐步恢复到受伤前的训练水平。这期间，循序渐进的康复训练计划是最重要的手段，应避免反复受伤。

（2）适当结合举重训练，即负重蹲起训练。举重最有利于下肢骨骼的强壮。举重运动员和中长跑运动员的下肢骨骼有明显的区别，一般中长跑运动员的骨骼相对细长，运动方式的不同是造成这种差别的主要原因，适当结合其他训练方式，如举重训练，可能有助于防止疲劳骨折。当然，训练过程也要循序渐进。

以上仅供参考。您的腿在几年内不会变成原来那样了，但这不是坏事，这是您刻苦和进步的标志，过了这一关，您的成绩也许会更上一个台阶，祝您进步。

二、患者心态与骨折康复

抛开治疗因素,患者的心态对骨折康复也有很大的影响。大概有以下几种类型。

(1) 小心谨慎型。此类患者谨小慎微,功能锻炼比较保守被动,康复相对较慢。因为骨伤患者康复锻炼的主观能动性是非常重要的,康复过程在某种程度上说是一个学习的过程,甚至是一种创造的过程。尚天裕教授曾把骨折治疗精辟地概括为:动静结合,筋骨并重,内外兼治,医患合作。此类患者在康复过程中比较被动,疏于与医生沟通,有时比较看重偏方,因为偏方不讲究功能锻炼,比较省事,恰巧迎合了此类患者被动而焦虑的心理。如果医生指导不到位,此类患者也可能发生悲剧。例如,某女性患者小腿骨折外固定架术后1年以骨不连收入我科。令人惊讶的是,该患者1年来一直扶拐未负重,声称医生未让她踩地,其实是她未及时随访复查。办法非常简单,出院并立即弃用1支拐杖,1个月后弃双拐,2个月后取架子并用夹板保护。还有一些患者,小腿骨折外固定架固定术后,无骨痂形成,其实手术做得还不错,但有些医生建议再次手术植骨,而有些患者主动要求再次手术。这类患者如果经过适当的调整与指导,愈合都会很顺利。但当医生指导不到位,或经治医生经验欠缺,患者可能因此付出极大的代价,如5个月就应该取出的固定架却戴了1年多,甚至被错误地开了第二刀。

(2) 积极主动型。此类患者善于与医生配合,在康复锻炼中富于创造性,分寸把握得当,一般愈合较为顺利。此类患者出现的问题主要在于医生的指导是否专业到位。

(3) 激进型。此类患者一般为青年男性,特别急躁。医生刚让他走,他就会跑起来。一般会自行放大良好预期,自作主张。此类患者较容易出现固定物失效、钢板断裂、拔钉或髓内钉折弯的现象。在外固定架固定时此类患者容易过度负重,发生较为严重的钉孔感染。外固定架钉孔严重感染较为少见,在笔者的个人经历中有过2例,出现概率约为4%。其中1位患者在拆架后嘱咐夹板保护1个月,他第3天就把夹板扔了。

(4) 无所谓型。此类患者文化程度较低,多为民工。以为手术做完,病就好了,疏于复查,不善于沟通,也容易发生内固定失效及外固定钉孔感染。笔者经历的2例需手术治疗的钉孔感染就有1例属于此类心态。但此类患者一般听从医嘱，需要医生认真负责，指导详细及时到位，否则患者出院后容易出现问题。

三、像婴幼儿一样康复

大家看到这个题目可能会觉得有点奇怪，婴幼儿还什么都不懂呢，更不要说了解如何康复了。此言差矣！婴幼儿对创伤的耐受和适应能力真是出乎意料，除开始的啼哭外，他们能很快适应并接受伤情、恢复平静。没过多久，就会专注地摆弄玩具,,仿佛忘记了伤痛。但你会注意到他们比往日安静了许多，绝不轻举妄动，哪怕是有一点点疼痛，他们也不会乱用受伤的肢体。笔者儿子小时候曾有一次小腿骨折的经历，在1个月左右他拒绝站立，但在他能爬行的时候会到处爬行，其实根本不用医生指导，他比医生更知道哪一天可以站起来走路！

在网上咨询过程中，经常遇到这样的提问，"怎样才能加速骨折愈合？""我还要上班，还要求学，还要养家糊口，不这样行不行？不那样行不行？"其实许多事情都是治疗之外的事情。成年人在康复过程中遇到的最大困惑就在于心事太多。主要有两种表现：一种是着急上火，欲速不达。在生活节奏较快的现代社会，这类患者比较多见，在康复过程中容易冒进，有时弄巧成拙，甚至铸成大错，如骨折不愈合、再移位，甚至断钉断板。另一种表现是过于谨小慎微。笔者曾遇到一位女性患者在小腿骨折术后1年还未踩地，声称没有医生告诉过她可以踩地。有些夫妻甚至要分居6个月以上，这些都是过度忧虑的结果。

回过头来看婴幼儿的康复过程，其实很简单，但富有智慧。概括起来就是"为所能为，不为所不能为"。创伤后婴幼儿的康复绝不是被动的，其实他们懂得小心翼翼地尝试，但绝不贪心。对待创伤的康复，成年人很少能达到婴幼儿的康复境界，因为他们常把简单的问题想得过于复杂，不能安心听从医嘱，反而不利于康复。

真理永远是简洁而优美的，骨折的康复需要耐心、热情和智慧。

四、下肢骨折手术后如何走路

日常走路至少要掌握三大要领。要领一：全脚掌着地，足部负重为三点负重，脚后跟要着地。要领二：膝关节要微屈。要领三：每一步要迈到另一脚的前方。虽然道理很简单，正常人走路无意中遵守上述要领，但在下肢骨折或者手术后，由于损伤或者疼痛等原因，肢体往往暂时丧失了正常的协调功能，就会出现各种不协调的走路步态。常见不良步态有如下几种。

（1）脚尖点地，足下垂步态。常见于小腿骨折术后，主要原因是小腿前群肌肉比较容易受到骨折或者手术的影响。人体的自然姿态又容易下垂，术后不注意主动及被动活动，加上卧床时间稍长会造成踝关节的下垂挛缩等。

（2）膝反屈步态。患者由于疼痛、足下垂等原因可造成走路迈步时丧失正常的5°~10°的屈曲角度，而形成膝关节向后的反屈，姿态僵硬。

（3）并步步态。由于受伤肢体不能正常负重，迈步时不能迈到另一只脚的前方，而只能跟到另一只脚的旁边，形成迈一步跟一步的步态。

那么，这些不良步态有什么害处呢？人体走路的正常步态是许多肌肉协调作用的结果，是最符合人体生物力学的动作，也是最有利于骨伤患者康复的动作。不良步态就会对骨骼或者肌肉形成不良受力。例如，不良步态会促使骨折再移位，甚至钢板断裂等，足下垂步态会加大胫骨前方的受力，而减弱后方的受力，在外固定架固定的情况下，会促使骨折处形成反屈成角，胫骨前方愈合而后方张口（图6-4-1）等。在踝关节骨折的患者中，长期的不良步态会形成一种习惯，会对关节造成一定的损伤，引起慢性持久的关节肿痛。一位患者曾精辟地总结说："宁可扶拐走正常的步态，也不要急于弃拐而跛行。"

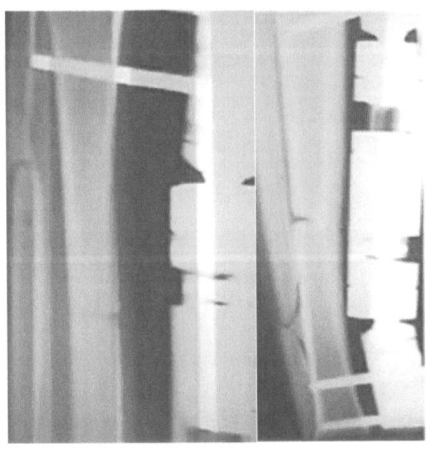

图6-4-1　胫骨反屈移位

怎样避免不良的步态呢？首先，在卧床期间要进行适当的锻炼，避免足下垂。如进行主动和被动的踝关节背屈活动和按摩。下地后不要急于走路，而是先用几天的时间来练习踏平，即全脚掌着地，一般通过几天的适应都可以踏平。其次，走路要慢，步子要小，慢就可以不点脚，步子小就可以迈到前面去。当然所有这些都应该是在扶双拐保护的前提下进行，一开始就要模仿正常人的走路姿态，像幼儿学步一样耐心。一般在医生的耐心指导下患者需要1周左右的时间来掌握这些要领。患者经常问什么时候可以扶单拐，笔者观点是最好不要扶单拐，单拐在力学上不如双拐平衡，对部分患者会造成伤害。扶双拐同样可以把力量用在腿上，直到患者完全有自信弃拐，弃拐的前提最好是可以走正常的步态，不跛行。

五、骨科康复：加速康复还是宁慢勿快？

加速康复外科（enhanced recovery after surgery，ERAS），又称为快速通道外科（fast track surgery，FTS），由丹麦外科教授Kehlet于1997年提出。欧洲ERAS学会于2010年在瑞典成立，美国首届ERAS学术会议于2015年在华盛顿召开，中国的加速康复研究起步于2010年前后，目前已经成为外科治疗的热点课题。加速康复的核心意义是通过围手术期（通常指手术前5～7天到术后7～12天这样一段时间）的精细化治疗管理，提高患者在治疗过程中的舒适度和对治疗结果的满意度。

加速康复概念的提出是外科学的重要进步，主要内容包括术前评估、术前宣教与预康复，术中的精细化管理，术后的镇痛、血栓预防及康复指导等。通过围手术期的精细化管理，国内知名医院的关节置换手术的平均住院日由20多天降为5～7天，术后平均住院日为2～3天。甚至有些医院已经开展日间手术，当天手术当天出院。

尽管日间手术是加速康复外科的重要进展，但偏离了康复的基本概念，也带来了并发症和再入院风险增加的问题。我们不禁要提出这样的问题：什么是康复？重大外科手术可不可能在1天内康复？可不可能在短短的7天内康复？以笔者浅薄的理解，康复是指人体组织器官功能的最大恢复。我们不能因为加速康复外科概念的兴起就忘记了康复的真正含义。到目前为止，加速康复外科还仅限于围手术期短暂时间内对患者病理生理乃至心理变化的精细化管理和调控，尽管这些措施对患者的最终康复会产生有益影响，但还不是真正意义上的康复，似乎称为快速通道外科更为贴切。

人体的组织愈合有其自身的内在规律，一般伤口愈合需要2周左右，肌腱韧带组织的愈合需要6周左右，愈合后还需要适应性改建塑形，这个过程可能长达3个月到6个月，骨干骨折内固定手术后的愈合至少需要3个月，甚至长达1年以上的时间，到目前为止人体组织的愈合过程还是一个无法加速的自然过程。康复必须尊重自然规律。

国家足球队前任队长郑智在训练中摔倒扭伤了踝关节，他在接受采访时说了这样一句话："中国这么多医生没有一个人能够告诉我什么时候可以重返赛场！"他休养了整整6个月，或者说半年就是严重韧带损伤的基本康复期！田径明星刘翔因为运动伤直接退出运动生涯，请问刘翔应该如何加速康复？女排名将赵蕊蕊一个简单的骨折3年间经历了3次手术，这些都是中国的精英，寻常百姓的康复会比他们更好很多吗？

著名骨科专家唐佩福院士为某一部位骨折不愈合问题苦心研究了十几年，说明骨科康复绝非易事！恰恰相反，骨科的康复在出院时常常仅仅是开始，仅就骨干的骨折愈合而言，评价愈合趋势的好坏通常需要3～5个月。对于关节置换手术，患者最关心的是人工关节的使用寿命，而关节的使用寿命又与局部的愈合情况高度相关，理论上早期的过度使用是关节松动失效的重要原因。人工关节置换术后第一年的谨慎康复可能关系到今后十几年甚至几十年的使用寿命。

在保护措施下循序渐进的功能锻炼，仍然是骨科康复的最基本原则，但这样一个原则还不足以很好地指导患者。骨科康复需要审慎地评估时间参数，人体组织康复是一个春华秋实的自然过程，快速康复的欲望可能导致拔苗助长的结局。对于重大的骨科手术，6个月是基本的康复期，1年内仍然需要保持谨慎的心态。趋势管理是评价骨科康复的基本方法。趋势管理的基本要求是尽可能在无痛无症状下康复,要回避引发或加重症状的活动。膝关节置换后早期锻炼常有较为剧烈的疼痛,应在医生指导下进行,趋势管理主要是指出院后的康复管理,好的趋势不怕慢,但不可出现趋势恶化和逆转。

骨科康复是大自然的规律,时间是真正的医生,时间可以磨灭痛苦,也孕育希望和生命。但人类加速康复的欲望常常会超过他的实际能力,甚至超越自然规律。这一方面为外科学的进步提供了动力,但另一方面,我们也常常为此犯下更多的错误,得到不良的结局。

康复需要良好的心态和耐心,顺其自然,为所能为而不是为所欲为。我们看到太多急于求成的悲剧,而谨慎则很少发生悲剧。因此,笔者经常给即将出院的患者送上一句忠告:"康复宁慢勿快!"骨科的康复常常需要几个月而不是几天。在这样漫长的康复时间里,患者抽空回访一下手术医生非常重要。笔者经常会发现,许多患者的康复并不理想,他们对基本的康复常识所知甚少,而结局常常出乎医患双方的意料。

主要参考文献

[1] ABBOTT LC, SAUNDERS JB.The operative lenghtening of the tibia and fibula: a preliminary report on the further development of the principles and technic[J].Ann Surg, 1939, 110(6): 961-991.

[2] ABUOMIRA IE, SALA F, ELBATRAWY Y, LOVISETTI G, et al.Distraction osteogenesis for tibial nonunion with bone loss using combined Ilizarov and Taylor spatial frames versus a conventional circular frame[J].Strategies Trauma Limb Reconstr.2016, 11(3): 153-159.

[3] ARENAS-MIQUELEZ A, ARBELOA-GUTIERREZ L, AMAYA M, et al.Upper Limb Lengthening in Achondroplasia Using Unilateral External Fixation[J].J Pediatr Orthop.2021, 41(4): e328-e336.

[4] ARONSON J, HARRISON BH, STEWART CL, et al.The histology of distraction osteogenesis using different external fixators.Clin Orthop Relat Res.1989, (241): 106-116.

[5] ARONSON J.Limb-lengthening, skeletal reconstruction, and bone transport with the Ilizarov method[J].J Bone Joint Surg Am.1997, 79(8): 1243-1258.

[6] BARAKAT AH, SAYANI J, O'DOWD-BOOTH C, GURYEL E.Lengthening

Nails for Distraction Osteogenesis: A Review of Current Practice and Presentation of Extended Indications[J].Strategies Trauma Limb Reconstr.2020, 15（1）: 54-61.

[7] BENFU CAI, XIULIN ZHU, LIANFANG YANG.Effect of cast immobilization on bone turnover, a tetracycline double labelling investigation[J].Chinese Medical Journal, 1980, 93（5）: 316-330.

[8] L F BÉLANGER.Osteocytic osteolysis[J].Calcified Tissue Research, 1969, 4（1）: 1-12.DOI: 10.1007/BF02279101.

[9] BERKES MB, LITTLE MT, LAZARO LE, et al.Catastrophic failure after open reduction internal fixation of femoral neck fractures with a novel locking plate implant[J].J Orthop Trauma.2012 Oct, 26（10）: e170-176.

[10] BUCKWALTER JA, GLIMCHER MJ, COOPER RR, et al.Bone Biology[J].1995, 77-A（8）: 1276-1289.

[11] BOTTLANG M, LESSER M, KOERBER J.Far cortical locking can improve healing of fractures stabilized with locking plates[J].J Bone Joint Surg Am.2010, 7: 92（7）: 1652-1600.

[12] BOTTLANG M, TSAI S, BLIVEN EK, et al.Dynamic stabilization with active locking plates delivers faster, stronger, and more symmetric fracture-healing[J].J Bone Joint Surg Am.2016.DOI: 10.2106/JBJS.O.00705.

[13] BOTTLANG M, TSAI S, BLIVEN EK, et al.Dynamic stabilization of simple fractures with active plates delivers stronger healing than convention compression plating[J].J Orthop Trauma.2017, 31（2）: 71-77.

[14] POWELL J N, DEGROOTE R, SEIDEL J, et al.Nonunion following intramedullary nailing of the femur with and without reaming.Results of a multicenter randomized clinical trial.[J].The Journal of Bone and Joint Surgery, 2003, 85A（11）: 2093-2096.DOI: 10.1016/S0020-1383（02）00205-X.

[15] DANIS R.The aims of internal fixation[J].Clin Orthop 1979, 138: 23-25.

[16] DEVMURARI KN, SONG HR, MODI HN, et al.Callus features of regenerate fracture cases in femoral lengthening in achondroplasia[J].Skeletal Radiol.2010, 39(9): 897-903.

[17] FROMMER A, ROEDL R, GOSHEGER G, et al.What Are the Potential Benefits and Risks of Using Magnetically Driven Antegrade Intramedullary Lengthening Nails for Femoral Lengthening to Treat Leg Length Discrepancy[J] Clin Orthop Relat Res.2022, 480(4): 790-803.

[18] FROST HM.The biology of fracture healing-An overview for clinicians, part I, II[J].Clin Orthop.1989, 248: 283-309.

[19] FROST HM.Skeletal structural adaptation to mechanical usage: 1.Redefining wolff's law: the bone modeling problem[J].The Anatomical Record.1990;226: 403-413.

[20] FROST HM.Why do Marathon runners have less bone than weight lifters?A vital-biomechanical view and explanation[J].Bone 1997, 20(3): 183-189.

[21] GARIMELLA R, TAGUE SE, ZHANG J, et al.Anderson HC.Expression and synthesis of bone morphogenetic proteins by osteoclasts: a possible path to anabolic bone remodeling[J]. J Histochem Cytochem.2008, 56(6): 569-577.

[22] HENDERSON CE, LUJAN TJ, KUHL LL, et al.2010 mid-America Orthopaedic Association Physician in Training Award: healing complications are common after locked plating for distal femur fractures[J].Clin Orthop Relat Res.2011, 469(6): 1757-1765.

[23] HUANG Q, XU Y, LU Y, et al.Acute shortening and re-lengthening versus antibiotic calcium sulfate-loaded bone transport for the management of large segmental tibial defects after trauma[J].J Orthop Surg Res.2022, 17(1): 219.

[24] HULTH A.Current concept of fracture healing[J].Clin Orthop.1989, 249: 265-284.

[25] HUNT TK: Basic principles of wound healing[J].J Trauma.1990, 30（12）: suppl S122-128.

[26] ILIZAROV GA.The tension-stress effect on the genesis and growth of tissues: Part I.The influence of stability of fixation and soft tissue preservation[J].Clin Orthop.1989, 238: 249-281.

[27] ILIZAROV GA.The tension-stress effect on the genesis and growth of tissues: Part II.The influence of the rate and frequency of distraction[J].Clin Orthop Relat Res.1989,（239）: 263-285.

[28] KOJIMOTO H, YASUI N, GOTO T, et al. Bone lengthening in rabbits by callus distraction.The role of periosteum and endosteum[J].J Bone Joint Surg Br.1988 Aug;70（4）: 543-549.

[29] KLAUE K, FENGLS L, PERREN SM.Long-term effects of plate osteosynthesis: comparison of four different plates[J].Injury .2000, 31 Suppl 2: S-B51-62.

[30] KENWRIGHT J, GOODSHIP AE.Controlled mechanical stimulation in the treatment of tibia fractures[J].Clin Orthop.1989, 241: 36-47.

[31] LI R, SALEH M, YANG L, et al.Radiographic classification of osteogenesis during bone distraction[J].J Orthop Res.2006, 24（3）: 339-347.

[32] MCKIBBIN B.The biology of fracture healing in long bones[J].J Bone Joint Surg.1978, 60B: 150-162.

[33] MITKOVIC M, MILENKOVIC S, MICIC I, et al.Results of the femur fractures treated with the new selfdynamisable internal fixator（SIF）[J].Eur J Trauma Emerg Surg. 2012, 38（2）: 191-200.

[34] MOOSAZADEH K.Successful reimplantation of retrieved large segment of open femoral fracture: case report[J].J Trauma.2002 Jul, 53（1）: 133-138.

[35] NAKAMURA K, MATSUSHITA T, MAMADA K, et al.Changes of callus diameter during axial loading and after fixator removal in leg lengthening[J].Arch

Orthop Trauma Surg. 1998, 117（8）：464-467.

[36] PALEY D, CATAGNI MA, ARGNANI F, et al：Ilizarov treatment of tibia nonunions with bone loss[J].Clin Orthop.1989, 241：146-165.

[37] PARFITT AM.The mechanism of coupling：A role for the vasculature[J]. Bone.2000, 26（4）：319-323.

[38] PERREN SM, CORDEY J, RAHN BA, et al.Early temporary porosis of bone induced by internal fixation implants.A reaction to necrosis, not to stress protection[J]? Clin Orthop.1988, 232：139-151.

[39] PARREN.Evolution of the internal fixation of long bone fractures.The scientific basis of biological internal fixation：choosing a new balance between stability and biology [J].J Bone Joint Surg Br. 2002, 4（8）：1093-1110.

[40] POPKOV A, FOSTER P, GUBIN A, et al.The use of flexible intramedullary nails in limb lengthening[J].Expert Rev Med Devices.2017, 14（9）：741-753.

[41] POWELL KP, HAMMOUDA AI, HLUKHA LP, et al.Motorized Intramedullary Nail Lengthening in the Older Population[J].J Clin Med.2022, 11（17）：5242.

[42] RAND JA, AN KN, CHAO EYS, et al.A comparison of the effect of open intramedullary nailing and compression-plate fixation on fracture-site blood flow and fracture union[J].J Bone joint Surg.1981, 63-A（3）：427-440.

[43] RHINELANDER FW.Tibial blood supply in relation to fracture healing[J]. Clin Orthop Relat Res.1974, 105：34-38.

[44] ROHILLA R, SIWACH K, DEVGAN, et al.Outcome of distraction osteogenesis by ring fixator in infected, large bone defects of tibia[J].J Clin Orthop Trauma.2016, 7（Suppl 2）：201-209.

[45] ROONEY P, WALKER D, MCCLURE J.Cartilage and bone formation in repairing Achilles tendons within diffusion chambers：evidence for tendon-

cartilage and cartilage-bone conversion in vivo[J].J Pathol.1993, 169: 375-381.

[46] SARMIENTO A, ZAGORSKI JB, ZYCH GA, et al.Functional bracing for the treatment of fractures of the humeral diaphysis[J].J Bone Joint Surg Am.2000, 82（4）: 478-486.

[47] SARMIENTO A.On the behavior of closed tibial fractures: clinical/radiological correlations[J].J Orthop Trauma.2000, 14（3）: 199-205.

[48] SARMIENTO A, BURKHALTER WE, LATTA LL.Functional bracing in the treatment of delayed union and nonunion of the tibia[J].Int Orthop.2003, 27(1): 26-29.

[49] SMITH W R, ZIRAN BH, ANGLEN JO, et al. Locking plates: tips and tricks [J]. J Bone Joint Surg Am.2007, 10: 2298 -2307.

[50] SMITH SR, BRONK JT, KELLY PJ.Effect of fracture fixation on cortical bone blood flow[J]. J Orthop Res.1990 ; 8（4）: 471-478.

[51] SONDEREGGER J, GROB KR, KUSTER MS.Dynamic plate osteosynthesis for fracture stabilization: how to do it.Orthop Rev （Pavia）.2010, 2（1）: e4.

[52] STOFFEL K, KLAUE K, PERREN SM.Functional load of plates in fracture fixation in vivo and its correlate in bone healing[J].Injury.2000, 31 Suppl 2: S-B37-50.

[53] SVINDLAND AD, NORDSLETTEN L, REIKERAS O, et al.Periosteal response to transient ischemia, histological studies on the rat tibia[J].Acta Orthop Scand.1995, 66（5）: 468-472.

[54] TAKATO T, HARII K, NAKATSUKA T, et al.Experimental study of vascularized bone: quantitative analysis of bone scintigraphy and histology[J]. J Reconstr Microsurg.1988 Oct, 4（5）: 391-397.

[55] TRIAS A, FERI A.Cortical circulation of long bones[J].J Bone Joint Surg.1979,

61A：1052-1059.

[56] UENG SW，CHAO EK，LEE SS，et al.Augmentative plate fixation for the management of femoral nonunion after intramedullary nailing[J].J Trauma.1997，43（4）：640-644.

[57] UHTHOFF HK，DUBUC FL.Bone structure changes in the dog under rigid internal fixation[J].Clin Orthop Relat Res.1971，81：165-170.

[58] UHTHOFF HK AND JAWORSKY ZF.Bone loss in response to long-term immobilisation[J].J Bone Joint Surg Br.1978，60-B（3）：420-429.

[59] UHTHOFF HK，BARDOS DI.Liskova-Kiar M.The advantages of titanium alloy over stainless steel plates for the internal fixation of fractures.An experimental study in dogs[J].J Bone Joint Surg.1981，63B（3），427-434.

[60] UHTHOFF HK，FINNEGAN M.The effects of metal plates on post-traumatic remodeling and bone mass[J].J Bone Joint Surg.1983，63B（1）：66-71.

[61] UHTHOFF HK，POITRAS P，BACKMAN DS.Internal plate fixation of fractures：short history and recent developments[J].J Orthop Sci. 2006，11（2）：118-126.

[62] URIST MR.Bone：formation by autoinduction[J].1965.Clin Orthop.2002，395：4-10.

[63] VALLIER HA，IMMLER W.Comparison of the 95-degree angled blade plate and the locking condylar plate for the treatment of distal femoral fractures[J].J Orthop Trauma.2012 Jun，26（6）：327-332.

[64] VANDERHOEFT PJ，KELLY PJ，JANES JM，et al.Growth and structure of bone distal to an arteriovenous fistula：Quantitative analysis of tetracycline-induced transverse growth patterns[J].J Bone Joint Surg.1963，45B：582-596.

[65] WAGNER H.Operative lengthening of the femur[J].Clin Orthop Relat Res.1978，（136）：125-142.

[66] WU CC，SHIH CH.Distal tibial nonunion treated by intramedullary reaming with external immobilization[J].J Orthop Trauma.1996，10（1）：45-49.

[67] WU CC.The effect of dynamization on slowing the healing of femur shaft fractures after interlocking nailing[J].J Trauma.1997，43（2）：263-267.

[68] WU CC，SHIH CH，CHEN WJ，et al.Effect of reaming bone grafting on treating femoral shaft aseptic nonunion after plating[J].Arch Orthop Trauma Surg.1999，119（5-6）：303-307.

[69] WU CC，CHEN WJ.Exchange nailing for aseptic nonunion of the femoral shaft[J].International Orthopaedics.2002，26：80-84.

[70] XIAYIMAIERDAN M，HUANG J，FAN C，et al.The efficiency of internal fixation with bone grafting at docking sites after bone transport for treatment of large segmental tibial bone defects[J].Am J Transl Res.2021，13（5）：5738-5745.

[71] 程康，王斌，涂振兴，等.胫骨骨搬移术后延长区 3 种骨痂形态与骨愈合的关系 [J]. 中国组织工程研究，2023，27（27）：4373-4378.

[72] 刘建国，徐莘香.应力遮挡效应与骨关节综合症 [J]. 中华骨科杂志，1994，14（6）：374-378.

[73] 秦泗河. Ilizarov 技术与骨科自然重建理念 [J]. 中国矫形外科杂志，2007，15（8）：595-596.

[74] 秦泗河. 中国矫形外科发展 70 年 [J]. 中华创伤杂志，2019，35（9）：790-795.

[75] 秦泗河. 迎来 Ilizarov 技术与肢体重建生态发展的新时代 [J]. 中华骨与关节外科杂志，2023，16（9）：769-772.

[76] 夏和桃，秦泗河，李刚. 现代外固定理念与原则 [J]. 中国矫形外科杂志，2013，21（10）：955-956.

[77] 徐莘香，宁漱岩，刘建国，等. 第三种骨折愈合方式的力学与生物学基础

[J]. 中华外科杂志, 1992, 30（5）: 308-310.

[78] 王亦璁. BO与AO的不同之处 [J]. 骨与关节损伤杂志 2002, 17（1）: 3-5.

[79] 章耀华, 杨华清, 李强, 等. 微创截骨 Ilizarov 技术治疗胫骨大段感染性骨缺损 [J]. 中国矫形外科杂志, 2019, 27（14）: 1324-1326.

[80] 朱通伯, 颜小琼. 论"骨折不愈合"的发生原因及其治疗方案 [J]. 中国矫形外科杂志, 2006, 14（24）: 1831-1843.

[81] 刘振东, 范清宇. 骨折愈合的基本概念 [J]. 中国矫形外科杂志, 1998, 5（5）: 459-460.

[82] 刘振东, 范清宇. 应力遮挡效应—寻找丢失的钥匙 [J]. 中华创伤骨科杂志, 2002, 4（1）: 62-64.

[83] 刘振东, 马梦然. 从坚强内固定到生物学固定, 历史的回归 [J]. 中华创伤骨科杂志, 2004, 6（8）: 910-912.

[84] 刘振东, 马梦然, 张志诚. 腓骨, 接骨与截骨的选择 [J]. 中华创伤骨科杂志, 2004, 6（11）: 1278-1279.

[85] 刘振东, 马梦然, 张志诚. 从骨折愈合论理论医学的萌芽 [J]. 中华创伤骨科杂志, 2004, 6（12）: 1393-1395.

[86] 刘振东. 扩髓换钉治疗股骨干无菌性骨不连 [J]. 中华创伤骨科杂志, 2005, 7（5）: 470-472.

[87] 刘振东, 马梦然, 田冠玉. 骨不连的界定与分类治疗 [J]. 中国矫形外科杂志, 2007, 15（20）: 1598-1600.

[88] 刘振东, 马梦然, 田冠玉 等. 对长骨干骨折钢板固定后非坚固愈合状态的探讨 [J]. 中国矫形外科杂志, 2008, 16（8）: 639-640.

[89] 刘振东, 刘景坤. 肘部假瘤样骨化性肌炎1例及相关文献复习. 中国矫形外科杂志, 2009, 17（7）: 555-557.

[90] 刘振东, 马梦然. 骨折愈合理论研究现状 [J]. 中国矫形外科杂志, 2010, 18（16）: 87-91.

[91] 刘振东，钱萧羽.细胞种植—骨修复研究所揭示的新概念[J].医学争鸣，2014，5（4）：24-27.

[92] 刘振东，秦泗河.锁定钢板的应力遮挡效应[J].中国矫形外科杂志，2014，22（10）：952-956.

[93] 刘振东，刘建国.第三种愈合方式，历史的逻辑演变[J].中国矫形外科杂志，2015，23（10）：958-960.

[94] 刘振东，秦泗河.骨折断端磨损性骨吸收的证据分析[J].中国矫形外科杂志，2015，23（12）：1147-1152.

[95] 刘振东，秦泗河.骨痂的形成和分类[J].中国矫形外科杂志，2016，24（4）：332-337.

[96] 刘振东，周大鹏，秦泗河.长骨骨干的增粗机制及其临床意义[J].中国组织工程研究，2017，21（36）：5868-5872.

[97] 刘振东，秦泗河.骨折固定的四维空间事件[J].中国组织工程研究，2020，24（6）：903-910.

宁志杰教授的书信寄语

刘振东医师：

您好！寄来的大作《骨折愈合的自然原理》书稿已收到，由于出差到外地，近日才回到单位。加之书稿内容丰富多彩，需要学习吸收，故迟复请谅解。裴国献教授、秦泗河教授对书稿都给予了很客观且很高的评价，我完全赞同。进入21世纪，在全球科技创新的浪潮推动下，给医学科学也带来了巨大的生机与活力，促进了医学科学技术在近半个世纪以来的飞跃发展，新理论、新技术再更新的周期急剧缩短。您在繁忙的医教研工作中对《骨折愈合的自然原理》进行潜心研究，大胆地提出骨折愈合一元论学说，这种精神十分可贵。著名的矫形外科前辈冯传汉教授为《中国接骨学》一书作序时说："骨折是人类永恒的医学课题，而骨骼却是人体中唯一能自身修复重建的组织……"。以往国内外学者对骨折愈合的基础理论研究众多，正如您在前言中所说的："或者从正面或者从反面为骨折愈合一元论学说提供了论据，奠定了基础。"人类攀登文明峰巅的自然法则：没有超越现状的睿智、锐气就没有人类的发展，没有创新的强烈意识就没有人类的进步。相信您在骨折愈合原理探索和研究方面能够突破传统，以及现代AO、BO在内的学术观念，用新的理论和实践经验破解有关骨折愈合真正科学原理这一难题。外科泰斗吴孟超院士说："一个医生如果没有理论上的探索和思考，开一辈子刀不过是个'匠'，不能成为'家'。一把刀能救活的人是有限的，一套理论却能换回千万条生命。"在当今日益激烈的科技竞争中，必须坚持自主创新，在前沿理论上率先实现突破，才能把握科技交流的主动权、领先权，提高在国际舞台上的学术竞争力。

"骨折愈合的自然原理"纯属学术研究，如做一部专著出版，最好抓住主题（书稿的第一部分）系统详细地介绍您的理论研究成果，突出创新点。其他内容可分门别类另外出版相关专集。妥否？仅供参考。

宁志杰

2009年12月1日[①]

---

① 本文为宁志杰教授为本书的早期创作撰写的寄语。现重刊此文，谨以此深切缅怀宁志杰教授！

后 记

回想自己的经历，有几件事情记忆犹新。记得1992年前后，尚天裕老前辈来丹东中医院演讲，有关骨折愈合理论讲得深入浅出，这也是我第一次了解有关应力遮挡效应问题，听高人讲课，如沐春风！也许那就是我对骨折愈合认识的开始。尚老有句名言：骨不连都是医生给治出来的。这句话深深地印在我的脑海里，也激发了一个年轻医生探索骨折愈合理论的兴趣。

1994年4月底在广东韶关召开全国创伤骨科会议，当时我还是住院医生。讨论时我做了幻灯发言，我的观点是瘢痕是骨折愈合的必然过程，并提出了自身应力遮挡的概念。完全出乎意料，我的发言赢得了热烈的掌声。年轻人需要掌声和舞台，那次掌声给了我很大的鼓励。

从韶关经北京我直接去西安参加研究生的面试。可以说读研是我对骨折愈合理论进行系统研究的开始。读研时的课题与骨骼再生有关，在硬组织病理学专家蒋维中老师指导下，在显微镜下对骨组织的各种形态现象反复看片思考。这段经历对我理解骨骼病理生理学的基本机制十分有帮助。在硕士研究生的基础课当中，给我印象最深的是金伯泉教授主讲的《高级免疫学》。金伯泉教授的讲课对每一阶段重要的历史人物和历史事件如数家珍，让你不自觉中追随他的思路，仿佛融入了历史。在对骨折愈合理论的思索过程中，我也很注意对历史和理论名家的追踪，也许正是因为受到过像金伯泉教授这样知名学者的熏陶吧。免疫学开拓了我的视野和思路，使我认识到，骨折愈合及所有的修复现象都是一个免疫学过程。

研究生毕业后我回到丹东中国人民解放军第二三〇医院（现中国人民解放

军联勤保障部队第九六六医院）工作。在1999年的沈阳军区骨科会议上，我做了题为《骨折愈合的基本事件》的大会发言，2000年秋，在青岛全国第一届创伤骨折会议上，我做了题为《应力遮挡效应——寻找丢失的钥匙》的大会发言，受到《中华创伤骨科杂志》总编裴国献教授及骨科前辈朱通伯教授等的热情支持和鼓励，文章被裴国献教授特邀发表。

  1997—2010年，我陆续在国家核心期刊上发表多篇有关骨折愈合的理论文章。目前我所阐述的骨折愈合原理还没有得到充分的评价，也存在一定的争议。有人说，没有争论和批评就没有真正的学术。对待科学问题没有必要做谦谦君子，对自然之谜我们不是知道得太多，而是知道得太少；在科学的论坛上不是声音太多，而是声音太少，多点杂音比没有声音要好，多点不同的声音比随声附和要好。最后真正能够持久回荡在科学论坛上的必定是来自生命和自然中最和谐而优美的天籁之音。

刘振东